Kevin Johann

Artemisia

Eine Göttin in Pflanzengestalt

ETHNOBOTANIK, HEILKUNDE, MYTHOLOGIE UND ANWENDUNG

Für Tine

Autor und Verlag bedanken sich bei Norbert Griebl, Botaniker und Pflanzenfotograf aus Leidenschaft, für die zur Verfügung gestellten Bilder!
www.pflanzen-wesen.at

Freya Verlag –
unabhängig, familiengeführt, subventionsfrei, werteorientiert, grundsatztreu
Seit über 30 Jahren veröffentlichen wir Bücher, die unseren Überzeugungen entsprechen und ausschließlich einen positiven Beitrag für Mensch, Tier und Umwelt leisten.

Werden Sie Teil unserer Verlagsfamilie – wir wünschen Ihnen viel Freude mit diesem Buch.

www.freya.at

READ GLOBAL BUY LOCAL

MIX
Papier | Fördert gute Waldnutzung
FSC www.fsc.org
FSC® C118234

ISBN 978-3-99025-360-1

2. erweiterte Auflage

Layout: freya_art, Christina Diwold
Lektorat: Mag. Dorothea Forster

Fotos:
Kevin Johann, diesen Fotos ist das Kürzel K. J. vorangestellt
Norbert Griebl, diesen Fotos ist das Kürzel N. G. vorangestellt,
weitere siehe Seite 224

Pflanzenillustrationen: www.BioLib.de, Wikipedia.de

printed by Gps-Group

Anmerkung: Für die in diesem Buch beschriebenen Pflanzen, Rezepte und Heilanwendungen übernehmen Autor und Verlag keine Haftung. Weder Autor noch Verlag haftet für Schäden, die aus der Anwendung der im Buch vorgestellten Hinweise und Ratschläge entstehen könnten. Bei gesundheitlichen Störungen sprechen Sie mit Ihrem Arzt oder Ihrer Ärztin. Die vorgestellten Methoden bieten keinen Ersatz für eine therapeutische oder medizinische Behandlung. Die Nutzung erfolgt auf eigene Verantwortung.

Kevin Johann

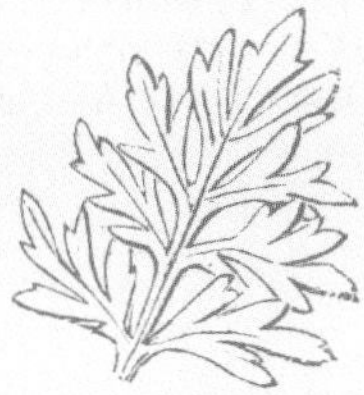

Artemisia

Eine Göttin in Pflanzengestalt

freya

Inhalt

Inhalt

REZEPTUREN UND ANWENDUNGS-MÖGLICHKEITEN 167

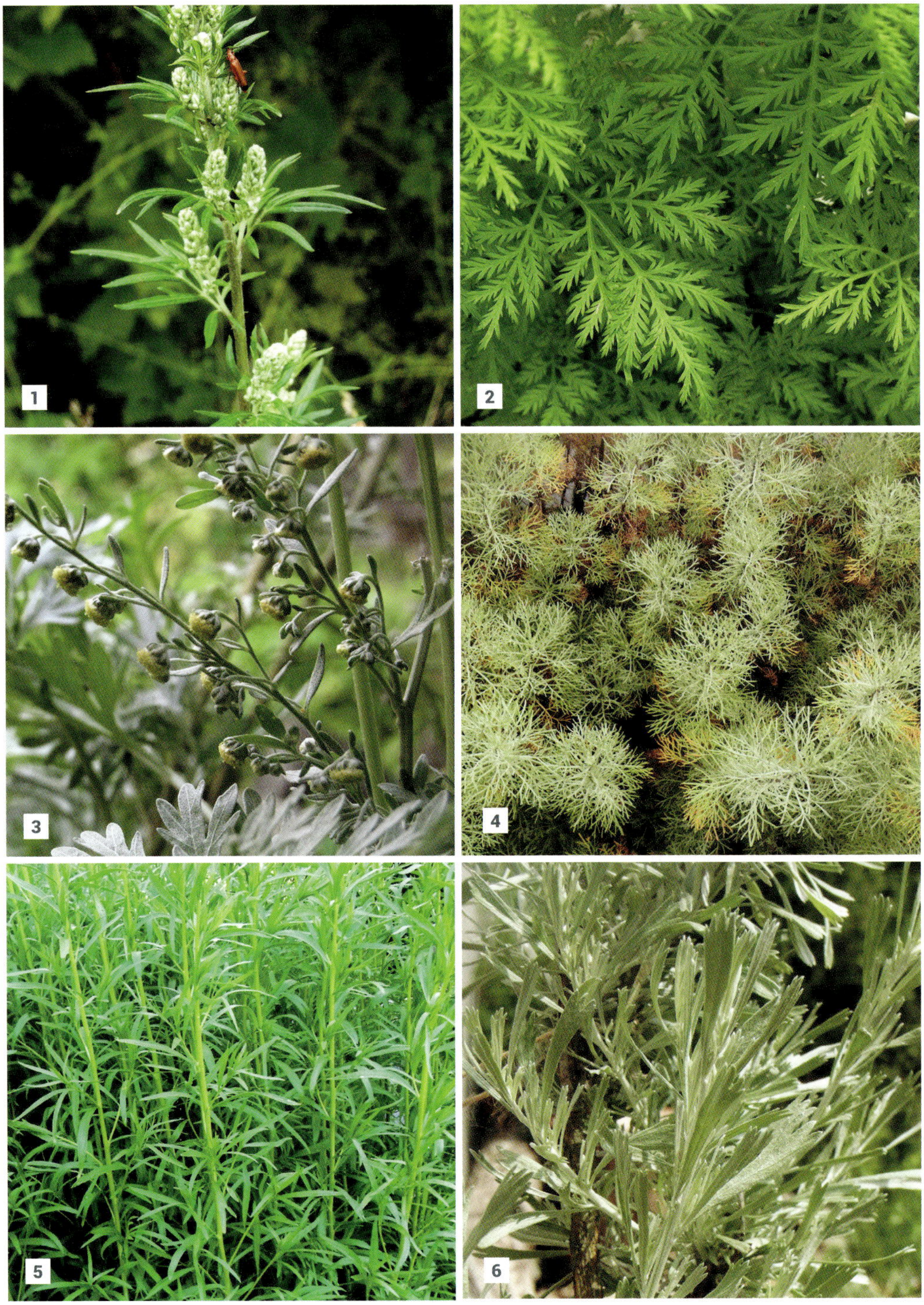

1 *Artemisia vulgaris*, K. J. **2** *Artemisia annua*, K. J. **3** *Artemisia absinthium*, K. J. **4** *Artemisia abrotanum*, K. J. **5** *Artemisia dracunculus var. inodora*, K. J. **6** *Artemisia tridentata*, *„Prairie Sage"*, K. J.

Einleitung

Viele Arten der Gattung Artemisia sind von einer großen kulturhistorischen Relevanz geprägt: als symptomlindernde Heilpflanzen, als geistbewegende und den Göttern geweihte Ritual- und Zaubergewächse, als aromatische Küchenkräuter, als dekorative Gartenzierden sowie als schützende Mittel zur Abwehr von Insekten u. a. Entsprechend haben wir es im Falle der Artemisien mit einer Pflanzengruppe zu tun, die sich durch unglaublich viele Facetten und folglich ein äußerst breit gefächertes Anwendungsspektrum auszeichnet.

Dazu exemplarisch ein paar kurze Beispiele, die im weiteren Verlauf des Buches im Detail ausgeführt werden:

» Der Gewöhnliche Beifuss (*Artemisia vulgaris*) gehört zu den ältesten europäischen Heil- und Ritualpflanzen. Er ist eine beliebte volksmedizinische Frauenarznei u. a. und wird überdies seit jeher als schamanischer Räucherstoff verwendet.

» Der aus China stammende Einjährige Beifuss (*Artemisia annua*) enthält einen Stoff namens Artemisinin, der sehr erfolgreich zur Behandlung von Malaria und vielen weiteren Erkrankungen eingesetzt wird; außerdem könnte sich diese Verbindung in der Krebstherapie bewähren.

» Der Echte Wermut (*Artemisia absinthium*) gehört weltweit zu den beliebtesten Bitterpflanzen, die schon lange für ihre verdauungsanregende Wirkung gelobt wird. Das Kraut ist Hauptbestandteil des legendären Kultgetränks Absinth und kommt daneben in vielen Rezepturen weiterer alkoholischer Heilelixiere vor.

» Stoffsäckchen, die mit dem getrockneten Kraut der Eberraute (*Artemisia abrotanum*) gefüllt wurden, waren für unsere Vorfahren häufig das Mittel der ersten Wahl, wenn es um die Vertreibung von Kleidermotten und anderen störenden Insekten ging.

» Der Französische Estragon (*Artemisia dracunculus var. sativa*) ist in Frankreich ein hoch geschätztes Küchengewürz und als solches ein elementarer Bestandteil der traditionellen Kräutermischung *fines herbes*.

» Für die indigenen Stämme Nordamerikas ist der Steppenbeifuss (*Artemisia spp.*, *„Prairie Sage“*) eine ihrer wichtigsten Heil- und Ritualpflanzen. Nahezu keine indianische Zeremonie kommt ohne seine Verwendung aus. Rituell eingesetzt wird die Pflanze als Räucherwerk, Kopfschmuck sowie als reinigende Bodenabdeckung u. a.

Die Dimensionen der Pflanzenannäherung

Die forscherische Annäherung an die Gattung *Artemisia* – und alle anderen Pflanzen – kann auf ganz unterschiedlichen Wegen und Zugängen erfolgen: *1. Wissenschaft, 2. Volks-/ Ethnomedizin, 3. Mythologie, 4. Individuell/ persönlich und 5. Meditation/„Nicht Denken“* (BADER 2008: 15ff.).

Diese verschiedenen Ebenen bzw. Dimensionen scheinen auf den ersten Blick zwar getrennt voneinander zu sein, wobei jede Ebene einen gesonderten Zugang und eine andere Betrachtungsweise impliziert. Tatsächlich jedoch sind alle Dimensionen der Pflanzenannäherung unmittelbar miteinander verwoben und können deshalb in wechselseitigem Zusammenspiel ein großes Ganzes ergeben. Folglich ist es ratsam, um einen möglichst ganzheitlichen Blick auf das Wesen einer Pflanze werfen zu können, den Fokus nicht nur auf eine Dimension zu richten, sondern sich auch für die anderen zu öffnen.

Die *wissenschaftliche Dimension* der Annäherung ist der Weg der Schulmedizin, des Kopfdenkens sowie des instrumentell und materiell Messbaren. Es geht um pflanzliche Wirkstoffe und ihre pharmakologischen Eigenschaften, um taxonomische Eingliederungen, um Untersuchungen bezüglich des Pflanzenaufbaus und der chemischen Zusammensetzungen sowie um Isolierungen von Pflanzenmolekülen und deren Erforschung als Einzelsubstanz u. a.

Nähern wir uns den Pflanzen auf *volksmedizinischem Wege*, interessiert uns die Verwendung als Heilpflanze mit all ihren gesundheitsfördernden Aspekten. Dabei geht es weniger um die chemischen Namen der vorliegenden Inhaltsstoffe oder um pharmakodynamische Wirkkomplexe, sondern vor allem um überliefertes Erfahrungswissen, das Hinweise darauf gibt, wie die uns umgebenden Pflanzen als heilsame Hausmittel zubereitet und angewendet werden können.

In der *mythologischen Dimension* werden die einem Pflanzenwesen innewohnenden Kräfte nicht über Wirkstoffe oder über Erfahrungswissen erklärt, sondern über Geschichten aus dem Reich der Archetypen, Legenden, Märchen, Mythen und Sagen. Oft werden die Pflanzenkräfte symbolisch und entsprechend ihrer jeweiligen Wesenszüge als Götter personifiziert oder sie manifestieren sich in anderen Erscheinungen. Häufig geht es auch um die Schöpfungsgeschichte einer Pflanze bzw. um die Frage, wie und weshalb sie einstmals auf die Erde gekommen ist. Unsere Vorfahren erzählten sich solche Geschichten abends am Lagerfeuer, wohl wissend, dass bereits die Geschichte selbst über heilsame Eigenschaften verfügt.

Ganz individuell gestaltet sich die *persönliche Annäherung*, die sowohl Gespräche, heilige Gesänge, Pflanzenmeditationen, Räucherrituale, Traumarbeit, ekstatische Tänze, die Einnahme von Zauberpflanzen und viele weitere Techniken mehr umfassen kann.

Was man in dieser Dimension über das Wesen einer Pflanze in Erfahrung bringen kann, steht für gewöhnlich in nur wenigen Büchern geschrieben und ist vor allem eine Angelegenheit der subjektiven und bisweilen auch der kulturellen Interpretation. Man könnte auch sagen, es ist der schamanische Erkenntnispfad innerhalb der Pflanzenforschung. Ein vorrangig geistiger und intuitiver Weg, der sich explizit durch die persönliche Begegnung mit einem Pflanzengeist auszeichnet. Dieser kann im Traum, in Trance oder in anderen Zuständen außergewöhnlichen Bewusstseins und abhängig von persönlichen sowie kulturellen Einflussfaktoren, als Zwerg, Fee, Engel, Energiewolke, Drache oder als eine beliebige andere Form fühl-, sicht- und ansprechbar in Erscheinung treten und einem Menschen wertvolle, heilungsspezifische Informationen vermitteln.

Die fünfte Dimension der Annäherung ist jene der *Meditation bzw. des „Nicht-Denkens“* (so bezeichnen es die Ureinwohner), die qualitativ betrachtet über alle anderen Zugangsebenen hinausgeht. Allerdings öffnet sich diese Ebene üblicherweise nur spontan und überdies äußerst selten. Gemeint ist jene geistig-spirituelle Dimension, in der zwischen dem Innen und dem Außen bzw. dem Ich und dem Du keine Trennung mehr existiert und die Seele des Menschen mit der Seele der Pflanze zu einer lichtvollen Einheit verschmilzt. In dieser Dimension gibt es keine Fragen und Erklärungen mehr, stattdessen sogenannte Spontanheilungen.

Im Rahmen dieses Buches wurde der Schwerpunkt auf die drei erstgenannten Dimensionen gelegt. So geht es in den folgenden Kapiteln und Texten gleichermaßen um Erkenntnisse aus dem Bereich der modernen Wissenschaften, ebenso um volksmedizinische und mythologische Aspekte. Die persönliche Ebene wird im Punkt „Von Pflanzen, die ich lieben lernte“ dargelegt, indes die fünfte Dimension im Rahmen eines Buches hingegen unberücksichtigt bleiben muss, da sie sich de facto jedweder Worte und Beschreibungen entbehrt. Das heißt, dass man nicht über sie schreiben oder lesen kann, diese Dimension kann nur selbst erfahren werden.

1 WISSENSCHAFT

2 VOLKSMEDIZIN

3 MYTHOLOGIE

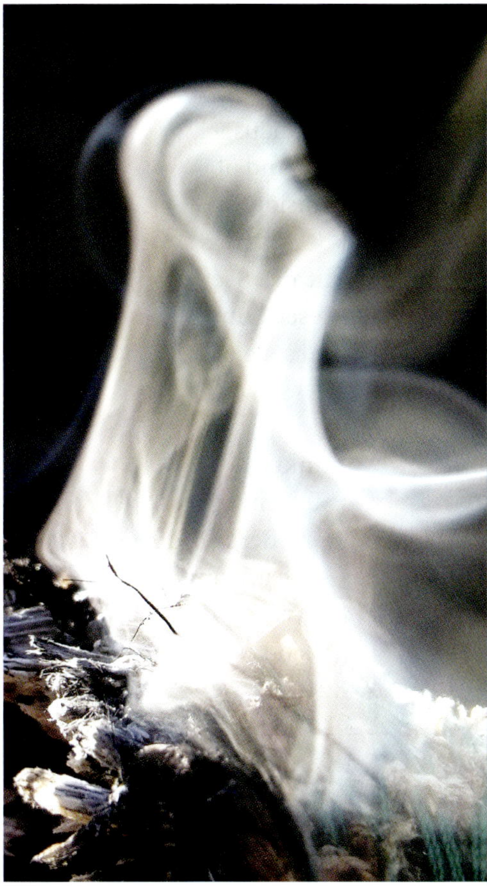

Von Pflanzen, die ich lieben lernte

Ich erinnere mich noch gut daran, als ich das erste Mal den aufsteigenden Rauch eines glimmenden Beifuß-*Smudge Sticks* (Räucherbündel) inhalierte und mir augenblicklich und intuitiv die Idee kam, dass es sich im Falle dieses Korbblütlers um ein ganz besonderes Gewächs handeln müsse. Den Geruch geräucherten Beifußkrautes hatte ich zwar noch nie zuvor bewusst wahrgenommen, dennoch kam er mir irgendwie sehr bekannt und vertraut vor.

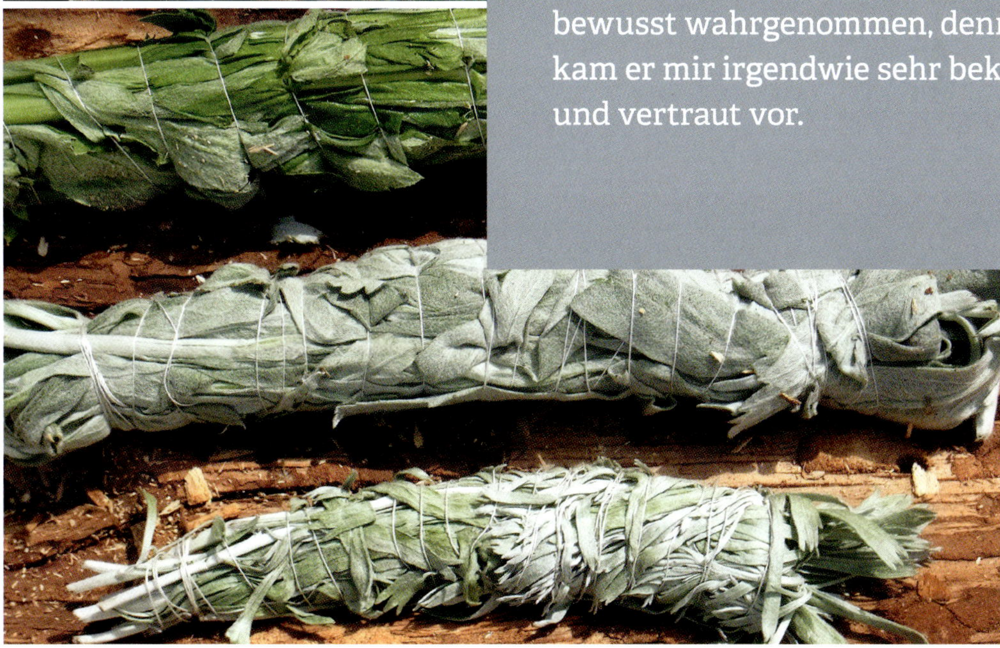

Es war so, als hätte der Rauch dieser Pflanze nicht nur eine wohlig-angenehme Atmosphäre geschaffen, sondern auch etwas in meinem Ur-Hirn oder im Unterbewusstsein getriggert, das mich an uralte heidnische Rituale erinnerte.

Die Literaturrecherche in der folgenden Zeit brachte mich ordentlich zum Staunen, las ich doch ziemlich genau das, was mir in Folge meiner ersten Begegnung mit dieser Pflanze bereits dämmerte, nämlich dass der Rauch dieser Artemisie wahrhaftig etwas Besonderes ist und die Pflanze deshalb seit Jahrtausenden als rituelles und zeremonielles Räucherwerk eingesetzt wird – für Schwitzkulte, energetische Reinigungen, zur Abwehr und Vertreibung von Krankheitsgeistern sowie zur Herstellung von Ahnenkontakten u. a.

Schließlich kam mir der Gedanke, dass ich die Pflanze vielleicht doch nicht erst seit gestern kenne, sondern mich bloß an sie erinnert habe. Vielleicht ist es so, dass der Beifuß, begründet durch seine jahrtausendalte Relevanz als Heil- und Ritualpflanze, im kollektiven Unterbewusstsein der Menschen einen tiefen, informationsverdichteten Abdruck hinterlassen hat. Möglicherweise liegt die Antwort aber auch darin, dass im Pflanzengedächtnis des Beifußes das Wissen unserer Ahnen gespeichert ist, und wenn wir das trockene Kraut räuchern, der Rauch in unsere Nase zieht und der Pflanzengeist auf olfaktorischem Wege an unseren Synapsen andockt, dann kommen uns plötzlich jene vergangenen Tage in den Sinn, als wir alle noch in schamanischen Stämmen in symbiotischem Einklang mit der uns umgebenden Natur gelebt haben – was sich übrigens ganz ähnlich verhalten kann, wenn wir den Rauch eines Lagerfeuers riechen.

Das Interesse an dieser Pflanze war jedenfalls von der ersten Begegnung an geweckt, worauf meine Lebensgefährtin und ich es uns im Sommer zur Regel gemacht haben, das Kraut zu sammeln, zu trocknen und für unterschiedliche Anwendungsmöglichkeiten weiterzuverarbeiten. Wir haben Tinkturen und Öle angesetzt, Salben hergestellt, uns im Winter ein wärmendes Beifuß-Vollbad eingelassen, mit der Pflanze meditiert, zahlreiche Duftexperimente mit ätherischen *Artemisia*-Ölen durchgeführt und aus blühenden Beifußzweigen Räuchersticks gebunden, die wir im Rahmen von Räucherritualen nutzen. Weiterhin ist es in Anbetracht dieser Freude für den Beifuß nicht ausgeblieben, auch die anderen Vertreter der *Artemisia*-Gattung genauer kennenlernen und

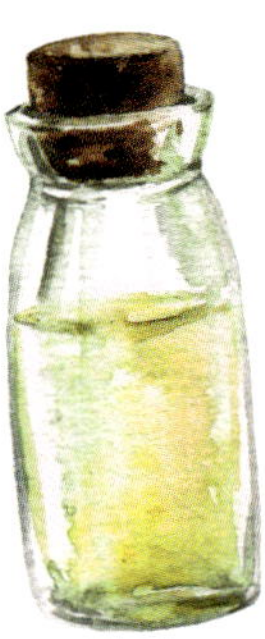

erfahren zu wollen, sind sie doch vielfach von einer vergleichbaren ethnobotanischen Relevanz geprägt wie die heimische Spezies *Artemisia vulgaris*.

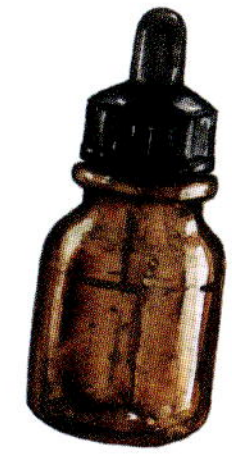

Folglich wurde sämtliches *Artemisia*-Saatgut besorgt, das wir bekommen konnten. Fasziniert von der Geruchsvielfalt haben wir im Laufe der letzten Jahre viele Artemisien vom Saatgut bis zur Reife kennenlernen und uns auf unterschiedliche Weise ihnen annähern dürfen, was zu vielen tollen und erhellenden Erlebnissen geführt hat.

So sehen wir die Beifuß-Arten inzwischen weniger in ihrer Erscheinung als materielle Pflanzen, sondern vielmehr als lebhafte Wesenheiten, als weise Abgesandte der grünen Erdmutter, deren rituelle Renaissance womöglich soeben erst begonnen hat.

Ich bin mir sicher, dass der Beifuß uns Menschen einen Großteil dessen geben kann, was wir, in der heutigen Zeit des Umbruchs und der kollektiven Suche nach dem Selbst, möglicherweise am dringendsten benötigen: Erdung und Verbindung zu Mutter Natur, gleichzeitig aber auch einen öffnenden Zugang für die spirituellen Dimensionen, was beides unmittelbar zu Heilung führen kann.

Möge deshalb das Wissen unserer Ahnen wieder lebendig gemacht und der Beifuß künftig wieder als das wahrgenommen werden, was er in Wirklichkeit ist: ein freundliches und liebevolles Pflanzenwesen, ein echtes Zauberkraut sowie ein uralter, kulturfolgender Begleiter und Verbündeter des Menschen, der gerne gewillt ist, auf mannigfaltige Weise zu helfen: als Heilkraut, Nahrungsmittel sowie als Ritualpflanze.

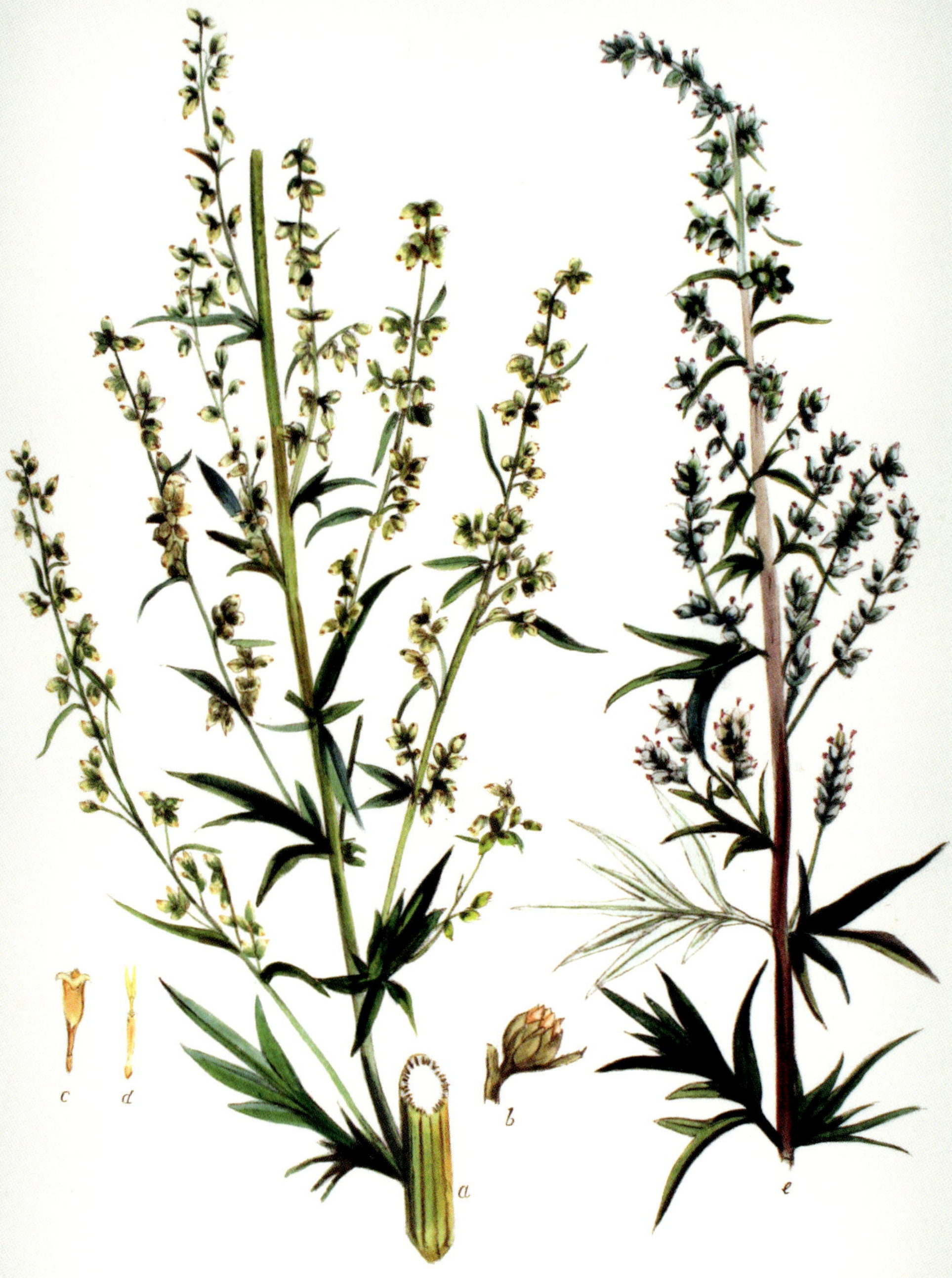

ARTEMISIA VULGARIS L. VAR. 1501.

Botanik und Taxonomie

Systematische Zuordnung

ORDNUNG:	*Asterales* LINDL. (Asternartige)
FAMILIE:	*Asteraceae* BERCHT. & J. PRESL. (Korbblütler)
UNTERFAMILIE:	*Asteroideae* (CASS.) LINDL.
TRIBUS:	*Anthemideae* CASS.
UNTERTRIBUS:	*Artemisiinae* LESS.
GATTUNG:	*Artemisia* L.

Die Pflanzengattung *Artemisia* wird den Korbblütlern (*Asteraceae*) zugeordnet und umfasst insgesamt 300 bis 500 botanisch gesicherte Arten, deren Vorkommen sich weitestgehend auf die gemäßigten Zonen der Nordhalbkugel konzentriert. Nur wenige Artemisien gedeihen wildwachsend in Südamerika oder Afrika. Die größte Vielfalt unterschiedlicher *Artemisia*-Arten lässt sich in Russland sowie China finden, gefolgt von Europa, Nordamerika und Japan.

Morphologisch zeichnen sich die Arten der Gattung *Artemisia* durch folgende Merkmale aus: Es handelt sich um mehr oder minder aromatische Stauden, Halbsträucher und Sträucher, deren Lebensdauer artenspezifisch sowohl ein-, zwei- als auch mehrjährig sein kann. Die Wuchshöhe der einzelnen Arten reicht von 5 bis 350 cm, ihre Stängel und Blätter können kahl oder behaart sein, indes für die wechselständig angeordneten, gestielt oder ungestielten Blätter einerseits ihre ein- bis mehrfach fiederteilige Form kennzeichnend ist – manchmal sind sie aber auch ungeteilt –, andererseits ihre grüne oder silbrig-graue

Farbe. Es ist durchaus möglich, dass die Blätter an selben Pflanzen je nach Wachstumsstadium leicht unterschiedlich aussehen können. Die in Rispen oder Trauben zusammengefassten Blütenstände erscheinen üblicherweise zahlreich. Sie bestehen aus vielen kleinen, oftmals nickenden, kugelförmigen oder zylindrischen Blütenköpfen. Die Blüte selbst ist röhrig, in der Mitte meist zwittrig und am Rande weiblich. Ihre Farbe ist bei vielen *Artemisia*-Spezies gelb, seltener rötlich-braun oder weiß. Die eiförmigen, zusammengedrückten oder zylindrischen Früchte, sogenannte Achänen, sind nur schwach gerippt und entstehen aus den unterseitigen Fruchtknoten. Ein Pappus, der im Reich der Korbblütler häufig vorkommt und den Samen Flugfähigkeit verleiht, ist bei den *Artemisia*-Arten allerdings nicht vorhanden.

Das erste Mal veröffentlicht wurde die Gattung Artemisia im Jahre 1753 durch den schwedischen Botaniker und Naturforscher Carl von Linné in seinem Werk „Species Plantarum". Die Einteilung dieser äußerst komplexen Pflanzengruppe in verschiedene Sektionen (Untergattung) erfolgte hingegen erstmalig durch Wilibald von Besser (1829), dessen gelegte taxonomische Grundlage von den Botanikern Augustin Pyramus de Candolle (1837) und William Jackson Hooker (1840) bestätigt und übernommen wurde. Demnach wurden die *Artemisia*-Arten anfänglich in folgende Sektionen untergliedert: *Abrotanum, Absinthium, Dracunculus* und *Seriphidium*. In der modernen Taxonomie werden dementgegen die Sektionen *Abrotanum* und *Absinthium* unter dem Taxon *Artemisia* zusammengefasst, sodass in der botanischen Fachliteratur heute meist nur noch zwischen drei Sektionen differenziert wird: *Artemisia, Dracunculus* und *Seriphidium*. Bisweilen werden von wissenschaftlicher Seite aber auch nur noch die Sektionen *Artemisia* und *Dracunculus* genannt – in diesem Fall umfasst die Sektion *Artemisia* sowohl die einstigen *Abrotanum*- und *Absinthium*-Vertreter als auch jene der Sektion Seriphidium (WRIGHT 2002: 7f.; HÄNSEL et al. 1992: 357). Bezüglich der häufig genannten Sektion *Tridantatae*, die in erster Linie einiger der nordamerikanischen Artemisien umfasst (*Artemisia cana, Artemisia nova, Artemisia tridentata* u. a.), scheiden sich die botanischen Geister: Meist wird sie gar nicht als eigene Sektion aufgeführt und die ihr zugeordneten Arten der Untergattung *Seriphidum* eingruppiert. Da jedoch die nordamerikanischen *Tridentatae*-Vertreter im Gegensatz zu den asiatischen und europäischen *Seriphidium*-Arten sogenannte Guaianolide enthalten, und dadurch pharmakologisch betrachtet eher den Zugehörigen der Sektion Abrotanum ähneln, wurde von einigen Forschern die Idee angeregt, eine klare Trennung vorzunehmen und die Tridantatae als separate Sektion zu bestimmen (KELSEY/ SHAFIZADEH 1979).

Heute nicht mehr geläufige Synonyme für *Artemisia* L., so wie die Gattung einstmals auch genannt wurde, sind *Abrotanum* MILL., *Absinthium* MILL., *Artanacetum* RZAZADE, *Artemisiastrum* RYDB., *Chamartemisia* RYDB., *Draconia* HEIST ex FABR., *Elachanthemum* Y.LING & Y.R.LING, *Hydrophytum* ESCHW., *Oligosporus* CASS. und *Seriphidium* (BESSER ex LESS.) FOURR.

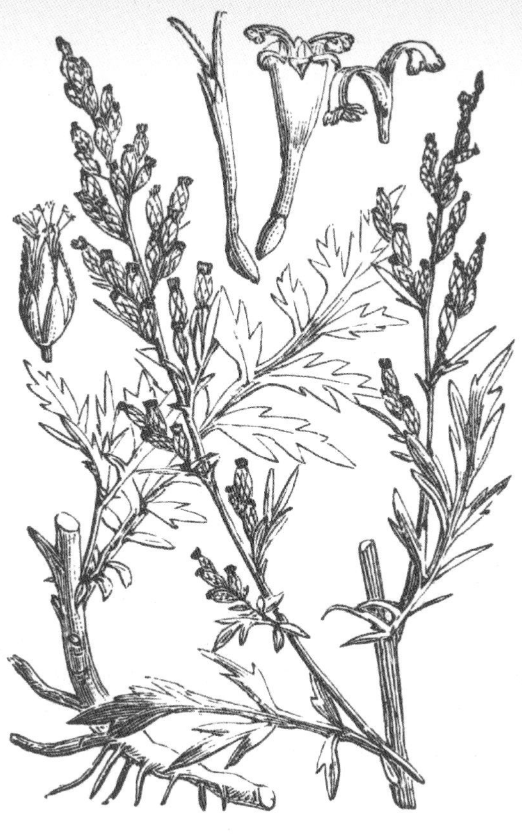

538. Artemisia vulgaris L.
Mugwort; Y.

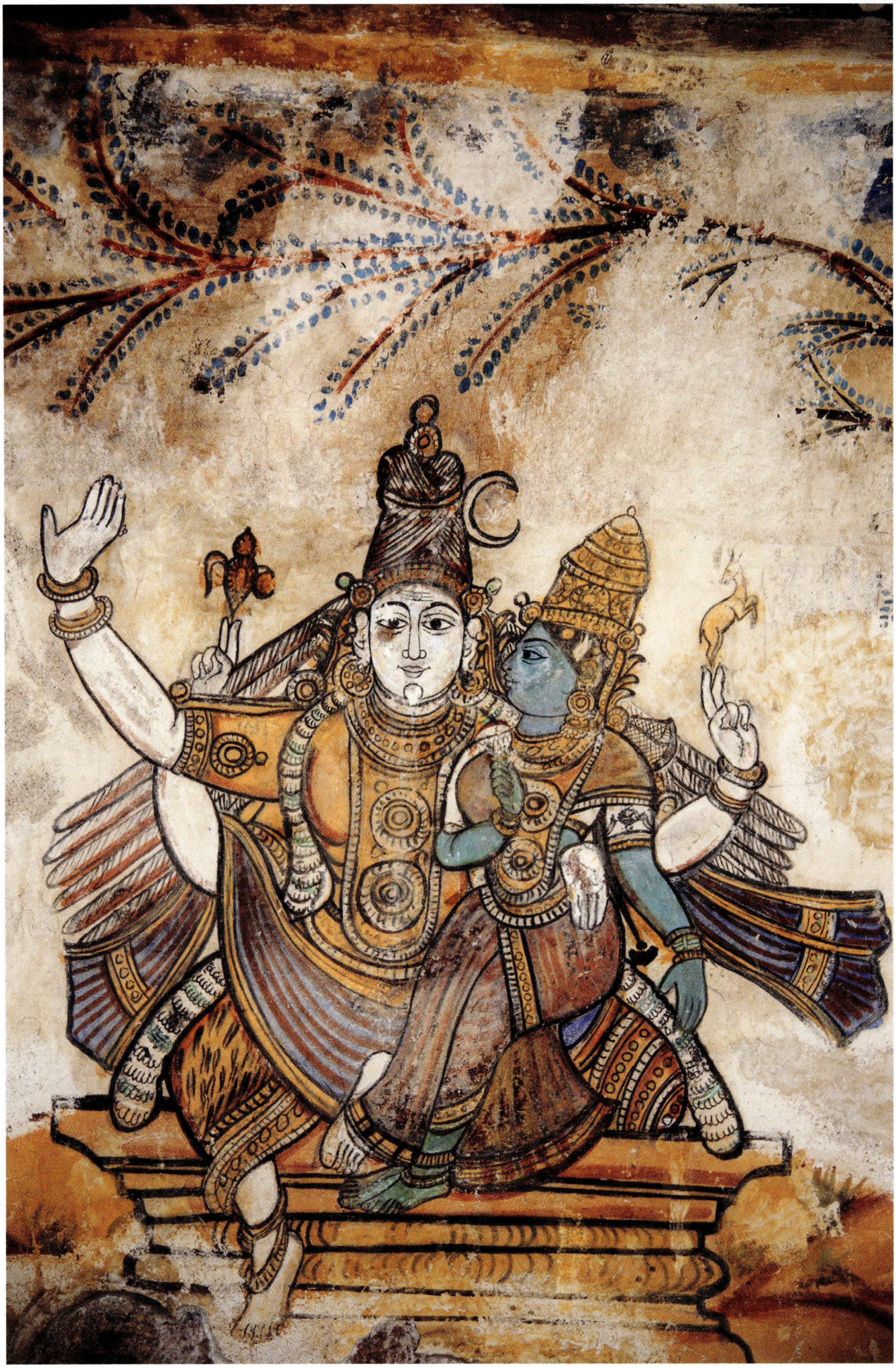

Mythologische und ethnobotanische Annäherungen

BEIFUSS-GÖTTERWELT – ARTEMIS, ISIS, WOTAN, THOR UND SHIVA

Die sich um Pflanzen der Gattung *Artemisia* rankenden Grundmythologien sind universell gleich oder zumindest sehr ähnlich. Lediglich die als Götter und Göttinnen personifizierten kosmischen Prinzipien unterscheiden sich abhängig von der Kultur und Zeitepoche namentlich voneinander.

Man kann sagen, dass überall dort, wo Artemisien kulturhistorisch eine Rolle gespielt haben – gleich, ob es sich um nordische Germanen, die alten Griechen, Römer und Ägypter, nordamerikanische Ureinwohner oder um indische und nepalesische Stammeskulturen handelt – sie einerseits mit der weiblichen, gebärenden, nährenden und heilsamen Kraft der Großen Muttergöttin in Verbindung gebracht werden, andererseits mit der Erlangung von erweiterten und transformativen Bewusstseinszuständen, Ego-Auflösungen, anderweltlichen Schutz-, Verbindungs- und Vermittlungsaspekten, schamanischen Reisen, magischem Zauber sowie mit Weisheits- und spirituellen Erkenntnisgewinnen.

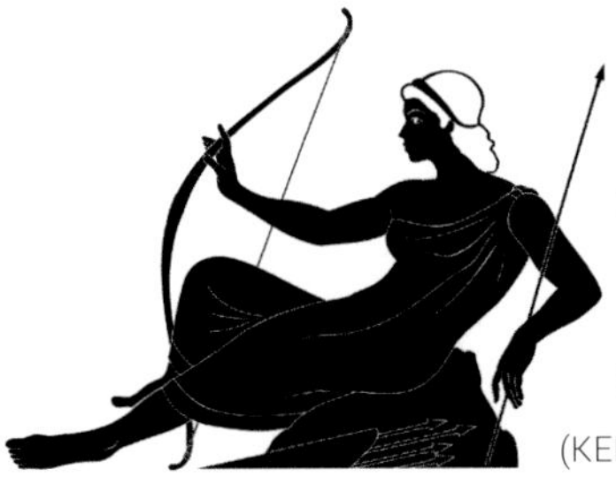

Artemis

„Wenn der Mond schien, war Artemis gegenwärtig, und es tanzten Tiere und Pflanzen“
(KERÉNYI 1966: 119).

Nirgendwo sonst im Pflanzenreich haben sich die Qualitäten der Göttin Artemis – sprich: die weiblichen Prinzipien unseres Daseins – eindrucksvoller manifestiert als in den Beifuß-Arten. Die Auswahl des Gattungsnamens darf deshalb als ausgesprochen gelungen bezeichnet werden.

Die Göttin Artemis selbst hat viele Facetten und Gesichter. Zahlreiche Legenden ranken sich um sie und viele Bedeutungen werden ihr zugesprochen. Ihren Ursprung hat sie in den arkadischen, ephesischen und taurischen Mythologien des antiken Griechenlands, wobei die ihr zu Grunde liegenden Prinzipien von universeller Weiblichkeit und wilder Natur unter anderen Namen auch in vielen Mythologien sonstiger Kulturkreise vorkommen. Die bekanntesten Gleichsetzungen der Artemis finden sich wohl in der römischen Diana, der keltischen Dana (Danu) sowie der altägyptischen Isis – sie alle gelten als wichtige Fruchtbarkeits- und Geburtsgöttinen.

Artemis ist jedoch nicht nur für den Eintritt ins Leben verantwortlich, sondern auch für den Tod – was sich unter anderem in ihren Attributen als Jagdgöttin ausdrückt. Als solche ist sie allerdings nicht, wie es fälschlicherweise gelegentlich angenommen wird, die Beschützerin der Jäger, sondern sie wurde von unseren Vorfahren in diesem Kontext als jene übergeordnete Kraft verstanden, die in Absprache mit den Tiergeistern darüber entscheidet, welches Tier dem Jäger vor die Flinte läuft und erlegt werden darf. Aus diesem Grund war es damals vor der Jagd üblich, der Göttin ein kleines Opfer darzubringen, mit der ausgesprochenen Bitte, sie möge das richtige Tier schicken. Ihren grausamen Persönlichkeitsaspekt, vor dem sich viele Jäger damals fürchteten, zeigt die Jagdgöttin Artemis explizit dann, wenn der jagende Mensch seine Beute und die ihn umgebende wilde Natur ohne Respekt und Dankbarkeit behandelt, also nicht im Einklang mit dem Großen Geist, sondern durch die Gier und Negativanhaftungen seines Egos agiert. Als Jägerin und Kriegerin hat sie es also in erster Linie auf die Bekämpfung von widernatürlichen Ungerechtigkeiten, Ungleichgewichten und Unterdrückungen abgesehen, was sie mit ihrem Pfeil und Bogen konsequent abstraft; gemäß der Legende ist Artemis äußerst treffsicher und hat ihr Ziel noch niemals verfehlt. Gleichzeitig verkörpert sie als Jagdgöttin die Hüterin und Beschützerin der Wildnis, worunter damals nicht nur der hinter den schützenden Mauern der Zivilisation liegende Wald und die in ihm lebenden Wildtiere verstanden wurden, sondern in gleicher Weise jene Dimension, in der sich die Geistwesen befinden.

Die wohl bekannteste Gestalt der Artemis ist jedoch jene der jungfräulichen Frauen- und Geburtsgöttin, die alleine, oder in Begleitung ebenfalls jungfräulicher Nymphen, durch die heiligen Haine damaliger Zeiten streifte, weibliche Übergangsprozesse begleitete und mütterlich und liebend gebärende Frauen sowie deren Neugeborene umsorgte. Entsprechend der Legende erfolgte ihre Initiation zur Hebamme bereits gleich nach ihrer Geburt, als die gerade auf die Welt gekommene Artemis bei der Entbindung ihres jüngeren Zwillingsbruders Apollon unterstützend mitwirken musste. Er ist der Licht- bzw. Sonnengott, Artemis hingegen die Göttin des Mondes. Sie beide gehören zu den zwölf großen, lebenspendenden Erscheinungen des griechischen Götterolymps. Ihre Eltern waren Zeus (Gott des Himmels) sowie dessen Geliebte Leto und ihr Pflegekind, welches Artemis und Apollon als junger Waise in Obhut gegeben wurde, war das Kentaur (Mischwesen aus Pferd und Mensch) Chiron. Es wurde von dem göttlichen Zwillingspaar liebevoll unterrichtet und entwickelte sich zu einem wissenden Pflanzenheiler, Lehrer, Krieger und Weissager. Gemäß überlieferten Erzählungen war Chiron das erste Wesen, das Heilmittel auf *Artemisia*-Basis erzeugte und anwendete.

In ihrer Rolle als Mondgöttin ist Artemis vorrangig für die Ausgestaltung natürlicher und zur Erhaltung des Lebens notwendiger Regulierungprozesse verantwortlich, etwa für die Tag- und Jahreszeiten, die Gezeiten, das Pflanzenwachstum oder den menschlichen Hormonhaushalt. Gleichzeitig wird sie in ihrer Gestalt als Mondgöttin mit der Nacht sowie mit Dunkelheit assoziiert, ferner mit magischen Künsten, Zauberpflanzen, der Unterwelt, Träumen und ekstatischem Tanz – deshalb auch die mythologische Nähe zur Hexen- und Zauberkunstgöttin Hekate. Eine weitere Gleichsetzung findet sich in der Mondgöttin Selene. Zu ihrer Erscheinung als Bärengöttin siehe Seite 164.

Schauen wir uns nun noch einmal drei wichtige Attribute der Göttin Artemis an und setzen diese in Bezug mit den Eigenschaften der ihr zugeordneten *Artemisia*-Gattung:

1. *Artemis als Geburts- und Frauengöttin:* Als solche hilft sie den Hebammen bei der Entbindung und der Seele des Neugeborenen beim Eintritt in den Erdenkörper.
   » Beifuß-Arten wirken geburtserleichternd und gelten allgemeinhin als Frauenkräuter par excellence („Schoßwurz").
2. *Artemis als Jagdgöttin und Hüterin der Wildnis:* Sie ist die Beschützerin der wilden Tiere, indes der Begriff „Wildnis", wie obig bereits kurz geschildert, nicht nur den Wald sowie die äußere Natur im Allgemeinen, sondern auch die geheimnisvollen und andersweltlichen Geister- und „Dämonen"-Welten impliziert.
   » Seit langen Zeiten werden Artemisien rituell dazu eingesetzt, um sich mit den Ur-Kräften der Natur sowie mit den Ahnen- und Schutzgeistern zu verbinden. Gleichzeitig aber auch, um unliebsame Dämonen und andere Krankheitsgeister abzuwehren.
3. *Artemis als Mondgöttin:* Sie reguliert die unterschiedlichsten Prozesse – endogener wie exogener Natur-, gleichzeitig wird sie mit Dunkelheit, Magie, Träumen und anderen außergewöhnlichen Bewusstseinszuständen in Verbindung gebracht.
   » Die Mondqualität des Beifußes offenbart sich einerseits in seiner Signatur, anhand der silbrig-schimmernden Blattunterseite, anderseits in der traumintensivierenden Wirkung. Eine weitere Verbindung zur Mondgöttin erklärt sich durch die Verwendung der Beifuß-Arten für magische und spirituelle Zwecke, außerdem durch ihre wichtige Eigenschaft, bei der Regulierung wichtiger Körperprozesse zu unterstützen.

Isis

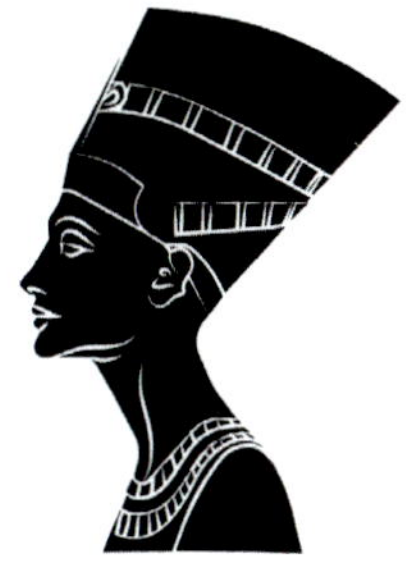

Im alten Ägypten waren Artemisien, im Besonderen Estragon (*Artemisia dracunculus*), Weißer Wermut (*Artemisia herba-alba*) und Echter Wermut (*Artemisia absinthium*) heilige Pflanzen der Isis: die Göttin der Fruchtbarkeit, der Geburt, der Jagd, des Todes, der Wiedergeburt sowie der Magie.

Astrologisch gleichgesetzt wird sie mit dem Sternbild Sirius bzw. mit jenem des „Großen Hundes". Im Papyrus Ebers – einem altägyptischen Medizin-Text (ca. 1600 v. Chr.) – heißt es, dass Isis den Sonnengott Ra von seinen plagenden Kopfschmerzen und allen sonstigen Leiden befreite, indem sie ihm eine selbst gemachte Zubereitung auf Wermut-Basis (ägypt. Saam, Somi) verabreichte. Sonstige Zutaten der Medizin waren Korianderfrüchte (*Coriandrum sativum*), Schlafmohnkapseln (*Papaver somniferum*) und Wacholderbeeren (*Juniperus communis*) (BRYAN 1930; EADIE 2012: 38).

Wotan (Odin)

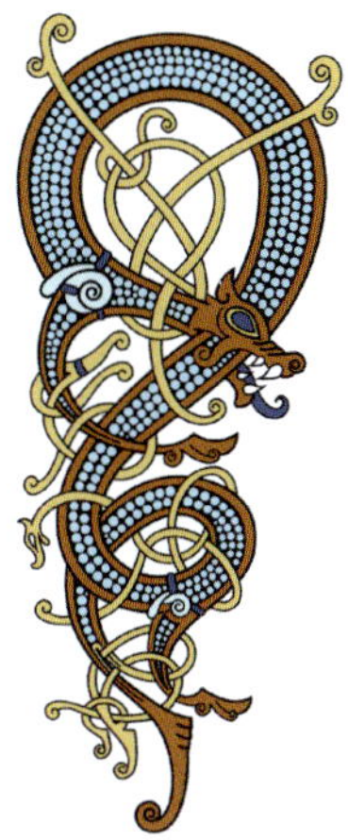

In der germanischen Mythologie ist Wotan die oberste respektive die älteste Asen-Gottheit. Er ist der Gott der Ekstase, der Erkenntnis, des Krieges und des Todes. Des Weiteren gilt er als Schutzpatron der (Welten-) Wanderer, als Wahrer des Wissens, als göttlicher Zauber- und Schamanengott sowie als Herr der Heilpflanzen, zu dessen neun magischen „Wunderzweigen", mit denen er Würmer in neun Teile zerlegte und die unheilvolle, den Weltenbaum Yggdrasil blockierende und die Toten peinigende Midgardschlange schlug, auch der Beifuß gehörte. Die Schlange, die daraufhin ins Weltenmeer fiel und sich unglücklicherweise zu einer gigantischen Größe entwickelte, umspannte schon bald die komplette Welt und konnte mit ihrem Kopf das Ende ihres Schwanzes fassen, wodurch sie Midgard (Welt des Menschen) von Utgard (Welt der Riesen und Trolle) trennte.

Typische Merkmale Wotans sind die beiden ihn ständig begleitenden Raben Hugin (Gedanke) und Munin (Gedächtnis), daneben die beiden Wölfe Freki und Geri, das achtbeinige Ross Sleipnir, sein treffsicherer Speer Gungnir sowie ein fehlendes Auge u. a., das er dem Riesen Mimir opferte, um aus dem Brunnen der Weisheit zu trinken.

Zu Ehren Wotans wurde Beifuß damals geräuchert sowie als rituelle „Würze" in der Heiligen Nacht der Wintersonnenwende zur Segnung der Opfergans verwendet. Eine Wotan geweihte und über eine starke spirituelle Kraft verfügende Räuchermischung enthält nach RÄTSCH (2014) folgende Bestandteile: Beifuß, Kiefernharz, Wacholderspitzen, Eibennadeln, Tannennadeln, Bernsteinbruch, Mariengras, Fliegenpilzhüte und Bilsenkrautsamen.

Thor (Donar)

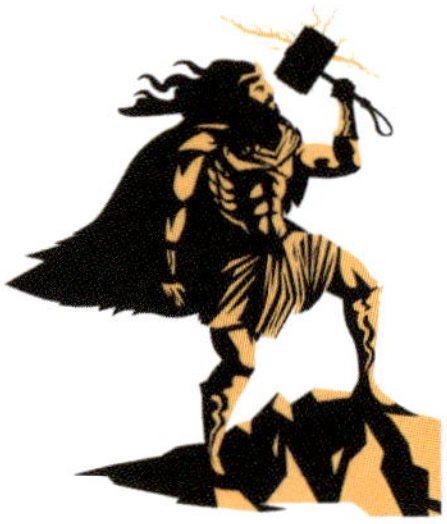

In der nordischen Mythologie wird der Beifuß nicht nur mit dem Göttervater Wotan in Verbindung gebracht, er gilt auch als heilige Pflanze des Donnergottes Thor (Donar, Thunar). Dieser besaß, gemäß der Legende in der Edda, einen magischen und von den Zwergen geflochtenen Gürtel (Megingiard) aus Beifußkraut, mit welchem er seine kriegerischen und erotischen Kräfte verdoppeln, gefahrlos sämtliche Kämpfe bestehen und sicher durch die Welten reisen konnte.

Das wohl wichtigste göttliche Artefakt Thors ist jedoch sein zauberkräftiger Hammer (Mjöllnir), der ihm einerseits dazu verholfen hat, es auf der Erde gewaltig blitzen und donnern zu lassen, wozu er sein Werkzeug kräftig in die Wolken schlug. Andererseits konnte Thor dank Mjöllnir die gefährliche und die Welt der Menschen bedrohende Midgardschlange besiegen. Aufgrund seiner Blessuren und von dem „Riesenwurm" im Kampf versprühten Gift, starb er jedoch schon kurz darauf selbst. Ob Thors Hammer auch dazu imstande war, den harten menschlichen Verstandesschädel samt Ego zu knacken, worauf das Bewusstsein den Weg zu Thors Vater Wotan (Gott der Erkenntnis) geebnet bekommt, kann spekuliert, nicht aber durch historische Hinweise bestätigt werden.

In der Literatur, ebenso auf Gemälden, wird Thor sehr ambivalent dargestellt – einerseits sehr mächtig, gewaltig und zerstörerisch, auf der anderen Seite ist er eine lebensbejahende Quelle der Fruchtbarkeit, des Glücks, der Genesung und der Erneuerung, der als Beschützer der Erde sowie all ihrer Lebewesen und Schätze gilt. In der germanischen Astrologie wurde Thor dem Sternbild Orion gleichgesetzt, wobei die Sternreihe des Oriongürtels nach STORL (2014) als Thors Blitzwaffe sowie als sein Phallus gedeutet wurde.

Shiva

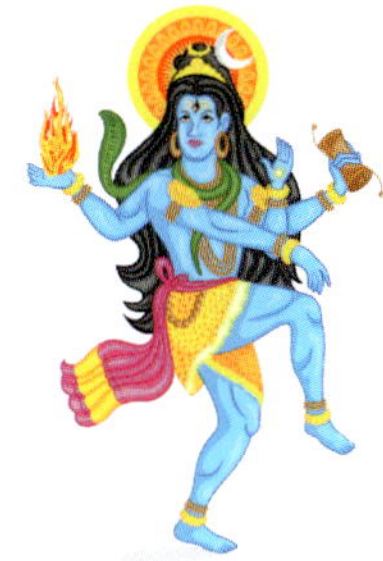

Im indischen und nepalesischen Kulturraum ist der Beifuß eine heilige Pflanze Shivas. Dieser Gott verkörpert – neben seiner Funktion als kosmischer Zerstörer und Auflöser in der hinduistischen Trinität (Trimurti) – jenen Bewusstseinsaspekt, der in spirituellen Lehren als das wahre, ewige, absolute, nonduale oder all-eine Selbst bezeichnet wird. Gleichzeitig gilt Shiva als Gott der Meditation, des entheogenen Rauschs und der transformativen Bewusstseinsprozesse, weshalb er häufig auch als „Ur-Schamane" bezeichnet wird und die Verbindung des Beifußes zu diesem Gott äußerst passend erscheint. Machtvolle sakrale Psychoaktiva, die – neben dem Beifuß (ind. *Nagadamani*) – im Rahmen von Shiva-Zeremonien dazu eingesetzt werden, um einen entheogenen Bewusstseinszustand herbeizuführen respektive um die zu Shiva führenden Pforten zu öffnen und sogenanntes Darshan (Gottesschau) zu induzieren, sind in erster Linie der Hanf (*Cannabis sativa*), der Stechapfel (*Datura metel*) sowie das Bilsenkraut (*Hyoscyamus niger/muticus*), ferner Schlafmohn (*Papaver somniferum*), Eisenhut (*Aconitum ferox*) und vereinzelt sogar Kobragift (*Naja*). Weiterhin sind in Indien folgende Pflanzen Shiva geweiht: Banjan-Feige (*Ficus benghalensis*), Bel- bzw. Bilvabaum (*Aegle marmelos*), Betelpalme (*Areca catechu*), Chebulische Myrobalane (*Terminalia chebula*), Indischer Goldregen (*Cassia fistula*), Kampferbaum (*Cinnamomum camphora*), Rudraksha-Baum (*Elaeocarpus ganitrus*) und Sandelholz (*Santalum album*) u. a.

FRAUENHEIL, MAGENWOHL UND WURMTRIEB – ARTEMISIEN IN DER TRADITIONELLEN NATURHEILKUNDE

In den traditionellen Medizinsystemen werden *Artemisia*-Arten äußerst vielseitig zur Behandlung unterschiedlichster Symptome und Erkrankungen eingesetzt: von Arthritis und Bronchitis über Krebs, Malaria und Vergiftungserscheinungen bis hin zu Zahnschmerzen – als Tee, Tinktur, Umschlag oder Salbe u. a. Siehe dazu auch den Unterpunkt „Heilkunde" in den einzelnen Pflanzenporträts.

Im Laufe der menschlichen Geschichte haben sich jedoch drei konkrete Anwendungsschwerpunkte herausgebildet, die aufgrund ihrer weltweiten ethno- bzw. volksmedizinischen Relevanz zweifelsohne als universal eingestuft werden dürfen:

1. *Artemisien als gynäkologisches Frauenheilmittel*
   Der Gattungsname *Artemisia* sowie zahlreiche Trivialbezeichnungen – z. B. „Jungfern-, Mutter-, Schoß- oder Weiberkraut" – lassen bereits erahnen, dass es sich im Falle der Artemisien um Pflanzen handelt, die seit sehr langen Zeiten in der Frauenheilkunde genutzt werden: zur Linderung von Menstruations- bzw. Unterleibskrämpfen, zur Anregung des Menstruationsflusses oder des Geburtsvorgangs, zur Behandlung entzündlicher Erkrankungen im weiblichen Genitalbereich, zur Erleichterung der Nachgeburt, zur Begünstigung des Eisprungs sowie zur Steigerung der Fruchtbarkeit. Unbedingt zu beachten ist jedoch, dass die Bezeichnung Frauenkraut nicht mit Schwangerschaftskraut gleichgesetzt werden darf, was im Falle der Artemisien dramatische Folgen haben könnte. Schließlich wirken diese tendenziell eher ausleitend und austreibend, in höheren Dosierungen auch abortiv. Entsprechend wurden *Artemisia*-Arten früher zur Einleitung eines abtreibenden Schwangerschaftsabbruchs verwendet. Deshalb auch der dringende Rat an schwangere Frauen, auf eine Anwendung sämtlicher *Artemisia*-Arten sicherheitshalber unbedingt zu verzichten.

2. *Artemisien als Magenmittel und Digestivum*

Die positive *Artemisia*-Wirkung auf die menschliche Magen-Darm-Tätigkeit wurde bereits in den Arzneibüchern der Antike beschrieben. Verantwortlich für diesen Effekt sind vorrangig die im Pflanzenmaterial der *Artemisia*-Arten verfügbaren und in einer Anregung der Verdauungsdrüsen und -organe wirkenden Bitterstoffe (*Amara*). Dank ihnen helfen eine Vielzahl der in diesem Buch beschriebenen Pflanzen bei Appetitstörungen, Blähungen, Magenkrämpfen, Übelkeit, Verstopfung und Völlegefühlen u. a.

3. *Artemisien als Anthelminthikum*

Wenn der Wurm nicht nur im übertragenen Sinne „drin" ist, sondern tatsächlich, sind *Artemisia*-Arten seit jeher ein geschätztes und effektvolles Hausmittel, das sämtlichen Darmwürmern und anderen im Körper des Menschen schmarotzenden Parasiten das Fürchten lehrt – so zum Beispiel die Eberraute (*Artemisia abrotanum*), der Einjährige Beifuß (*Artemisia annua*), der Gewöhnliche Beifuß (*Artemisia vulgaris*) und der Wermut (*Artemisia absinthium*) u. a. Dazu werden die als sogenannte Anthelminthika wirkenden Arten entweder als Tee oder Tinktur innerlich appliziert, des Weiteren kennt man in der Volksmedizin die Verwendung wurmtreibender und -tötender *Artemisia*-Darmeinläufe. In der Vergangenheit war die Definition des Begriffes Wurm jedoch sehr viel weiter gesteckt als heute und es wurde quasi alles als „Gewurm" bezeichnet, was in irgendeiner Weise zu Erkrankungen führen konnte. So auch jene wurmartigen Wesen, die dem Menschen möglicherweise während einer Astralreise oder in Träumen begegnen und in vielen Fällen die in der archetypischen Gestalt des Wurmes auftauchende Krankheitsursache darstellen. Gemäß dem Erfahrungswissen unserer Vorfahren helfen viele *Artemisia*-Arten auch gegen diese für das äußere Auge unsichtbaren Würmer.

EIN URALTES UND GLOBALES SCHAMANENGEWÄCHS

Ob wir an asiatische, europäische oder an nordamerikanische Volksgruppen denken, sie alle haben die Beifuß-Arten nicht nur rein medizinisch verwendet, sondern auch im Rahmen ihrer von Schamanen und Medizinmännern oder -frauen angeleiteten Zeremonien. Unsere weisen Vorfahren haben die Pflanzen zielgerichtet so eingesetzt, dass sie einerseits von körperlichen Leiden befreit haben, andererseits wussten sie um die Kunst, wie sie den Pflanzengeist auf sehr viel tieferen Ebenen wirken lassen konnten, wozu das getrocknete *Artemisia*-Kraut besonders gerne geräuchert wurde. Weiterhin wurde es in schamanisch-rituellen Settings geraucht, oral appliziert sowie als Altar- oder Bodenabdeckung verwendet.

Für Schamanen und Schamaninnen auf der ganzen Welt sind Artemisien wichtige Schwellenpflanzen, die nicht nur selbst zwischen den Welten stehen, sondern auch hervorragend zwischen diesen vermitteln und verbinden können. Entsprechend werden sie dann eingesetzt, wenn ein wichtiger Übergang im Leben einer Person markiert wird oder eine menschliche Seele an die Schwelle zur Anderswelt stößt und diese überwinden möchte, um beispielsweise mit seinen Ahnen, Tiergeistern oder anderen geistigen Verbündeten in Kontakt zu treten. Gleichzeitig bietet der *Artemisia*-Geist der durch die Welten reisenden Seele Schutz und fungiert für sie als eine Art Navigator. Weitere wichtige Übergänge, die seit jeher durch den Einsatz von *Artemisia*-Arten schamanisch begleitet wurden, sind Geburts- und Sterbeprozesse, die Schamanenweihe und andere Initiationsriten (z. B. Eintritt in die Geschlechtsreife oder ins Erwachsenenalter), schamanische Seelenrückholungen sowie die Jahreszeitenübergänge u. a.

Eine weitere wichtige Besonderheit der *Artemisia*-Arten ist ihre seit jeher von Schamanen genutzte Qualität, dass es ihnen leicht gelingen mag, sakrale Ritualräume zu öffnen. Räume, in denen die Aspekte von Wildheit und Kultur zu einer Einheit verschmelzen, man sich an uralte Zeiten erinnert und das Ego samt rationalem Verstand in den Hintergrund gerückt werden, worauf das Bewusstsein in die spirituellen Dimensionen eintauchen und sich des Menschen wahrer Ursprung, die Wurzel seines Wesens, offenbaren kann und aus erster Hand erfahrbar wird. Eine Erfahrung, die im Zuge einer guten und sicheren schamanischen Begleitung über außerordentlich große Potenziale an Heilkräften verfügen kann.

Nicht unberücksichtigt bleiben darf die Verwendung der Beifuß-Arten als schamanisches Werkzeug zur energetischen Reinigung und Harmonisierung von Personen, Ritualorten, Ritualgegenständen und Krankenzimmern, ebenso wie ihr Einsatz zur Vertreibung schadbringender Dämonen und anderer Krankheitsgeister. Heute wissen wir, dass viele der ethnorituell genutzten *Artemisia*-Arten antibakterielle, antiparasitäre sowie antivirale Wirkeigenschaften aufweisen, wodurch sich uraltes Erfahrungswissen inzwischen ein Stück weit auch von wissenschaftlicher Seite erschließt. Denn was früher als Dämon, Drude oder als Krankheitsgeist bezeichnet wurde, ist heute in vielen Fällen ein für das Auge unsichtbarer Krankheitskeim bzw. ein Virus oder eine Bakterie.

Dies erklärt allerdings nicht, dass der Rauch der Beifuß-Arten außerdem dazu imstande ist, feinstoffliche Schwingungsmuster zu harmonisieren. Dazu wird von einigen schamanisch arbeitenden Personen der Beifuß auf gleiche Weise verwendet wie von südamerikanischen Schamanen der Tabak (*Nicotiana rustica*): Unstimmig erscheinende Schwingungsmuster in der Aura der zu behandelnden Person werden solange mit Beifußrauch beblasen und befächert, bis sie wieder eine harmonische Struktur angenommen haben.

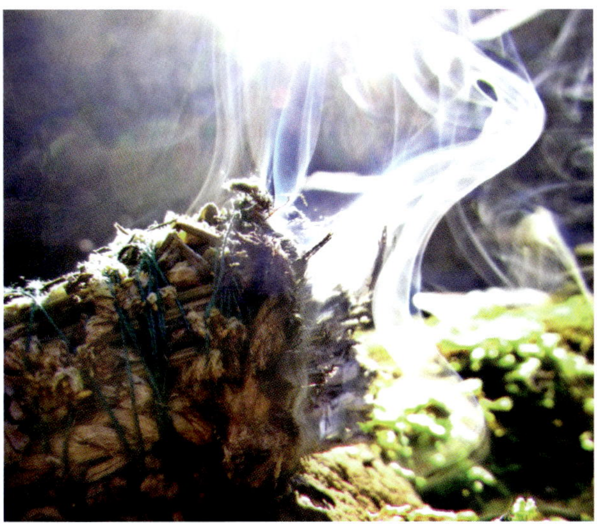

Räucherbündel aus Beifuß werden bereits seit Jahrtausenden für schamanische Zwecke verwendet, K. J.

Hinweis: Im Kontext des menschlichen Energiesystems sprechen die Beifuß-Arten in besonderer Weise das Wurzelchakra (Muladhara, „Urvertrauen“), das Herzchakra (Anahata, „Freude“, „Liebe“, „Hingabe“) sowie das Stirnchakra (Ajna, „Intuition“, „Inspiration“, „Hellsicht“) an.

IM ZEICHEN DES SATURNS – ARTEMISIA IN DER SIGNATURENLEHRE

Ihr wisset durch die Kunst der Signatur, dass jedes Ding nach dem, aus dem es ist und, zu dem es gehört, gezeichnet wird, damit es immer gleich gefunden werde, wie es die Kunst der Signatur anzeigt, die der Arzt kennen soll, um dies zu verstehen. (Paracelsus)

Die Lehre der Signaturen, auch als Lehre der Zeichen in der Natur bekannt, war im Rahmen der Heilpflanzen-Ermittlung bereits in der Antike geläufig, man kannte diese Technik aber auch im alten Ägypten sowie in anderen altertümlichen Kulturkreisen. Erstmalig konkretisiert, niedergeschrieben und auf diese Weise weitläufig bekannt gemacht, wurde die Signaturenlehre jedoch erst durch den berühmten Arzt und Alchemisten Paracelsus (1493–1541).

Die Signaturenlehre besagt, dass sich anhand der verschiedenen Pflanzensignaturen (z. B. Astrologische Zuordnung, Blattform, Farbe, Geruch, Geschmack, Konsistenz, Standort etc.) Aussagen über ihre Wesensqualitäten treffen lassen. Für ein konkretes Verständnis der Signaturenlehre ist es jedoch ausgesprochen wichtig, dass die im mittelalterlichen Weltbild vorherrschende Kosmologie berücksichtigt wird, ebenso das hermetische Gesetz, dass alles zusammenhängt und der Mikrokosmos dem Makrokosmos entspricht. Anders formuliert: Die planetarisch-astrologischen Prinzipien, die unsere Vorfahren am Himmel abgelesen haben, finden sich auch in jeder Pflanze und in jedem Menschen. So wurden Heilpflanzen in der Signaturenlehre des Paracelsus grundsätzlich den damals bekannten Planeten zugeordnet – Mars, Venus, Merkur, Jupiter, Sonne, Mond und Saturn –, worunter jedoch nicht nur die Himmelskörper als solche verstanden wurden, sondern im Wesentlichen ging es um universell gültige Grundsätze, die meist alle in einem Lebewesen angelegt sind. Bloß ihre Ausprägungen können variieren, was bedeutet, dass manche Prinzipien deutlicher hervortreten als andere. Fakt ist in jedem Fall, dass das Studium der Signaturen, das grundsätzlich eine intensive Beobachtung der Natur voraussetzt, maßgeblich dazu beitragen kann, die dem Leben zugrunde liegenden Wesenheiten im Allgemeinen und die Heilwirkung von Pflanzen im Speziellen, ein Stück weit umfassender verstehen zu können.

Im Falle der *Artemisia*-Arten sind sich die meisten Pflanzenkundler dahingehend einig, dass in ihnen das saturnale Prinzip überwiegt. Typische Saturn-Merkmale sind beispielsweise ein bitterer Geschmack, die Fähigkeit, Giftstoffe ausleiten zu können, grüne und graue Farben, holzige Stängel bei mehrjährigen Pflanzen und das Bevorzugen trockener Böden. Psychologisch entspricht Saturn der menschlichen Fähigkeit, Wesentliches von Unwesentlichem zu trennen, die uns schließlich zu jener geistigen Erkenntnis führt, auf deren Basis wir die engen Verstandesgrenzen überwinden und hinter uns lassen können. Saturn ist der lichtbringende „Schwellenhüter" zum Bewusstseinszustand der kosmischen All-Einheit. Zahlreiche psychoaktive Schamanenkräuter sind deshalb in vielen Fällen auch Saturn-Pflanzen (oder Merkur-Pflanzen).

Aufgrund ihrer häufig silbrig-grauen Blätter oder Blattunterseiten sowie ihrer Eigenschaft, die weibliche Fruchtbarkeit anzuregen und die Regulierung des Menstruationszyklus zu unterstützen, sind *Artemisia*-Arten gleichzeitig auch Pflanzen des Mondes, so wie die Göttin Artemis auch eine Mondgöttin ist.

Die Signatur des als geflügelten Götterboten beschriebenen Merkurs tragen die Beifuß-Arten ebenfalls in sich. Er gilt als Herr der Kommunikation und des Informationsaustausches, als Gott der Sprache, als das zwischen den Welten vermittelnde Urprinzip sowie als „Beschützer der grenzüberschreitenden Wanderer" (VERMEULEN 2004: 58). Auf der körperlichen Ebene äußert sich das Merkur-Prinzip in sämtlichen Stoffwechsel- bzw. Umwandlungsprozessen, in der Atmung sowie im Hormonsystem. Im Pflanzenreich zeigt es sich außerdem in einem aufrechten Wuchsverhalten, lanzettförmigen, fiederteiligen sowie schlanken Blättern und einem flüchtigen Aroma u. a.

Als „Jungfernkraut" sowie als „Kraut der Venus" beschrieben und folglich dem planetarischen Venus-Aspekt zugeordnet, wird der Beifuß aufgrund seines rötlichen Stängels. Des Weiteren wegen seiner Heilwirkung auf den weiblichen Unterleib und seiner Fähigkeit, als luststeigerndes Aphrodisiakum wirken zu können.

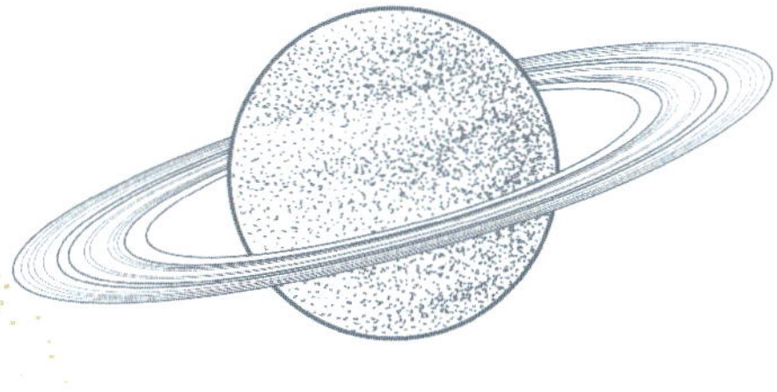

SAGE – VERBÜNDETER DER INDIGENEN KULTUREN NORDAMERIKAS

Bei jedem Sonnentanz tragen wir Sage-Kränze auf unseren Köpfen, denn es ist ein Zeichen, dass unsere Gedanken und Herzen dem Großen Geist und seinen Mächten nahe sind, weil der Kranz die Dinge des Himmels, die Sterne und Planeten darstellt, die geheimnisvoll und heilig sind (BLACK ELK).

Zweifelsohne ist *Sage* eine der wichtigsten Heil- und Ritualpflanzen der indigenen Bevölkerung Nordamerikas, indes die englische Bezeichnung *Sage* unter Räucherfreunden immer wieder zu Verwirrungen und Missverständnissen führt. Schließlich bedeutet *Sage* korrekt übersetzt Salbei (*Salvia*). Jedoch werden im Kontext der indianischen Räucherkultur, und vielfach auch im nordamerikanischen Volksmund, unter der Bezeichnung *Sage* oder *Sagebrush* nicht nur Salbei-Arten verstanden, sondern ebenfalls unterschiedliche Artemisien, deren ethnobotanische Relevanz als rituelle, indianische Räucherwerke um ein Vielfaches höher angesiedelt ist als jene der Salbei-Arten. Tatsächlich gibt es nur wenige Vertreter der Gattung *Salvia*, die von den Ureinwohnern als Räucherwerke eingesetzt wurden. Lediglich auf *Salvia apiana*, *Salvia clevelandii*, *Salvia dorrii* und *Salvia mellifera* trifft dies zu. Allerdings gedeihen nahezu alle diese Arten ausschließlich in den warmen Gefilden von Kalifornien u. a. und waren bei jenen Stämmen, die beispielsweise im kälteren Norden siedelten, zur Gänze unbekannt. Anders bei den *Artemisia*-Arten, die in ganz Nordamerika vorkommen und bei fast allen Stämmen wichtig sind. Wer nun also Gartensalbei räuchert – der im Übrigen in Nordamerika überhaupt nicht heimisch ist –, um sich mit dem Geist der Ureinwohner oder dem urtümlichen Nordamerika zu verbinden, befindet sich auf der falschen Spur. Viel besser dafür sind die in Nordamerika heimischen *Artemisia*-Arten geeignet, nämlich jene, die zusammenfassend auch als *Prairie Sage* (dt. Steppenbeifuß, Präriebeifuß) bezeichnet werden: *Artemisia californica* (Californian Sage), *Artemisia cana* (Silver Sagebrush), *Artemisia douglasiana* (Douglas's Sagewort), *Artemisia frigida* (Fringed Sage), *Artemisia ludoviciana* (White Sage), *Artemisia mexicana* (Ixtauhyatl) und *Artemisia tridentata* (Desert Sage).

In der Mythologie der Lakota heißt es über den Steppenbeifuß, dass es einstmals die mythische Lichtgestalt der Weißen Büffelkalbfrau (*Pte San Win*, engl. *White Buffalo Calf Woman*) war, die den Menschen die heilige Pfeife schenkte und ihnen das Wissen um die besonderen Qualitäten des Steppenbeifußes verriet. So erzählte sie ihnen, dass die Pflanze bei zahlreichen Erkrankungen hilft, sie als reinigende Einlage bei der Menstruation eingesetzt werden kann und sich überdies hervorragend für Gebete und Zeremonien eignet. Genau wie die heilige Friedenspfeife selbst, so verbindet auch der Rauch von *Sage*, seinen Anwender – respektive Mutter Erde und all die auf ihr lebenden Wesen – mit Wakan Tanka, der großen, kosmischen Weltenseele (LAME DEER/ERDOES 1992). Als typisch weiblich und vielerorts ausschließlich von weiblichen Stammesmitgliedern verwendet, gilt unter den Ureinwohnern die Spezies *Artemisia frigida*. Ihre Verwandte *Artemisia ludoviciana* wird hingegen vielfach den männlichen Prinzipien zugeordnet.

Heutzutage ist der Steppenbeifuß nicht mehr nur eine wichtige Ritualpflanze für Schwitzhütten- bzw. Inipi-Rituale, Gebete, Sonnentänze, Peyote-Sessions, Pow-Wows oder für andere traditionelle Zeremonien der nordamerikanischen Ureinwohner. Die Pflanze ist regelrecht zu einem Symbol für indianische Spiritualität avanciert und gewinnt als rituelles Räucherwerk zunehmend auch im Westen an Relevanz.

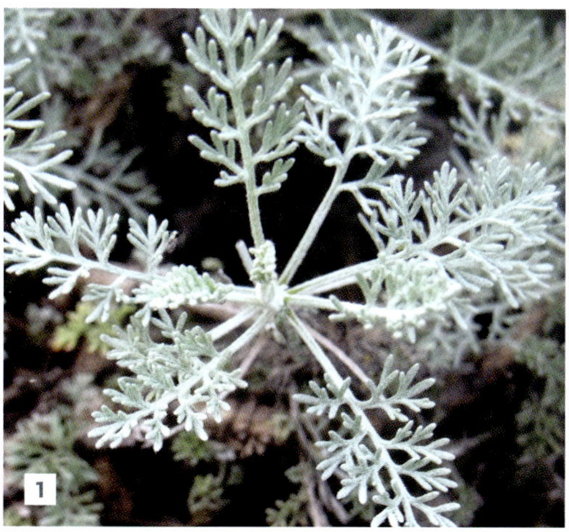

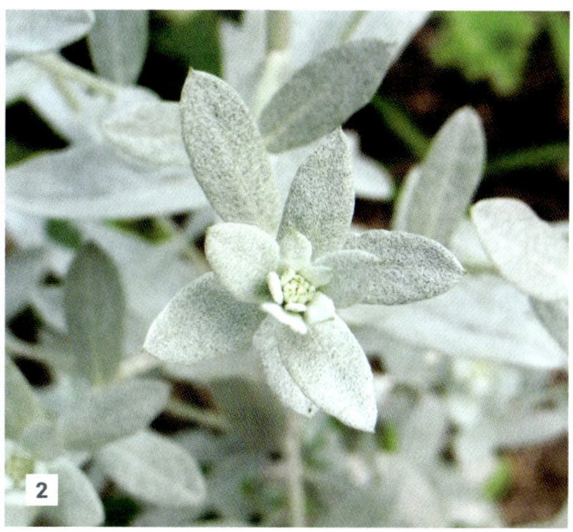

1 Für die Ureinwohner Nordamerikas ist *Artemisia frigida* eine typisch weibliche Pflanze, K. J. **2** *Artemisia ludoviciana* wird von vielen Stämmen hingegen den männlichen Prinzipien zugeordnet, K. J.

MOXA-MEDIZIN: EIN URALTES HEILVERFAHREN AUF DER BASIS VON FEUER, HITZE UND BEIFUSS

In der Traditionellen Chinesischen Medizin (TCM) ist die Moxibustion – neben der Akupunktur, der Arzneimitteltherapie und der Ernährungslehre – ein elementares Behandlungsverfahren, das über eine Aktivierung körpereigener Yang-Energien den Fluss der Lebensenergie (Chi, Qi) im Meridianensystem stimuliert. Ähnlich wie der Akupunkteur arbeitet der Moxa-Therapeut mit bestimmten Körperpunkten, allerdings nicht mit Zuhilfenahme einer kleinen Nadel, sondern den Blättern des Beifußes. Diese werden – nachdem sie gereinigt, getrocknet und zerrieben wurden – auf oder über einem zuvor bestimmten Meridianpunkt abgebrannt bzw. geräuchert. Früher war es üblich, aus Beifuß-Pulver hergestellte Moxakegel oder -kugeln einfach auf der Haut zu verbrennen, was zwar häufig geholfen, in den allermeisten Fällen allerdings auch schmerzhafte Verbrennungen verursacht hat. Heute werden die Kegel deshalb meist auf speziellen Moxa-Nadeln aufgespießt und einige Zentimeter über dem Akupunkturpunkt verbrannt. Alternativ werden von Therapeuten sogenannte Moxa-Stäbe oder „Moxa-Zigarren" verwendet, die auf der Haut lediglich eine ausgeprägte Wärme erzeugen, nicht aber eine zu Verbrennungen führende Hitze. Das von wissenschaftlicher Seite bestätigte Wirkverhalten der Moxa-Methode beläuft sich einerseits auf eine signifikante Verbesserung der Gewebedurchblutung und Mikrozirkulation, zum anderen wirkt sie immunstärkend.

Erfahrungswissenschaftlich und volksmedizinisch hat sich die Moxibustion außerdem bei folgenden Krankheiten und Symptomen bewährt: Atemwegserkrankungen (Asthma, Bronchitis u. a.), Bandscheibenvorfall, Kopfschmerzen (Migräne u. a.), Menstruationsstörungen, Muskelverspannungen und -zerrungen, rheumatische Gelenkbeschwerden, Schiefhals („steifes Genick"), Schleudertrauma, Schwächezustände, Tinnitus und Wirbelsäulenerkrankungen.

Über den chinesischen Kulturraum hinausgehend ist das Heilverfahren der Moxibustion auch in der japanischen Kräutermedizin durch eine lange Anwendungstradition und ein hohes Ansehen geprägt – als Präventiv- sowie als Akutmaßnahme. Daneben war das therapeutische Verbrennen des Beifußes bei den alten Ägyptern, den Griechen sowie zahlreichen indigenen Stämmen Nordamerikas u. a. bekannt.

Traditionell werden folgende Artemisien als Moxakraut verwendet: *Artemisia argyi*, *Artemisia capillaris* (Seite 94), *Artemisia douglasiana* (Seite 99), *Artemisia princeps* (Seite 134) sowie *Artemisia vulgaris* (Seite 152).

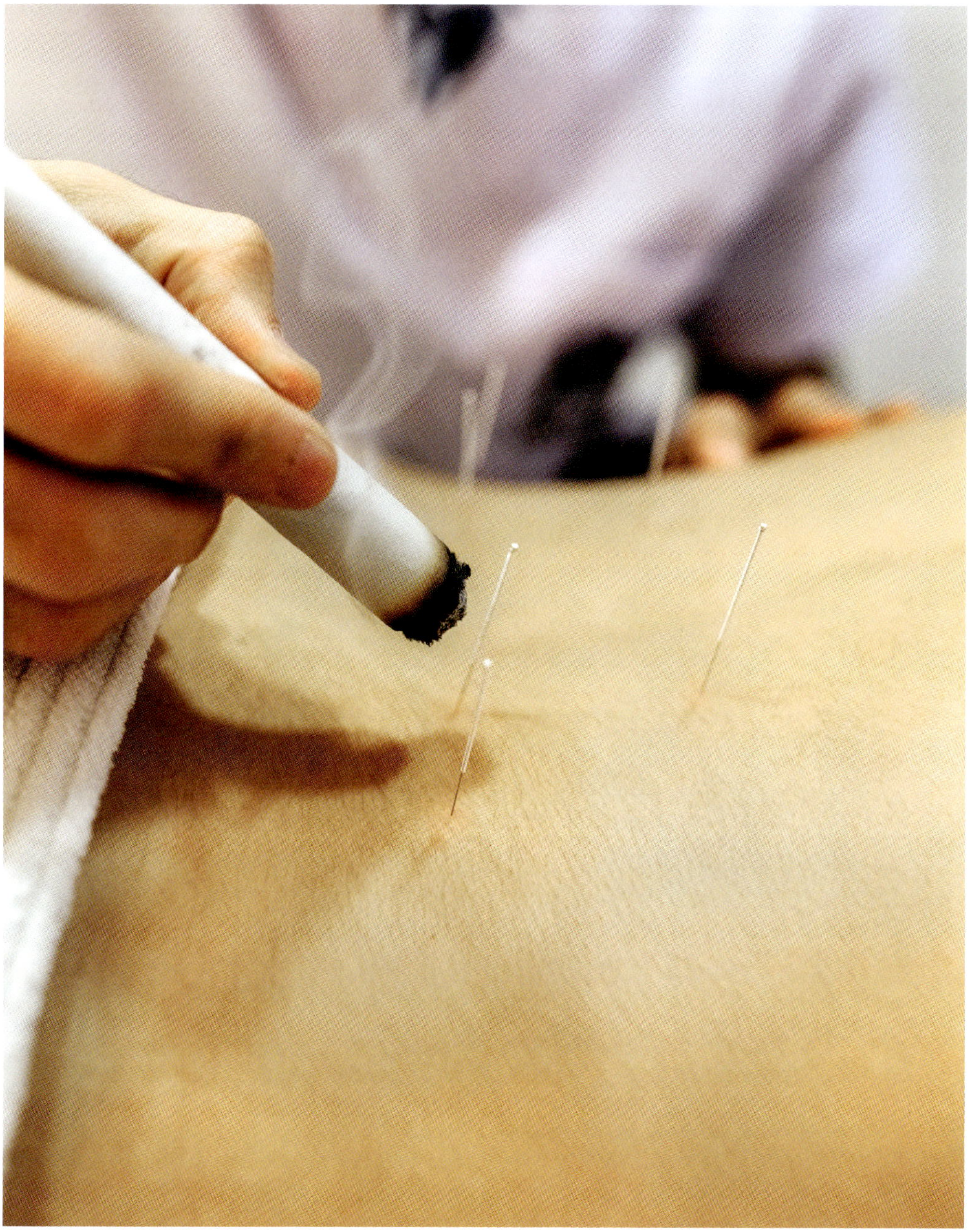

ABSINTH – EINE AUSSERGEWÖHNLICHE SPIRITUOSE

„Es scheint, als sei die gesamte europäische Elite der Literatur und der bildenden Künste im Absinthrausch durch das ausgehende 19. und beginnende 20. Jahrhundert getorkelt“
(BERTSCHI/RECKEWITZ 2002)

Die Verwendung des Wermuts (*Artemisia absinthium*) als aromatisches und verdauungsanregendes Schnaps-, Wein- und Bieradditiv war nachweislich bereits bei den Römern, den alten Chinesen und Ägyptern sowie im frühmittelalterlichen Europa geläufig. Die Erfindung des Absinths, der wohl mythen- und legendenträchtigsten europäischen Spirituose, über die es früher vielfach hieß, dass ihr Geist von einer magischen und fantastischen Aura umgeben ist, wird hingegen auf die Zeit um 1750 datiert. Die geografische Heimat des Absinths liegt im Schweizer Val-de-Travers, indes sich über den konkreten Erfinder nur spekulieren lässt. Möglicherweise ist es der französische Arzt Pierre Ordinaire, der seinerzeit aus politischen Gründen in den Schweizer Ort Couvet geflohen ist und gemäß der allgemeinen Erzählung das für Heilzwecke vorgesehene „elixir d'absinthe“ erfunden hat. Wissenschaftlich gilt diese Theorie jedoch als unerwiesen. Das Einzige, das wir heute sicher über die Entstehung des Absinths wissen, ist, dass der Name „Bon Extrait d'Absinthe“ erstmalig im Jahre 1769 in einer Zeitungsannonce auftauchte. Weiterhin gilt als gesichert, dass gegen Ende des 18. Jahrhunderts eine Frau Henriod aus Couvet selbst gebrannten Absinth an Händler und das dazugehörige Rezept im Jahre 1797 dem einstigen Spitzengeschäftsmann Daniel-Henri Dubied verkaufte, der noch im selben Jahr in der Schweiz die erste Absinth-Destillerie eröffnete. Dies in Kooperation mit seinem Sohn Marcellin sowie seinem Schwiegersohn Henri-Louis Pernod, dessen Nachname noch sehr bekannt werden sollte. Im Jahre 1805 zog Dubied mit seiner Absinth-Brennerei in eine Fabrik im französischen Pontarlier, was ihm die industrielle Erzeugung großer Absinth-Mengen ermöglichte. Aufgrund der regen Nachfrage expandierte er seine Geschäfte jedoch schon kurz darauf in weitere Gebiete Frankreichs und der Schweiz, wodurch sich im Val-de-Traver der Wermut-Anbau zu einer der wichtigsten Einnahmequellen entwickelte.

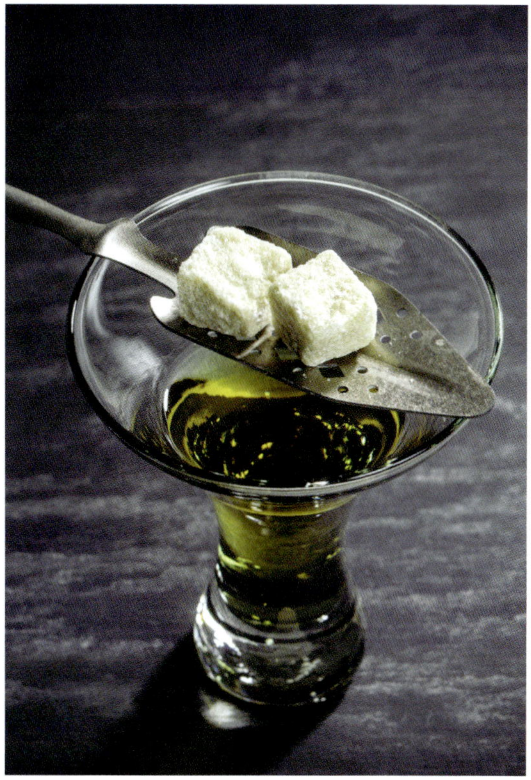

Es dauerte nicht lange und das Absinth-Elixier avancierte über seine ursprüngliche Verwendung als Heilmittel hinausgehend zu einer der beliebtesten Freizeitdrogen, die sich besonders in Künstler- und Intellektuellenkreisen höchster Beliebtheit erfreute: einerseits als Mittel zur allgemeinen Berauschung, andererseits als Quelle der Inspiration. Berühmte Absintheure (Absinth-Trinker) waren beispielsweise Henri de Toulouse-Lautrec, Paul Gauguin, Vincent van Gogh, Oscar Wilde, Ernest Hemingway, Edgar Allan Poe, Victor Hugo und Charles Baudelaire. Zum Ende des 19. Jahrhunderts gewann das Getränk mit der euphorisierenden Wirkung in Frankreich schließlich eine solch große Beliebtheit – dies in allen gesellschaftlichen Schichten und nicht zuletzt begründet durch den günstigen Preis –, dass inoffiziell die *L'heure Verte* („Die grüne Stunde") eingeführt wurde. Es galt quasi als chic, in der Zeit von 17 bis 19 Uhr im Café zu sitzen und Absinth zu trinken. Als „grüne Stunde" wurde der besagte Zeitraum deshalb bezeichnet, weil das Destillat früher, inspiriert durch seine besondere Wirkung, auch „grüne Fee" genannt wurde. In vielen Rezepturen wird dem eigentlich klar daherkommenden Absinth, dessen Alkoholgehalt üblicherweise zwischen 45 und 80 Vol.-% liegt, deshalb auch Chlorophyll (oder andere Farbstoffe) zugesetzt, wodurch die „grüne Fee" schließlich auch eine grünliche Farbe bekommt.

Verbot und Re-Legalisierung

Weil sich in Folge einer chronischen Absinth-Zufuhr mit der Zeit unangenehme Begleiterscheinungen offenbarten, begann die positive Stimmung zu kippen und das Getränk ab Mitte des 19. Jahrhunderts sukzessive in Verruf zu geraten, zunächst bei Ärzten, später auch bei anderen Berufsgruppen. Typische Symptome, die häufig in Folge eines andauernden und exzessiven Absinth-Missbrauchs festgestellt und die von damaligen Ärzten unter dem Überbegriff Absinthismus zusammengefasst wurden, waren unter anderem Depressionen, Halluzinationen, Lebererkrankungen, Persönlichkeitsstörungen und letztlich degenerative Gehirnschäden. Heute wissen wir aufgrund von Untersuchungen, dass die Wirkstoffkonzentration des potenziell als Nervengift wirkenden Thujons in damaligen Absinth-Exemplaren deutlich zu niedrig war, um derartige Vergiftungssymptome herbeiführen zu können (LACHENMEIER et al. 2006 und 2008). Vielmehr ist es so, dass der Absinthismus nichts anderes war als das, was wir heute Alkoholismus nennen. Die Symptome sind jedenfalls identisch. Als ausschlaggebend für das endgültige Verbot gilt jedoch die Geschichte eines notorischen Mannes, der unter Absinth-Einfluss seine Familie tötete. Daraufhin wurde Absinth 1910 in der Schweiz, 1915 in Frankreich und 1923 in Deutschland verboten. Im französischen und Schweizer „Untergrund" wurde jedoch fleißig weitergebrannt und getrunken, sodass die Absinth-Kultur nie ausgestorben ist. Die Re-Legalisierung der Wermut-Spirituose erfolgte in den meisten EU-Staaten 1998, in der Schweiz 2005 und in Frankreich 2011. Der europaweit festgesetzte Grenzwert beträgt 35 mg Thujon pro kg Absinth –, seitdem feiert das kultige Mode-Getränk sein Comeback in europäischen Bars und Kneipen, ebenso erfolgreich ist der Verkauf im Internethandel.

Herstellung und Zusammensetzung

Jeder Absinth-Destillateur hat seine ganz spezielle Rezeptur. Als unerlässlich und elementar gilt jedoch der Wermut (*Artemisia absinthium*). Daneben werden in traditionellen Rezepturen eine ganze Reihe weiterer Pflanzen verarbeitet, zum Beispiel Anis (*Pimpinella anisum*), Engelwurz (*Angelica archangelica*), Diptam-Dost (*Origanum dictamnus*), Fenchel (*Foeniculum vulgare*), Kalmus (*Acorus calamus*), Sternanis (*Illicium verum*), Ysop (*Hyssopus officinalis*) und Zimt (*Cinnamomum verum*) u. a.

Hergestellt wird Absinth, indem die Kräutermischung über einen bestimmten Zeitraum in Alkohol eingelegt und der Auszug anschließend destilliert wird. Das Ergebnis ist eine farblose und höchst aromatische Spirituose, der zur Erlangung des gewünschten Farbspektrums gegebenenfalls weitere Pflanzen zugesetzt werden. Beliebte Färbepflanzen sind zum Beispiel der Pontische Beifuß (*Artemisia pontica*), Melisse (*Melissa officinalis*) und Pfefferminze (*Mentha x piperita*).

Absinth-Mythos Thujon

1. Mythos: *Thujon wirkt im Absinth als halluzinogenes Nervengift!* Fakt ist, dass die im Absinth vorliegende Konzentration des potenziell toxisch wirkenden Thujons viel zu niedrig ist – das gilt gleichermaßen für alte (vor 1915) und neue Absinth-Proben –, damit dieses als psychoaktives Nervengift wirken kann – so, wie man es früher vermutete und weshalb der Absinth verboten wurde. Wie obig geschildert, waren Symptome, wie zum Beispiel Gehirnschäden, Verhaltensauffälligkeiten und Halluzinationen u. a., nicht durch das Thujon verursacht, sondern es handelte sich um Nebenwirkungen des hochprozentigen und chronisch zugeführten Alkohols, der überdies, im Falle von damaligem selbst gebranntem Absinth, häufig einer miserablen Qualität entsprach. Unabhängig davon zeigt der Wermut respektive der in seinem ätherischen Öl verfügbare Wirkstoff Thujon im Absinth sicherlich gewisse Effekte, körperlicher ebenso wie geistiger Natur. Gleiches gilt im Übrigen natürlich für die anderen in der Absinth-Herstellung genutzten Kräuter und Gewürze, die im Kontext der Absinth-Wirkung keineswegs unberücksichtigt bleiben dürfen. Erfahrene Absinth-Trinker sind sich jedenfalls einig, dass sich die Wirkung ihres Lieblingslikörs, begründet durch den Wermut sowie die entsprechende Gewürzauswahl, signifikant andersartig gestaltet als der typische Alkoholrausch, wie er durch andere Spirituosen induziert wird. **Hinweis:** Auch wenn die im Absinth vorliegenden Konzentrationen für eine Thujon-Vergiftung oder einen Thujon-Rausch nicht ausreichen, vorher kommt es zur Alkohol-Vergiftung, handelt es sich bei Thujon bei falscher Anwendung um einen gesundheitsschädlichen Giftstoff, dessen Verwendung deshalb mit höchstem Bedacht erfolgen sollte!

2. Mythos: *Thujon wirkt über eine Anbindung am endogenen Cannabinoid-System!* Die einstige Spekulation, dass Thujon über eine Aktivierung endogener Cannabinoid-Rezeptoren wirkt, lässt sich nach aktuellem Erkenntnisstand nicht bestätigen. Im Rahmen einer Studie wurde herausgefunden, dass Thujon zwar eine geringe Affinität für Cannabinoid-Rezeptoren aufweist, jedoch keine cannabinoidmimetischen Reaktionen verursacht (MESCHLER/HOWLETT 1999).

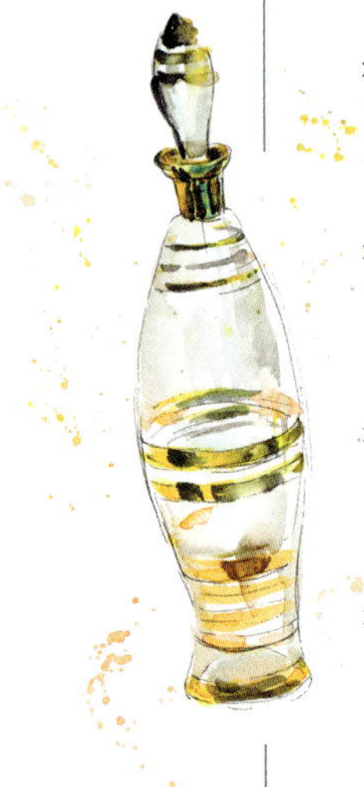

Andere alkoholische Getränke auf Artemisia-Basis

- **Batralzem:** (Eifelschnaps) Ein sogenannter „Aufgesetzter" aus Korn und Wermut (*Artemisia absinthium*), dessen Farbe nicht grün, sondern braun ist.
- **Chhaang:** Gerstenbier aus dem nordindischen Himalaya, zu dessen wichtigsten Zusätzen der Armenische Beifuß (*Artemisia tournefortiana*) gehört.
- **Génépi:** Französisch-alpiner Kräuterschnaps auf Basis der Ährigen Edelraute (*Artemisia genipi*), der Gletscher-Edelraute (*Artemisia glacialis*) oder der Echten Edelraute (*Artemisia umbelliformis*).
- **Vermouth:** (dt. Wermut) Als Aperitif beliebter Kräuterwein auf der aromatischen Grundlage von Wermut (*Artemisia absinthium*). Der Alkoholgehalt liegt üblicherweise zwischen 14,5 und 21,9 Vol.-%. Berühmte Marken sind Martini, Noilly Prat, Antica Formula und Cinzano. Erfunden wurde Vermouth im Jahre 1786 von Antonia Beneditto Carpano im italienischen Turin.
- **Wumken:** Norddeutsche Kräuterspirituose, deren Hauptbestandteile Alkohol (z. B. Korn), Zucker und Strandbeifuß (*Artemisia maritima*) sind.
- **Yolixpa:** Aus Puebla (Zentralmexiko) stammender Bitterschnaps, bestehend aus Mexikanischem Wermut (*Artemisia mexicana*) und über 20 weiteren pflanzlichen Zutaten.

ARTEMISIEN IN DER KÜCHE

Das wohl wichtigste Küchenkraut aus der Gattung ist zweifelsohne der Estragon (*Artemisia dracunculus*) respektive der im Geschmack weitaus süßer schmeckende Kulturtyp *Artemisia dracunculus* var. *sativa* – ein sogenanntes *Fine Herbe* (feines Kraut) der französischen Küche. Verwendet werden die Blätter dieser Spezies frisch oder getrocknet als aromatische Zutat für helle Soßen, die hervorragend zu Spargel und Kohlrabi passen. Weiterhin wird Estragon als Gewürz für Kräuterbutter, Quark, Salate, Speiseöle, Suppen, Getränke und Desserts genutzt.

Als verdauungs- und stoffwechselanregendes Gewürz für fettige Fleischgerichte ist in der traditionellen Volksküche vor allem die heimische Beifuß-Art *Artemisia vulgaris* bekannt, die sich natürlich auch zum Würzen anderer kulinarischer Köstlichkeiten eignet (siehe oben sowie Seite 182).

Gleiches gilt für Wermut (*Artemisia absinthium*), Einjährigen Beifuß (*Artemisia annua*), Feld-Beifuß (*Artemisia campestris*), Strandbeifuß (*Artemisia maritima*) sowie den Japanischen Beifuß (*Artemisia princeps*).

Wichtig: Werden *Artemisia*-Arten in der Küche verwendet – egal ob als Teezutat oder als aromatische Würze für Speisen –, dann ist es von Essenz, dass die Dosierung sparsam erfolgt. Der bittere Geschmack kann bei Übermaß ein Getränk oder ein Essen sehr schnell in Richtung des Ungenießbaren verändern. Im Falle einer kulinarischen Verwendung der *Artemisia*-Arten gilt es deshalb unbedingt daran zu denken, dass „weniger häufig auch mehr“ sein kann.

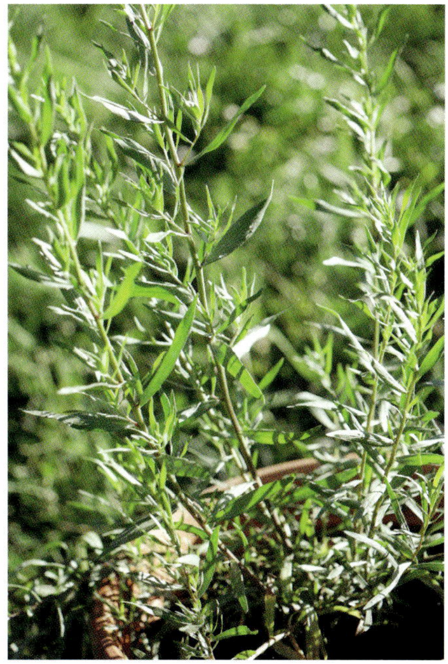

Der Französische Estragon ist ein beliebtes Küchenkraut, K. J.

ARTEMISIEN ALS NATÜRLICHE MITTEL ZUR INSEKTENABWEHR

Wenn es darum geht, lästige Insekten lediglich zu vertreiben und nicht zu töten, dann können Artemisien eine ausgezeichnete Unterstützung sein – als Topfpflanze, Duftkissen, Duftkranz oder in der Darreichung eines Räucherwerks, häufig auch in synergistischer Kombination mit weiteren insektenabwehrenden Pflanzen. Auf der Fensterbank oder den Balkon aufgestellte Topfpflanzen oder an der Eingangstür befestigte Duftkränze hindern Motten, Stechmücken und andere Insekten vor dem Eindringen in den Wohnbereich. Wenn sie es aber dennoch hinein schaffen, hilft gegen Kleidermotten beispielsweise ein *Artemisia*-Duftkissen oder ein Zweig, der in Leinen gewickelt, zwischen die Bekleidung in den Schrank gelegt wird. Stechmücken hingegen mögen den dichten Rauch einer Beifuß-Räucherung überhaupt nicht und können auf diese Weise leicht in Zaum gehalten werden.

Folgende Artemisien werden traditionell zur Abwehr von Insekten verwendet: *Artemisia abrotanum* (Seite 64), *Artemisia absinthium* (Seite 68), *Artemisia vulgaris* (Seite 152), u. a.

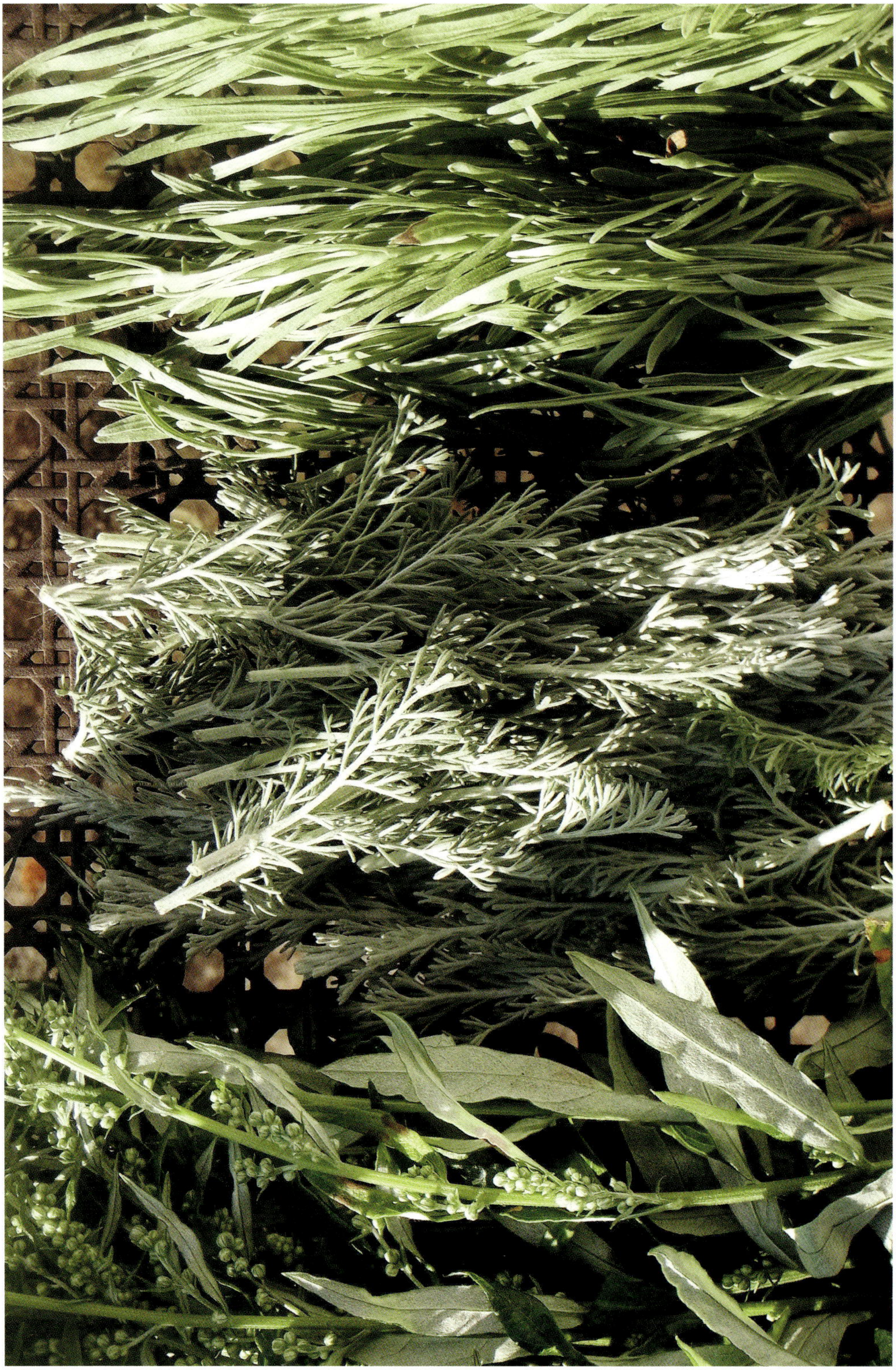

Artemisia-Arten enthalten eine Vielzahl wertvoller Inhaltsstoffe, K. J.

Inhaltsstoffe und Wirkung

DIE PHARMAKOLOGISCH AKTIVEN PRINZIPIEN (AUSWAHL)

Zahlreiche Inhaltsstoffe wurden im Beifuß und seinen nahen Verwandten nachgewiesen. Wir denken nur einmal an das ätherische Öl, welches in vielen Arten allein schon über einhundert chemische Komponenten subsumiert.

Die meisten dieser Moleküle verfügen über ihr ganz eigenes Wirkverhalten, was auch der Grund dafür ist, dass die Pharmazie üblicherweise die begehrten Wirkstoffe vom ursprünglichen Stoffgemisch trennt respektive isoliert und als Einzelsubstanzen erforscht. Generell ist das natürlich nicht verwerflich und von wissenschaftlicher Seite auch höchst interessant. Es ist aber grundsätzlich so, dass das gesamte Wesen einer Heilpflanze mit all seinen tollen Qualitäten und Facetten meistens erst dann so richtig erfahrbar wird, wenn man nicht eine isolierte Einzelsubstanz einnimmt, sondern stattdessen Zubereitungen aus bestimmten Pflanzenteilen oder der ganzen Pflanze – Stichwort: „Whole Plant Medicine". Anders formuliert: Treten die pharmakologisch aktiven Inhaltsstoffe im Verbund eines synergistisch fein abgestimmten Stoffgemisches auf, so, wie es auf natürliche Weise im Pflanzenmaterial vorliegt, dann ist die Wirkung üblicherweise eine signifikant andere, als wenn man nur eine Einzelsubstanz verwendet.

Cumarine

Esculetin: (Aesculetin) Ein im Besen-Beifuß (*Artemisia scoparia*) sowie im Gewöhnlichen Beifuß (*Artemisia vulgaris*) u. a. nachgewiesenes Cumarin-Derivat mit antioxidativer, entzündungshemmender und leberschützender Wirkung.

Scopoletin: In pharmazeutischer Literatur wird die Wirkung von Scopoletin als blutgerinnend, blutdrucksenkend sowie als schmerzlindernd beschrieben. Hochdosiert wirkt dieses Hydroxy-Cumarin möglicherweise psychoaktiv. Es kommt in der Eberraute (*Artemisia abrotanum*), in Copa-Copa (*Artemisia copa*) sowie im Besen-Beifuß (*Artemisia scoparia*) vor, weiterhin in zahlreichen Arten sonstiger Gattungen.

Flavonoide

Eupatilin: Meist wird dieses Flavonoid aus dem Asiatischen Beifuß (*Artemisia asiatica*, engl. Asian Mugwort) isoliert, es ist aber auch im Silber-Wermut (*Artemisia ludoviciana*), im Japanischen Beifuß (*Artemisia princeps*) sowie der Echten Edelraute (*Artemisia umbelliformis*) enthalten. Dem aktuellen Forschungsstand entsprechend wirkt Eupatilin in einer Zerstörung von Magenkrebszellen (KIM et al. 2005: 261).

Luteolin: Luteolin wurde als gelber Pflanzenfarbstoff in zahlreichen Kräutern nachgewiesen und ist wirkspezifisch deshalb interessant, weil es Entzündungen hemmt, Krebs vorbeugt sowie als Antioxidans den Körper vor sogenannten „freien Radikalen" schützt.

Quercetin: Es ist in vielen Kräutern und Obstsorten enthalten und zeigt, wie auch andere Moleküle aus der Flavonoid-Gruppe, vor allem antioxidative Wirkeigenschaften. Weiterhin wirkt es antiallergisch, antiatherogen (Arteriosklerose lindernd), antikarzinogen, entzündungshemmend sowie leicht vigilanzsteigernd (wachmachend).

Rutin: Rein chemisch betrachtet handelt es sich um ein Glykosid von Quercetin, das entsteht, wenn sich Quercetin mit einem Zuckermolekül verbindet. Rutin wirkt antioxidativ, blutverdünnend und schützt außerdem vor entzündlichen Gelenkerkrankungen. Daneben wurde eine positive Wirkung auf den Rückgang von Ödemen nachgewiesen.

Monoterpene

Monoterpene sind in erster Linie als aromatische und flüchtige Bestandteile ätherischer Öle bekannt, deren primäre Funktion es ist, zwecks Bestäubung nützliche Insekten anzulocken und gleichzeitig schädliche Fraßfeinde abzuschrecken. Das Interessante ist jedoch, dass Terpene nicht nur für den besonderen Duft der *Artemisia*-Blätter und -Blütenstände verantwortlich sind, sie gehen auch in synergistische Wechselbeziehung mit anderen Wirkstoffen und verfügen über (aroma-) therapeutisch sehr wertvolle Wirkeigenschaften.

1,8-Cineol: (Eucalyptol) Das Aroma kommt üblicherweise etwas mentholartig daher, die Wirkung antibakteriell und hustenreizlindernd. Auf der geistigen Ebene wirkt dieses Monoterpen hingegen leicht anregend und klärend bzw. erfrischend. Hochdosiert kommt es zu wurmtreibenden Effekten, bisweilen auch zu toxischen.

Artemisiaketon: Irreguläres Monoterpen, das mit einer Konzentration von bis zu 60 % besonders reichhaltig im ätherischen Öl des Einjährigen Beifußes (*Artemisia annua*) vorkommt. Obwohl diese Verbindung bereits im Jahre 1938 entdeckt wurde, ist sie in der Wissenschaft bis heute weitestgehend unerforscht.

Borneol: Das Wirkspektrum dieses Moleküls umfasst mild sedierende und schlaffördernde Effekte.

Campher: Eukalyptusähnlich duftendes Monoterpen mit einer therapeutischen Wirkung, die sowohl anregende, schleimlösende, durchblutungsfördernde, entkrampfende sowie kreislaufstärkende Eigenschaften umfasst. Eingesetzt wird Campher in seiner isolierten Reinform, beispielsweise als Salbenzutat, zur äußerlichen Behandlung von Bronchialleiden und Muskelschmerzen. Infolge einer überdosierten innerlichen Verwendung, wenn der Wirkstoff oral appliziert wird, kann es zu unangenehmen Nebenwirkungen kommen, einhergehend mit Ausfallerscheinungen des Kurzzeitgedächtnisses, Verwirrtheitszuständen und epileptischen Anfällen.

Linalool: Dieses Monoterpen wirkt antidepressiv, antiepileptisch, entzündungshemmend, euphorisierend, schmerzlindernd sowie leicht sedierend und kommt außer im ätherischen *Artemisia*-Öl in der Essenz vieler weiterer Pflanzen vor, zum Beispiel in Basilikum (*Ocimum basilicum*), Birke (*Betula* spp.) und Lavendel (*Lavandula angustifolia*). Der Geruch von Linalool ist fruchtig-blumig.

Myrcen: Myrcen wirkt sowohl physisch und mental beruhigend, darüber hinausgehend antimikrobiell, antioxidativ, entkrampfend, euphorisierend, keimtötend, schlaffördernd und schmerzlindernd. Das Aroma erinnert häufig an Mango, Minze oder Zitrone.

α- und β-Pinen: Diese Monoterpene verleihen dem Baumharz der Kiefer sein einzigartiges Aroma. Sie lassen sich aber auch im Öl vieler Artemisien identifizieren, denen sie einen leicht waldig-herben Dufthauch verleihen. Auf der körperlichen Ebene wirken Pinene antibiotisch, antiseptisch, bronchienerweiternd und schleimlösend. Die

Psychoaktivität dieser als sogenannte Nootropika wirkenden Stoffe beläuft sich hingegen auf erinnerungs- und konzentrationsfördernde Effekte.

Sabinen: Als Zutat des ätherischen Sadebaum-Öls (*Juniperus sabina*) wurde Sabinen früher zur Behandlung von Warzen empfohlen. Aufgrund der potenziellen Giftigkeit und hautreizenden Wirkung wird es heute allerdings nur noch homöopathisch verwendet. Im ätherischen *Artemisia*-Öl liegen die Konzentrationen dieses Terpens allerdings im unbedenklichen Bereich.

Thujon: In *Artemisia*-Ölen kommt sowohl die Alpha- als auch die Beta-Form des Thujons vor. β-Thujon ist jedoch weitaus häufiger und außerdem in stärkeren Konzentrationen vertreten – besonders in der berühmten Absinthpflanze Wermut (*Artemisia absinthium*). Richtig dosiert wirken Thujone antimikrobiell, galle- und leberanregend, krampflösend, menstruationsfördernd, schweißhemmend, stimulierend, verdauungsfördernd und wurmtreibend. Zu hoch dosiert wirken sie hingegen abortiv sowie als starkes Nervengift, dessen Nebenwirkungen Benommenheit, Erbrechen, Halluzinationen, Harnverhalt, Kopfschmerzen, Magenkrämpfe, Nierenschäden, Schwindel und Verwirrtheitszustände u. a. sein können.

Sesquiterpene

Bei den Sesquiterpenen handelt es sich um eine sehr heterogene Stoffgruppe mit unterschiedlichsten Wirkeigenschaften. Gemeinsam mit den Monoterpenen bilden sie den Hauptbestandteil ätherischer Öle.

Beta-Caryophyllen: Dieses Sesquiterpen kommt nicht nur im ätherischen Öl einiger *Artemisia*-Arten (z. B. *A. annua, A. maritima, A. scoparia, A. tournefortiana*) vor, es ist auch im ätherischen Öl des Hanfs (*Cannabis sativa*) verfügbar. Seine entzündungshemmende Wirkung entfaltet β-Caryophyllen über eine Anbindung am sogenannten Cannabinoid-Rezeptor 2 (kurz CB2), einem wichtigen Element des Endocannabinoidsystems. Eine psychoaktive Wirkung wird durch dieses Terpen allerdings nicht induziert.

Germacren D: Entsprechend des aktuellen Forschungsstandes wirkt Germacren D antimikrobiell und krebshemmend. Es ist Hauptbestandteil des ätherischen Öls der Kampfer-Eberraute (*A. alba*), des Chinesischen Moxakrauts (*A. capillaris*), des Weißen Beifußes (*A. lactiflora*) sowie des Indischen Beifußes (*A. nilagirica*). Weitere Pflanzen, deren ätherische Öle in nennenswerten Konzentrationen Germacren D enthalten, sind die Purpurrote Taubnessel (*Lamium purpureum*), Wacholder (*Juniperus communis*), Indisches Basilikum (*Ocimum tenuiflorum*), Palo-Santo

(*Bursera graveolens*) und Ylang-Ylang (*Cananga odorata*) u. a.

Sesquiterpenlactone

Die Stoffgruppe der Sesquiterpenlactone umfasst 4000–5000 unterschiedliche Substanzen, deren Vorkommen sich vorrangig auf Pflanzen der Korbblütler-Familie konzentriert. Innerhalb der *Artemisia*-Gattung existieren rund 500 Arten, die in nennenswerten Konzentrationen Sesquiterpenlactone vom Eudesmanolid- oder Guaianolid-Typ enthalten. Charakteristisch für diese Stoffe ist einerseits ihr bitterer Geschmack. Auf der anderen Seite regen sie den Appetit und die Verdauung an und wirken schmerzlindernd, entzündungs- sowie oftmals auch krebshemmend. Höher dosiert zeigen sie antibakterielle, anthelminthische, antiparasitäre und antivirale Eigenschaften (IVANESCU et al. 2015).

Absinthin: Mit einem Gehalt von etwa 0,2 % ist Absinthin der wichtigste Bitterstoff im Wermut (*Artemisia absinthium*), an dessen appetitanregender, blähungslindernder, galleanregender und verdauungsfördernder Wirkung dieses Sesquiterpenlacton maßgeblich beteiligt ist.

Artemisinin: Es wirkt als effektstarkes Anti-Malariamittel und hat in Anbetracht dessen in den letzten Jahren viel Aufsehen erregt. Des Weiteren wird der Naturstoff derzeitig auf sein medizinisches Potenzial in der Krebsbehandlung untersucht (siehe Seite 82). Als Ausgangsmaterial für die Isolierung dieses Naturstoffes ist ausschließlich der Einjährige Beifuß (*Artemisia annua*) von Relevanz. In geringerer Konzentration ist Artemisinin jedoch auch in der Eberraute (*Artemisia abrotanum*) sowie im Zitwerbeifuß (*Artemisia cina*) enthalten.

Santonin: Einer der wirksamen Inhaltsstoffe des Zitwerbeifußes (*Artemisia cina*), der in signifikant schwächerer Konzentration außerdem im Strandbeifuß (*Artemisia maritima*) nachgewiesen wurde. Früher wurde dieses Sesquiterpenlacton als Mittel gegen Würmer genutzt. Aufgrund der potenziellen Neurotoxizität ist die Anwendung dieses Stoffes heutzutage allerdings obsolet. Ab 200 mg wirkt Santonin bei einer erwachsenen Person toxisch – typische Vergiftungssymptome sind eine Veränderung der Farbwahrnehmung (Gelbsicht), Durchfall, Erbrechen, Halluzinationen und Krämpfe.

Vulgarin: (Syn.: Barrelin, Judaicin, Tauremisin) Wenig erforschtes, im Pflanzenmaterial des Gewöhnlichen Beifußes (*Artemisia vulgaris*) verfügbares Sesquiterpenlacton, dessen Gehalt im getrockneten Kraut 0,15 % beträgt (GEISSMANN/ELLESTAD 1962: 1855).

Phytosterine

Bei den Phytosterinen handelt es um eine Sammelbezeichnung für unterschiedliche Substanzen aus der Stoffklasse der sogenannten Sterine (auch Sterole genannt), die in der pflanzlichen Zellmembran vorkommen und therapeutisch zur Behandlung hoher Cholesterinwerte und juckender Hautreizungen u. a. eingesetzt werden. Obendrein werden ihnen antiatherogene, antidementive sowie krebshemmende Eigenschaften zugeschrieben. In besonders reichhaltigen Konzentrationen wurden Phytosterine in Weizenkeimlingen, Sonnenblumen- und anderen kulinarisch verwendeten und ernährungsphysiologisch wertvollen Samen nachgewiesen. Sie sind aber auch im Einjährigen Beifuß (*Artemisia annua*), dem Gewöhnlichen Beifuß (*Artemisia vulgaris*), dem Chinesischen Moxakraut (*Artemisia capillaris*), im Estragon (*Artemisia dracunculus*) sowie in anderen Artemisien verfügbar.

Beta-Sitosterin: (Beta-Sitosterol) Dieses Molekül zählt derzeitig zu den effektstärksten Phytosterinen, dessen zentrale Wirkungsmerkmale eine Senkung des Cholesterinspiegels, das Lindern von Prostataerkrankungen sowie das Unterstützen der Blasenfunktion sind.

Stigmasterin: (Stigmasterol) Wie andere Phytosterine zeigt Stigmasterin vorrangig cholesterinsenkende Effekte, daneben wirkt es entsprechend des aktuellen Forschungsstands als Antioxidans und eignet sich möglicherweise zur Prävention von Alzheimer und einigen Krebsarten (PANDA et al. 2009; ALI et al. 2015; BURG et al. 2013).

Vitamine

Vitamine gehören zu jenen essenziellen (lebenswichtigen) Verbindungen, die vom eigenen Körper nicht in ausreichenden Quantitäten produziert werden können und über die Nahrung zugeführt werden müssen. Eine Ausnahme bildet hierbei das sogenannte „Sonnen-Vitamin" Cholecalciferol (Vitamin D), dessen Synthese mit Hilfe des Einflussfaktors UV-Licht in der Haut stattfindet.

Einige der gut erforschten *Artemisia*-Arten enthalten unterschiedliche Vitamine – allen voran Vitamin C (Ascorbinsäure), dessen Konzentration sich im Estragon (*Artemisia dracunculus*) auf ca. 60 mg pro 100 g und im Gewöhnlichen Beifuß (*Artemisia vulgaris*) auf ca. 45 mg pro 100 g beläuft. Naheliegend, weshalb der Estragon früher ein beliebtes Phyto-Mittel zur Behandlung der Skorbut sowie von Vitamin-C-Mangel im Allgemeinen gewesen ist. In deutlich niedrigeren Konzentrationen wurden in *Artemisia*-Arten die Vitamine A (Retinoläquivalent), B1 (Thiamin), B2 (Riboflavin), B3 (Niacin), B5 (Pantothensäure), B6 (Pantothensäure), B7 (Biotin) und B9 (Folsäure) identifiziert, weiterhin das sogenannte Pro-Vitamin A (Beta-Carotin).

PSYCHOAKTIVITÄT

Die Psychoaktivität des Beifußes und verwandter Spezies gestaltet sich abhängig von verschiedenen Einflussfaktoren sehr individuell und lässt sich in Folge dessen nicht verallgemeinern. Zentrale Aspekte, welche die geistbewegende Wirkkomponente der Artemisien – und aller anderen psychoaktiven Pflanzen – maßgeblich beeinflussen sind:

Droge und Dosis:

» Welche Art wird eingenommen?

» Wie wird die Pflanze zubereitet und appliziert?

» Wie hoch ist die Dosierung?

Set:

» Was soll mit der Einnahme bezweckt bzw. erreicht werden (Intention und Zielsetzung)?

Setting:

» Wie gestalten sich die äußeren Rahmenbedingungen?

Generell und auf altem Erfahrungswissen basierend, lässt sich bezogen auf die *Artemisia*-Psychoaktivität jedoch Folgendes festhalten, wobei sich die konkreten Erfahrungsinhalte indes jedoch höchst individuell und subjektiv gestalten: *Als Teeaufguss oder Tinktur oral appliziert wirken Beifuß-Arten niedrig dosiert leicht anregend, höher dosiert tendenziell eher sedierend und schlaffördernd, artenabhängig sowie in Folge drastischer Überdosierungen (!) möglicherweise auch halluzinogen.* Werden ihr Kraut oder ihre Blätter hingegen geräuchert, geraucht oder bei einer Temperatureinstellung von 120 bis 150 °C in einem Vaporisator verdampft, offenbaren sich vorrangig leicht euphorisierende, geistöffnende und -klärende sowie stimulierende Qualitäten. Unabhängig von ihrer Applikationsform wirken einige *Artemisia*-Spezies als sogenannte Oneirogene in einer signifikanten Intensivierung des nächtlichen Traumerlebens.

Für folgende Zwecke werden *Artemisia*-Arten traditionell als rituelle Psychoaktiva eingesetzt:

Geistklärung: Beifuß-Arten klären den Fluss der Gedanken, wirken in einer Art milde Geisterfrischung und erleichtern auf diese Weise das Phänomen der Bewusstseinszentrierung. Die geistklärende Wirkung der Artemisien lässt sich gleichermaßen für die Meditation und andere rituelle oder zeremonielle Praktiken der inneren Einkehr, Kontemplation und Selbsterforschung nutzen, ebenso zur Erleichterung von sämtlichen Arbeiten, die einen hohen Geistesaufwand abverlangen oder schlicht zur rekreativen Entspannung am Abend.

Halluzinationen: Da die zur Erlangung halluzinativer Bewusstseinszustände erforderliche (Über-) Dosis gleichzeitig eine Vielzahl unangenehmer, bisweilen auch lebensgefährlicher Effekte induziert, ist eine Verwendung der *Artemisia*-Arten als rituelle Halluzinogene äußerst selten. Es heißt zwar, dass der Wermut-Likör Absinth bei vielen Trinkern schon Halluzinationen hervorgerufen hat, doch liegt diese Eigenschaft des berühmten Getränks weniger in den potenziell toxisch-halluzinogenen Thujonen begründet, als vielmehr in der damals häufig minderwertigen Alkoholqualität sowie den zu früherer Zeit weitestgehend unbekannten Begleiterscheinungen chronischen Alkoholabusus.

Traumverstärkung: Nicht von ungefähr heißt es, dass der Beifuß eine *„mondartige, empfängliche Qualität der Psyche fördert, sodass mehr Bewusstsein der Traumwelt entsteht."* (VERMEULEN 2004: 61)

Sprich: Beifuß kann als sogenanntes Oneirogen (Traumverstärker) wirken. Darunter werden all jene geistbewegenden Mittel und Techniken zusammengefasst, die das nächtliche Traumerleben – in Folge einer zielgerichteten Anwendung – nicht nur verlängern können, sondern auch bewusster bzw. klarer machen. Darüber hinausgehend verbessern sie womöglich die Fähigkeit zur Traumerinnerung oder helfen dabei, die im Traum gewonnenen Erkenntnisse in die Alltagsrealität zu integrieren. Besonders geeignet sind oneirogene (Traum-) Pflanzen, wie es beispielsweise einige *Artemisia*-Arten sind, daher im Besonderen für jene Personen, die sich mit Traumarbeit im Allgemeinen oder mit luziden Träumen, Traumvisionen und Traumanalysen im Speziellen beschäftigen. Ebenso eignen sie sich für therapeutische Zwecke, etwa indem sie ihrem Anwender im Traum seine unbewussten und krankmachenden Schwierigkeiten aufzeigen. Diese können, nachdem sie erfolgreich ins Bewusstsein gerückt sind, zunächst erkannt, dann verarbeitet, integriert und schließlich gelöst werden (JOHANN 2016: 64). Die oneirogene Pharmakologie des Beifußes bzw. die Frage, welche Wirkstoffe im Einzelnen für die traumverstärkende Wirkung verantwortlich sind, ist bisweilen noch ungeklärt – möglicherweise ist der Schlüssel in den Terpenen zu finden, vielleicht aber auch in anderen Stoffen. Artemisien, die als traumverstärkende Oneirogene eingesetzt werden können, sind zum Beispiel *Artemisia absinthium* (Seite 68), *Artemisia copa* (Seite 98), *Artemisia douglasiana* (Seite 99), *Artemisia ludoviciana* (Seite 120) und *Artemisia vulgaris* (Seite 152).

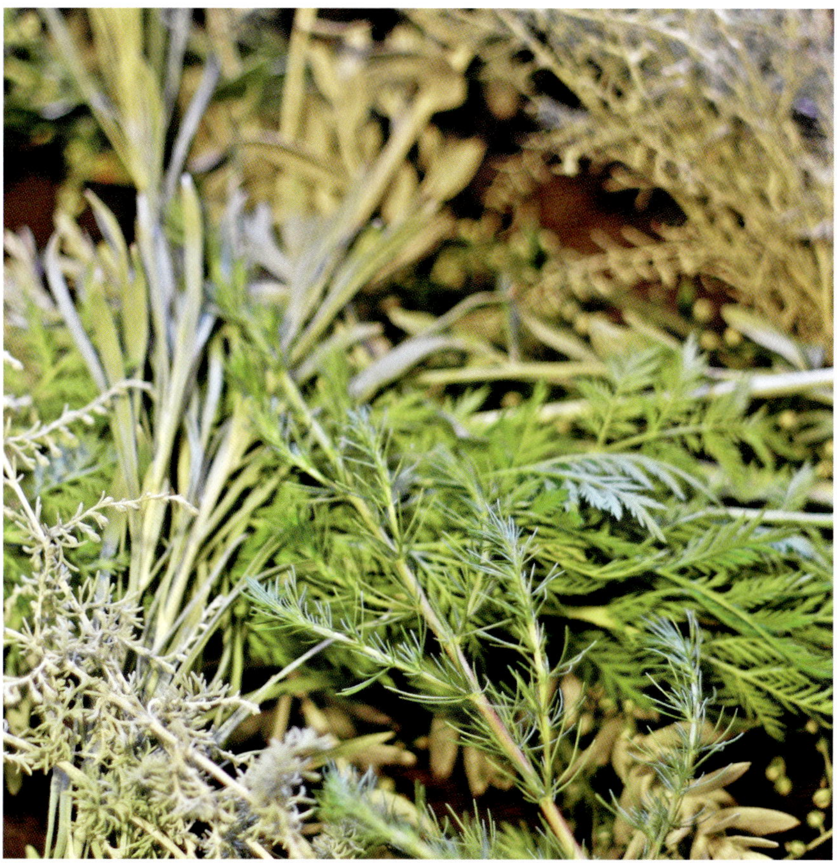

Artemisia-Mix, K. J.

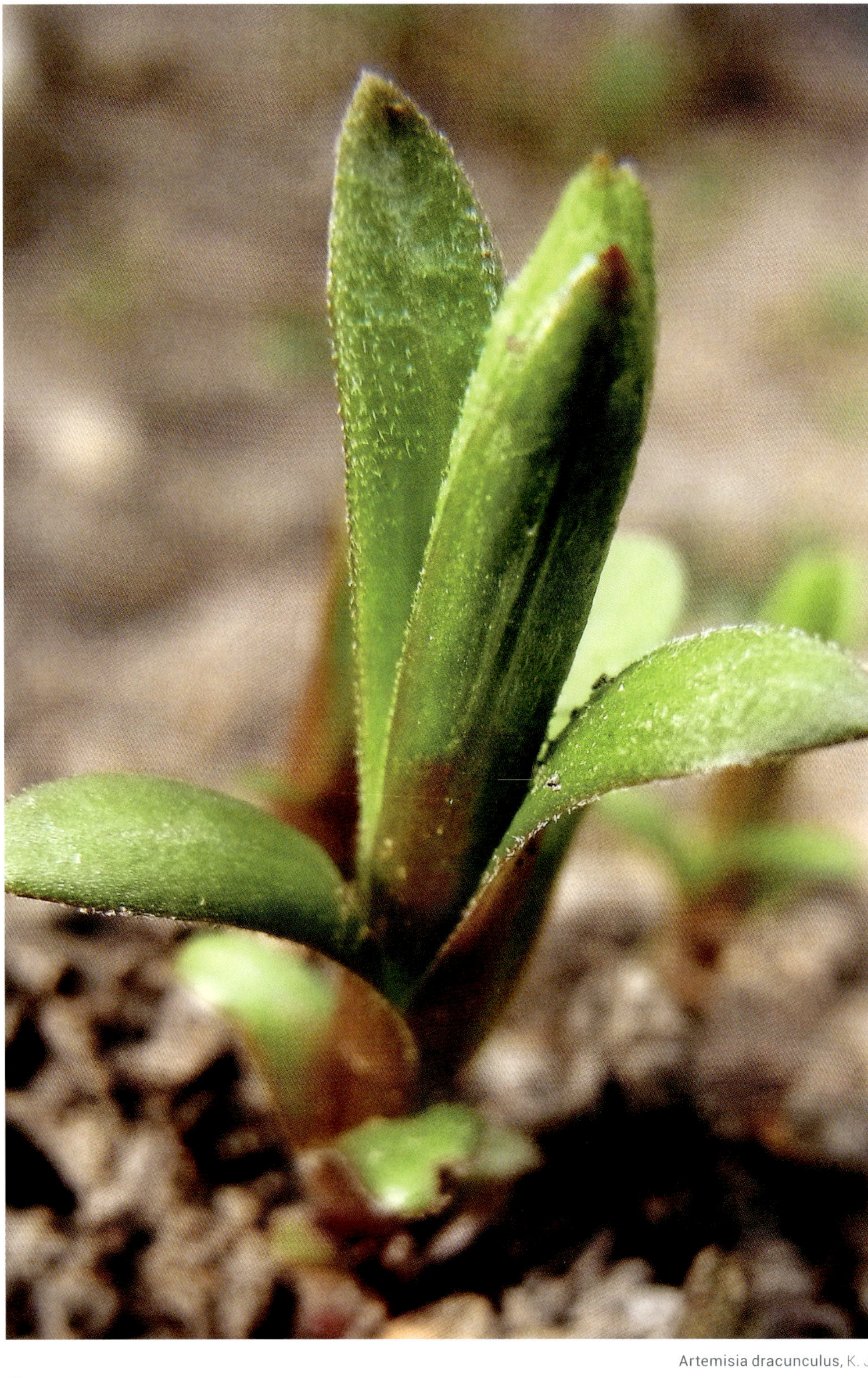

Artemisia dracunculus, K. J.

Allgemeine Anzucht- und Pflegehinweise

EIN GARTEN VOLLER ARTEMISIEN

Personen, die sich einen permanenten Vorrat ihrer Lieblings-Artemisien wünschen, kultivieren sie am besten selbst. Die meisten Arten entstammen der nördlichen Hemisphäre, gedeihen daher auch in Mitteleuropa recht unproblematisch und bedürfen – abgesehen von einer guten Portion Liebe, Dankbarkeit und den allgemeinen Gärtnertätigkeiten wie Jäten, Gießen usw. – keines besonderen Pflegeaufwandes.

Zu beachten ist jedoch, dass es sich bei den *Artemisia*-Arten um sehr robuste Geschöpfe handelt, die keine Schwierigkeiten darin zeigen, andere im Beet gedeihende Pflanzen zu verdrängen und deren Platz einzunehmen. Das tun sie zum einen durch ihr kräftiges Wurzelwerk, zum anderen durch das Phänomen der sogenannten *Allelopathie*. Das bedeutet, dass die Pflanze durch ihre flüchtigen Aromastoffe andere Pflanzen in der Keimung hemmt oder im Wachstum stört – was allerdings nicht verallgemeinert werden darf. Denn erfahrungsgemäß sind Artemisien in einer stabilen und bereits gefestigten Garten-Mischkultur für andere Pflanzen harmlos und ungefährlich. Wird hingegen ein Garten oder ein Kräuterbeet neu angelegt und beabsichtigt, eine etwas größere *Artemisia*-Kultur zum Blühen zu bringen, dann lohnt es sich definitiv darüber nachzudenken, ob man den Beifuß-Arten nicht ein eigenes Beet zur Verfügung stellt; am besten etwas abseits der anderen Gartenpflanzen und -kräuter.

Mehr zum Thema „Anzucht- und Pflege" findet sich im Punkt „Gartenkultur" am Ende der jeweiligen Pflanzenmonographien.

Artenauswahl

Für welche Art(en) sich der Gärtner letztlich entscheidet, sollte er in erster Linie von der Frage abhängig machen, wie er die Pflanzen nutzen und anwenden möchte. Geht es ihm ausschließlich um dekorative Zierwerte, dann ist eine Kultur der auffällig gelb oder weiß blühenden Arten oder solcher mit gräulich silberfarbigen Blättern sicherlich am besten geeignet. Signifikant anders verhält es sich, wenn eine Verwendung als Heil- und/oder Ritualpflanze im Fokus steht. Dann sollte der Gärtner seine Entscheidung nicht von der äußerlichen Erscheinung der Pflanze abhängig machen, sondern von ihren inneren Qualitäten, die bei den ethnobotanisch relevanten Arten zwar sehr ähnlich sind, trotz der Vielzahl an familiär kollektiven Wesenszügen und gemeinsamen Wirkeigenschaften aber nicht vereinheitlicht werden dürfen. Jede *Artemisia*-Spezies ist in gewisser Weise ein Individuum, ein eigener Pflanzengeist, und verfügt demnach über ein einzigartiges Qualitätenprofil.

Beet- oder Kübelkultur

Artemisien eignen sich hervorragend für eine Kultur im Beet, sie können aber genauso gut auch in Töpfen auf der sonnigen Terrasse oder dem Balkon gedeihen. Grundsätzlich empfehle ich, die winterharten Arten im Beet anzubauen, während jene Spezies, die keine langen Kälteperioden im Minusbereich vertragen, sinnvollerweise in Topfkultur gepflegt werden. Dies hat den Vorteil, dass die Pflanzen zur Überwinterung nicht ausgegraben werden müssen. Im Falle einer Topfkultur gilt es jedoch unbedingt zu berücksichtigen, dass den Pflanzen ein ausreichend großes Pflanzgefäß mit Abflusslöchern zur Verfügung gestellt wird und dass sie generell häufiger gegossen und gedüngt werden müssen. Untersetzer sollten keine verwendet werden, und falls doch, dann muss angesammeltes Gießwasser umgehend abgeschüttet werden. Als Substrat eignet sich ein Gemisch aus Sand und gesiebter Komposterde. Alternativ wachsen die meisten Arten auch in handelsüblicher Blumenerde. Im Kontext einer Beet-Kultur gilt es hingegen zu beachten, dass jeder Pflanze ein Platz in der Größe von ungefähr 50 x 50 cm eingeräumt wird, so dass sie sich ohne Schwierigkeiten entwickeln kann. Zum Schutz der Jungpflanzen ist es außerdem wichtig, dass die umliegenden Bereiche regelmäßig gejätet werden.

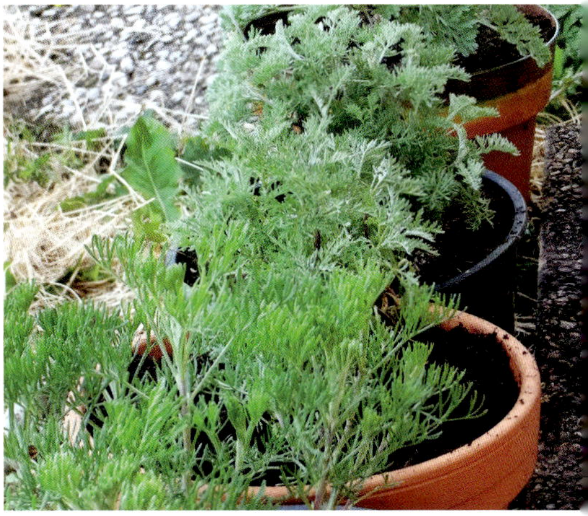

Viele *Artemisia*-Arten eignen sich hervorragend für die Topfkult

Vermehrung

Die Vermehrung kann sowohl auf vegetativem (ungeschlechtlich) als auch auf generativem (geschlechtlich) Weg erfolgen. Befindet sich bereits eine Pflanze in erfolgreicher Kultur, werden üblicherweise das Schneiden von Stecklingen oder eine andere Technik der vegetativen Vermehrung bevorzugt. Die Anzucht durch Aussaat der Samenkörner ist dann angezeigt, wenn die Pflanze erstmalig kultiviert wird und noch keine Mutterpflanze vorrätig ist.

Aussaat: Die Samenkörner sind lichtkeimend. Sie dürfen also nur angedrückt, aber nicht mit Erde überdeckt werden, da sie ansonsten nicht auflaufen können. Ausgesät wird ab April entweder direkt ins Freiland oder die Pflänzchen werden ab Februar/März zunächst unter geschützten Bedingungen im Haus vorgezogen. Letzteres ist erfahrungsgemäß jene Methode, die erfolgversprechender ist. Dazu wird das Saatgut auf Anzuchtsubstrat gestreut, stets feucht gehalten und das Anzuchtbehältnis in einem warmen und hellen Zimmer oder einer Südfensterbank platziert. Welche Anzuchtbehältnisse der Gärtner verwendet, ist sekundär. Geeignet sind zum Beispiel kleine Anzuchttöpfe, Topfplatten oder Saatschalen. Wichtig ist, dass der Gärtner keine Gießkanne, sondern eine Sprühflasche verwendet. Gießen birgt nämlich das Risiko, dass alle Samen in eine Ecke des Anzuchtbehälters geschwemmt werden, was durch sanftes Einsprühen verhindert wird. Bei gleichbleibender Substratfeuchte und viel Helligkeit keimen die Samen üblicherweise binnen weniger Wochen. Danach, sobald die jungen Keimlinge stabil genug sind, werden sie vorsichtig pikiert und einzeln in kleine Töpfe gepflanzt. Ab Mai kommen sie dann ins Beet oder in große Kübel.

Stecklinge: Für eine Vermehrung durch Stecklinge wird im Frühjahr mit einer scharfen Klinge ein Pflanzentrieb (mit Blattspitzen) schräg abgeschnitten. Viele Artemisien kann man danach direkt in die Erde setzen, da sie ohne besonderes Zutun Wurzeln bilden und schnell anwachsen. Gärtner, die auf „Nummer Sicher" gehen wollen, stellen den Steckling vor dem Einpflanzen zunächst für ein paar Tage in ein Glas Wasser oder Weidenrutentee. Wenn die ersten kleinen Wurzelfäden sichtbar sind, kommen die Stecklinge in die Erde.

Wurzelteilung: Im Frühjahr oder im Herbst können *Artemisia*-Arten durch eine Teilung des Wurzelstocks vermehrt werden. Dazu wird der Wurzelballen vorsichtig ausgegraben und mit den Händen oder einem Spaten geteilt. Danach werden die einzelnen Wurzelstücke wieder in die Erde gesetzt und umgehend gegossen.

Standort- und Bodenansprüche

Ihren Standort betreffend stellen Artemisien keine besonderen Ansprüche. Stehen sie in der vollen Sonne und ist der Boden ausreichend durchlässig sowie im Idealfall etwas kalkhaltig, dann sind die meisten Arten bereits völlig zufrieden. Im Falle dessen, dass der Gartenboden sehr lehmig und schwer ist, empfiehlt es sich zwecks Auflockerung und einer besseren Durchlässigkeit, diesem etwas Sand oder Kies unterzumischen. Man bedenke die hohe Empfindlichkeit gegenüber Staunässe, daher muss ein schneller Abzug von Regen- und Gießwasser unbedingt gewährleistet sein.

Gießen

Es gilt: Lieber ein bisschen weniger als zu viel. Eine mäßige Wasserzufuhr in Abständen von zwei bis drei Tagen ist in den meisten Fällen absolut ausreichend. Nur in Perioden sehr heißer Sommertage wird täglich gegossen.

Dünger

Artemisien sind sogenannte Schwachzehrer. Sie entziehen dem Boden nur sehr wenige Nährstoffe und bedürfen folglich keiner regelmäßigen Düngerzufuhr. Wird der Erde im Frühjahr und gegebenenfalls im Spätsommer etwas Kompost untergemischt, ist das in der Regel völlig ausreichend. Auf sämtliche Düngemittel aus dem Gartenmarkt kann bei einer Beet-Kultur zumeist vollständig verzichtet werden. Bei mehrjährigen und in Töpfen gedeihenden Artemisien braucht es hingegen möglicherweise einer bedarfsweisen Zufuhr eines biologischen Düngemittels. Verfärben sich die Blätter gelb, ist das ein Indiz für einen Nährstoffmangel.

Rückschnitt

Der Rückschnitt der Stängel erfolgt im Frühjahr oder Herbst.

Überwinterung

Jene Artemisien, die in Mitteleuropa oder in anderen Regionen mit kalten Wintern auch in Wildform gedeihen, etwa *A. vulgaris* oder *A. absinthium* –, sind in der Regel vollständig winterhart und bedürfen keines besonderen Winterschutzes, abgesehen von einer dünnen Abdeckung aus Mulch oder Laub. Werden die Pflanzen hingegen in Topfkultur gepflegt, dann werden sie

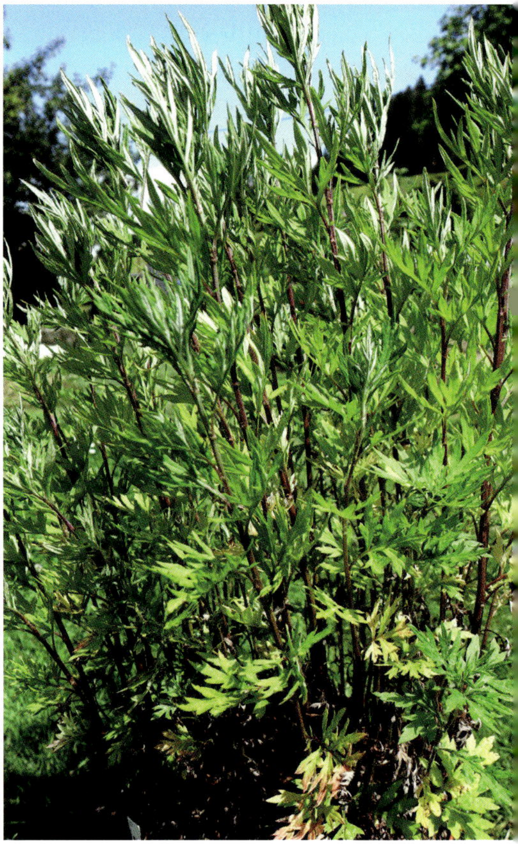

Artemisia-vulgaris-Zuchtform *Oriental Limelight* K. J.

zum Überwintern sicherheitshalber an eine frostfreie Stelle ins Haus gestellt. Das Risiko, dass die Wurzel komplett einfriert und die Pflanze in dessen Folge abstirbt, ist bei Topfpflanzen um ein Vielfaches höher als bei Vertretern einer Beetkultur. Hingegen sind jene *Artemisia*-Arten, die ihre Heimat in warmen Gefilden haben, in Mitteleuropa nur bedingt frostbeständig. Liegen die Temperaturen über längere Zeiträume im Minusbereich, dann gehen die Pflanzen in den allermeisten Fällen ein. Um dies zu vermeiden, müssen sie entweder vor dem ersten Frost vorsichtig ausgegraben oder gleich als Topfpflanze kultiviert werden, um dann zur sicheren Überwinterung ins Haus gebracht zu werden. Die Wasserzufuhr erfolgt in dieser Zeit regelmäßig, aber sparsam, gerade so viel, dass der Wurzelballen nicht austrocknet.

Ernte

Wenn die Beifuß-Arten für eine kulinarische Verwendung vorgesehen sind, wird am besten vor der Blüte geerntet. Es gilt: Je jünger die Blätter, desto angenehmer ihr Geschmack. Sobald die Pflanzen nämlich damit beginnen ihre Blütenköpfchen auszubilden, und spätestens dann, wenn sich diese öffnen, wird der Geschmack der Blätter sehr bitter. Anders verhält es sich, wenn man Artemisien als Räucherwerk nutzen möchte. Dann kann das Kraut auch durchaus während der Blüte geerntet werden – beides ist möglich. Geerntet wird, indem die Stängel der Pflanze zunächst abgeschnitten und danach gebündelt und kopfüber an einem schattigen und lufttrockenen Ort aufgehängt werden. Aufbewahrt wird das getrocknete Kraut in luftdichten und verschließbaren Behältern, im Idealfall aus Glas.

Krankheiten

Gegen Krankheiten sind Artemisien weitestgehend resistent. Eigentlich werden sie nur dann von Krankheitssymptomatiken heimgesucht, wenn sie ungünstigen Bedingungen ausgesetzt werden, beispielsweise Staunässe oder Schatten. Stehen die Pflanzen an einem artgerechten Standort, dann sind Krankheiten nahezu ausgeschlossen.

Schädlinge und Pflanzenschutz

Sogenannte Schädlinge bzw. Fraßfeinde entdeckt der Gärtner an gesunden Pflanzen so gut wie nie. Dieser positive Umstand kann dadurch begründet werden, dass Artemisien einen Duft absondern – das Aroma des ätherischen Öls –, welches auf viele Insekten eine abstoßende Wirkung hat, so zum Beispiel auf Blattläuse, Erdflöhe, Kohlweißlinge und Schildwanzen. *Artemisia*-Arten eignen sich daher auch hervorragend als Bei- und Schutzpflanze für sämtliche Gartenbewohner, die eine hohe Schädlingsanfälligkeit haben. Der einzige Fraßfeind, der den Pflanzen im Jungstadium gefährlich werden könnte, ist die Schnecke. Im Falle eines zu feuchten

Bodens oder eines zu schattig gewählten Standorts, werden Artemisien (z. B. Wermut) häufig auch von Blattläusen befallen.

Artemisien als Strukturpflanzen

Im Blumen- oder Kräuterbeet eignen sich viele Artemisien hervorragend als sogenannte Strukturpflanzen, worunter all jene Gewächse zusammengefasst werden, die – anders als Leitpflanzen – untergeordnet im Hintergrund gedeihen und mit ihren unterschiedlichen Formen und Farbnuancen der Blumenpflanzung Struktur geben. Gleichzeitig können sie aber auch auflockernde, harmonische oder ruhige Akzente setzen.

Geeignete Beipflanzen für die Mischkultur

Das Anlegen einer Mischkultur sollte mit Bedacht erfolgen. Wir denken an das Phänomen der *Allelopathie*. Ein paar wenige Artemisien in ein Beet mit bereits etablierten Pflanzen gesetzt, sind allerdings unproblematisch. Besonders gut harmonieren *Artemisia*-Arten mit Rosmarin (*Salvia rosmarinus*), Salbei (*Salvia* spp.), Lavendel (*Lavandula angustifolia*), Bohnenkraut (*Satureja* spp.) und Thymian (*Thymus vulgaris*) u.a.

Sorten und Züchtungen

In Folge der zunehmenden Beliebtheit einiger Spezies als dekorative und nützliche Gartenzierden, existieren auf dem Markt inzwischen eine Reihe unterschiedlicher Zuchtvarianten. Manche davon mit weißen oder gar rosafarbigen Blüten, was man in der Natur nur sehr selten sieht.

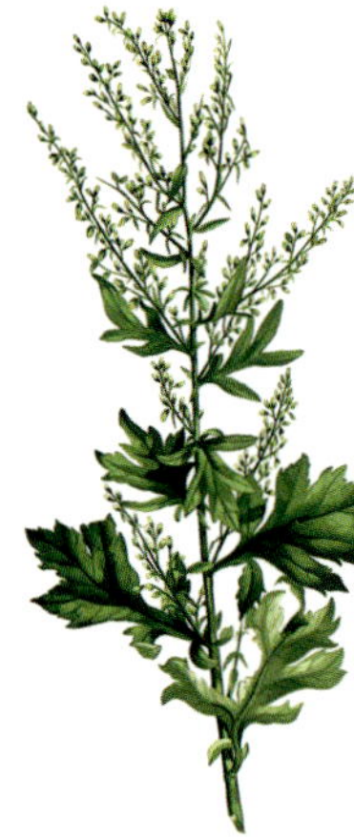

Artemisia vulgaris

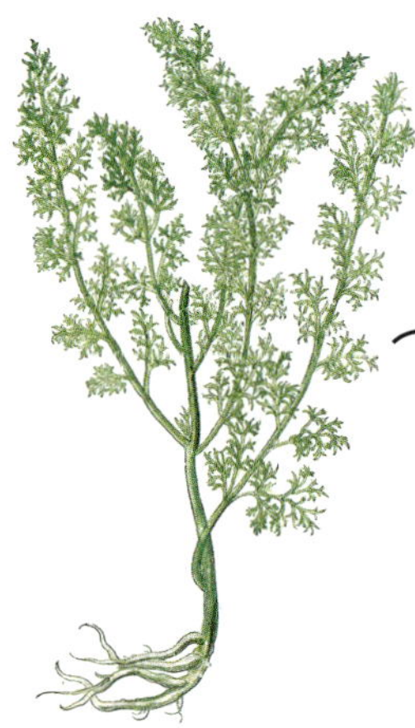

Artemisia abrotanum

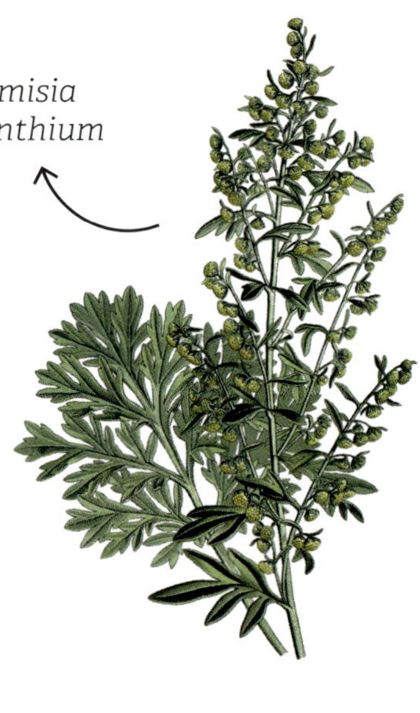

Artemisia absinthium

Sorte	Bot. Pflanzenname	Merkmale
BOUGHTON SILVER	*Artemisia stelleriana*	Höhe: 20 bis 30 cm, Blätter: silbrig, Blüte: gelb
CANESCENS	*Artemisia alba*	Höhe: 30 bis 50 cm, Blätter: silbrig, Blüte: gelb
CANYON GRAY	*Artemisia californica*	Höhe: 40 bis 80 cm, Blätter: silbrig, Blüte: gelb, weiß
COURSON	*Artemisia abrotanum*	Höhe: 50 bis 100 cm, Blätter: gelb-grün, Blüte: gelb
CRABLING	*Artemisia princeps*	Höhe: 80 bis 120 cm, Blätter: silbrig, grün, Blüte: weiß
DYNAMITE	*Artemisia princeps*	Höhe: 100 bis 150 cm, Blätter: silbrig, Blüte: weiß
EVER GOLDY	*Artemisia schmidtiana*	Höhe: 20 bis 30 cm, Blätter: gold, Blüte: weiß
GUIZHOU	*Artemisia lactiflora*	Höhe: 120 bis 150 cm, Blätter: dunkelfarbig, Blüte: weiß
HUNTINGDON	*Artemisia absinthium*	Höhe: 90 bis 120 cm, Blätter: silbrig, Blüte: weiß
LAMBROOK MIST	*Artemisia absinthium*	Höhe: 60 bis 80 cm, Blätter: silbrig, Blüte: gelb
LAMBROOK SILVER	*Artemisia absinthium*	Höhe: 60 bis 80 cm, Blätter: silbrig, Blüte: gelb
LITTOLE MICE	*Artemisia arborescens*	Höhe: 30 bis 50 cm, Blätter: silbrig, Blüte: weiß
NANA	*Artemisia schmidtiana*	Höhe: 20 bis 30 cm, Blätter: silbrig, Blüte: weiß
NICE	*Artemisia gallica*	Höhe: 15 bis 30 cm, Blätter: grün, Blüte: gelb
OBELISK	*Artemisia vulgaris*	Höhe: 70 bis 120 cm, Blätter: grün, Blüte: weiß
ORIENTAL LIME-LIGHT (JANLIM)	*Artemisia vulgaris*	Höhe: 70 bis 120 cm, Blätter: hellgrün, Blüte: grün-braun
POWIS CASTLE	*Artemisia arborescens*	Höhe: 50 bis 100 cm, Blätter: silbrig, Blüte: gelb
PROSTATA	*Artemisia stelleriana*	Höhe: 30 bis 50 cm, Blätter: silbrig, Blüte: gelb
ROSENSCHLEIER	*Artemisia lactiflora*	Höhe: 100 bis 150 cm, Blätter: grün, Blüte: pink
SEAFOAM	*Artemisia sp.*	Höhe: 20 bis 40 cm, Blätter: silbrig, Blüte: gelb
SILVER BROCADE	*Artemisia stelleriana*	Höhe: 15 bis 30 cm, Blätter: silbrig, Blüte: weiß
SILVER DUST	*Artemisia stelleriana*	Höhe: 15 bis 30 cm, Blätter: silbrig, Blüte: gelb
SILVER FROST	*Artemisia ludoviciana*	Höhe: 40 bis 60 cm, Blätter: silbrig, Blüte: grün
SILVER KING	*Artemisia ludoviciana*	Höhe: 70 bis 90 cm, Blätter: silbrig, Blüte: weiß
SILVER MOUND	*Artemisia schmidtiana*	Höhe: 15 bis 30 cm, Blätter: silbrig, Blüte: gelb
SILVER QUEEN	*Artemisia ludoviciana*	Höhe: 30 bis 50 cm, Blätter: silbrig, Blüte: gelb oder silbrig-weiß
VALERIE FINNIS	*Artemisia ludoviciana*	Höhe: 40 bis 60 cm, Blätter: silbrig, Blüte: gelb
VARIEGATA	*Artemisia vulgaris*	Höhe: 70 bis 120 cm, Blätter: grün, Blüte: grün-braun
WEISSE DAME	*Artemisia lactiflora*	Höhe: 150 bis 170 cm, Blätter: grün, Blüte: weiß
ZICKESEE	*Artemisia abrotanum*	Höhe: 80 bis 120 cm, Blätter: grün, Blüte: gelb

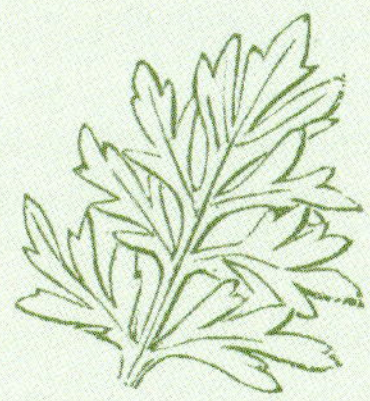

Pflanzen-monographien

Artemisia-Porträts

63

Artemisia abrotanum LINNÉ

Eberraute

Synonyme

Artemisia altissima EHRL. ex DC., Artemisia anethifolia FISCH. ex DC., Artemisia elatior KLOKOV, Artemisia elegans FISCH. ex LEDEB., Artemisia foeniculacea STEVEN ex DC., Artemisia herbacea EHRH. ex WILLD., Artemisia herbacea DC., Artemisia herbacea HORT.WRATISL. ex BESSER, Artemisia paniculata LAM., Artemisia procera WILLD., Artemisia proceriformis KRASCH., Artemisia sabulosa STEVEN ex DC., Artemisia tenuissima SPRENG. ex BESSER

Volkstümliche Trivialnamen

Abraute, Albrausch, Cola-Strauch, Eberreis, Eberwurz, Gartenhühnchen, Gartenheil, Gottesbäumchen, Heil-aus-dem-Grund, Mugwurz, Mutterkraut, Pastorenkraut, Schlosswurz, Slaapkruut, Stabwurz, Stabwurzbeifuß, Stangenkraut, Wiberlist, Wohlriechende Eberraute, Zarter Beifuß, Zitronenkraut, Zitronenwurz (dt.), Abrod (dän.), Abrotono, Abrotoano maschio (ital.), Abrutürö (ungar.), Aurone, Citronelle, Garderobe (franz.) Averoon (niederl.), Boy's love, European sage, Garden sagebrush, Herb royal, Ladie's love, Lover's plant, Maiden's ruin, Old man, Sitherwood, Southern wormwood (engl.), Bože drzewko (pol.), Brotan (tschech.), Limonnaja połyn (russ.) u.v.a.

Herkunft und Vorkommen

Wo genau die Pflanze ursprünglich herstammt, kann heute nicht mehr vollständig nachvollzogen werden. Spekuliert wird jedoch, dass die botanische Heimat der Eberraute im Osten Anatoliens und/oder den Gebieten des

Die herb-würzige Eberraute ist in Europa – neben *A. absinthium* und *A. vulgaris* – eine der bekanntesten und ethnobotanisch relevantesten Artemisien, gehörte sie doch zu früheren Zeiten zur Pflichtausstattung zahlreicher Kloster- und Bauerngärten. Im alten Europa wurde die Eberraute allerdings nicht ausschließlich für ihre beachtlichen Heil- und aromatischen Würzqualitäten geschätzt. Sie hatte auch eine besondere Bedeutung in rituellen Kontexten, etwa im Rahmen magischer Liebeszauber. So weisen einige englische Trivialnamen noch heute auf die traditionelle Anwendung als aphrodisierendes Liebesmittel hin. Ihr deutscher Name Eberraute hat jedoch nichts damit zu tun, auch weist der Name nicht auf ein Verwandtschaftsverhältnis zu den Rauten (*Ruta*) hin und genauso wenig nimmt er irgendeinen Bezug zum Eber. Tatsächlich ist der Name Eberraute eine Herleitung aus den Begriffen *abrotanum* (lat.) und *abrotos* (griech.), was sinngemäß übersetzt „unsterblich sein“ bedeutet und sich auf das immergrüne und stets frisch anmutende Laub der Pflanze bezieht.

Heutzutage ist die einstmals sehr begehrte Eberraute leider etwas in Vergessenheit geraten. Häufig ist sie zwar noch in alten Kräuterbüchern gelistet, eine direkte Verwendung findet sie aber nur noch sehr selten. Schade, schließlich können ihre interessanten Geschmacksnuancen – die je nach Kulturtyp an Zitrone (*Artemisia abrotanum var. citrata*) oder an Cola (*Artemisia abrotanum var. camphorata*) erinnern – eine wunderbare kulinarische Bereicherung sein.

Volksheilkundliche Anwendung

„Sie hat so viele Kräfte wie haarfeine Blätter“
Walahfrid Strabo, Abt (809–849).

Die Anwendung der Eberraute als Heilpflanze wurde bereits in der Antike von Hippokrates und Dioskurides beschrieben, und seitdem auch von zahlreichen weiteren bekannten Kräuterkundigen. Etwa als wärmendes und stärkendes Therapeutikum bei Schüttelfrost und Erkältungskrankheiten, als Entzündungshemmer sowie als Mittel zur Geburtsbeschleunigung. Der Benediktiner-Abt Walahfrid Strabo empfahl die Pflanze darüber hinausgehend, ebenso wie Hildegard von Bingen, bei Geschwüren und Gicht, während Paracelsus die Eberraute für ihre Wirksamkeit bei Asthma und anderen Bronchialerkrankungen, Harnwegsproblematiken und Krampfleiden lobte. Ebenfalls in dieser Zeit sehr beliebt war der Einsatz der Eberraute als Pest- sowie als

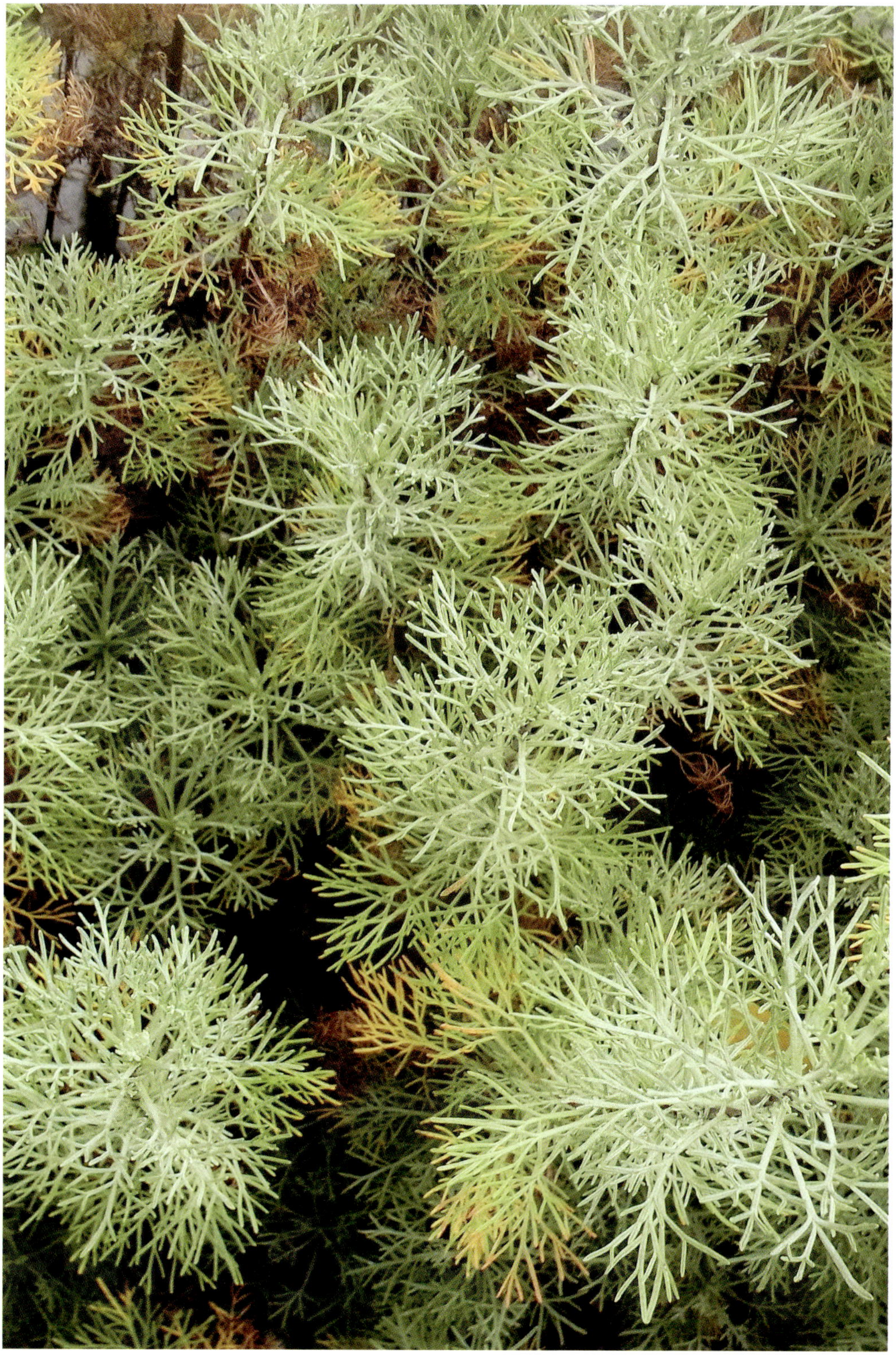

Artemisia abrotanum, K. J.

ehemaligen Jugoslawiens liegen könnte. Weitere Wildbestände in größeren Populationen finden sich in Italien und Griechenland, vereinzelt auch in China und Nordamerika. In Nord- und Mitteleuropa gedeiht die Eberraute nur sehr selten verwildert.

Inhaltsstoffe

Das ätherische Öl der Eberraute enthält in hohen Quantitäten 1,8-Cineol (20–60 %) und Thujon (bis 60 %), geringspuriger sind Abrotanin, α-Caryophyllen, Davanon, Fenchen, Humulen, Pinen, Piperiton und Sabinen u. a. enthalten. Im Krautmaterial wurden Bitter- und Gerbstoffe, Cumarine (Scopoletin, Umbelliforin u. a.), Flavonoide (Rutin u. a.), ein chemisch noch nicht näher bestimmtes Alkaloid namens Abrotin, Hydroxyzimtsäurederivate (Chlorogensäure u. a.) sowie das Sesquiterpenlacton Artemisinin nachgewiesen (SURESH et al. 2011; VOSTROWSKY et al. 1984).

Wirkung

Adstringierend, antimikrobiell, appetitanregend, entzündungshemmend, fiebersenkend, krampflösend, magenberuhigend, menstruationsfördernd, schleimlösend, spasmolytisch, tonisierend, wassertreibend, wundheilend, wurmtreibend (SURESH et al. 2011; BÄUMLER 2012).

Gartenkultur

In Mittel- und Nordeuropa kann es durchaus passieren, dass die Eberraute keine Blüten und folglich auch keine Samen ausbildet, weshalb die Vermehrung üblicherweise auf vegetativem Weg erfolgt, also durch das Schneiden von Stecklingen – zumindest dann, wenn sich bereits eine Pflanze in erfolgreicher Kultur befindet. Bei erstmaliger Anzucht wird auf die im Saatguthandel erhältlichen Samenkörner oder vorgezogene Jungpflanzen zurückgegriffen.

antiparasitäres Wurmmittel. Zweitgenanntes im Besonderen zur Behandlung von Fadenwürmern (Nematoden), die sich im Verdauungstrakt von Kindern eingenistet hatten. Zur Beschleunigung von Wundheilprozessen wurde *Artemisia abrotanum* außerdem als Badezusatz verwendet.

Die wichtigsten volksheilkundlichen Indikationen (Anwendungsgebiete) der Eberraute, über die erfahrungswissenschaftlich die am zuverlässigsten bestätigte Wirkevidenz vorliegt, sind jedoch Appetitlosigkeit, Verdauungsschwierigkeiten und Menstruationsstörungen.

In der Homöopathie findet die Eberraute entweder als Abrotanum-Urtinktur Verwendung oder als Globuli in Potenzen zwischen D1 und D12. Einsatzgebiete sind Appetitlosigkeit, Drüsenschwellungen, Durchblutungsstörungen und entzündliche Hautirritationen.

Kult, Ritual und Zeremonie

APHRODISISCHER LIEBESZAUBER

Es ist ein mystischer und zauberhafter Hauch von „Liebe erwecken" und „Liebe töten", der die Pflanze spürbar umgibt. Denn einerseits wurde sie von Liebespaaren als lustförderndes Aphrodisiakum eingesetzt, beispielsweise indem es vor dem Austausch intimer Zärtlichkeiten einen Zweig der Eberraute unter das Kopfkissen gelegt hat. Es hieß, der Pflanzengeist der Eberraute bereinige sämtliche Energien, die es auf eine Verhinderung des Liebesspiels abgesehen haben. Auf der anderen Seite wurde mit der Eberraute vereinzelt auch schwarzmagisch gearbeitet, zum Beispiel, wenn es eine Frau oder ein Mann auf die Liebe oder die sexuelle Aufmerksamkeit einer anderen Person abgesehen hatte, unberücksichtigt dessen, ob sich der oder die Verehrte in einer glücklichen Ehe befand und ob das Interesse überhaupt auf Gegenseitigkeit beruhte. Man musste sich jedoch darüber im Klaren sein, dass die angezauberte Liebe niemals von langer Dauer sein konnte und sich spätestens nach einigen Jahren in Hass umwandelte, so der alte Volksglauben.

SCHUTZMAGISCHES BRAUCHTUM

Seit jeher wird der Eberraute eine ganz besondere Schutzkraft zugesprochen. Als Talisman um den Hals getragen, als Duftkranz an der Wand befestigt oder als aromatischen Räucherstoff auf glühende Kohle gestreut: Dann waren unsere Vorfahren überzeugt, schützt die Eberraute vor schädlichem Zauber, vertreibt Krankheitsgeister und Dämonen und bewahrt den Anwender vor vielerlei negativen Einflüssen.

Kulinarisches

In der Küche können die Blätter und Sprossspitzen der Eberraute – die vorzugsweise in den Monaten von Mai bis September geerntet werden – sowohl frisch, getrocknet und gefroren verwendet werden: als verdauungsförderndes und kräftiges Gewürz für fettreiche Gerichte, Kräutersoßen und -butter sowie diverse Quarkzubereitungen. In Spanien und Italien kennt man sie auch als würzige Zutat für Gebäck. Daneben eignet sich die Eberraute hervorragend als aromatische Beigabe für Essige, Öle und (Verdauungs-) Schnäpse.

REZEPTVORSCHLAG

Eberrauten-Cola-Sirup

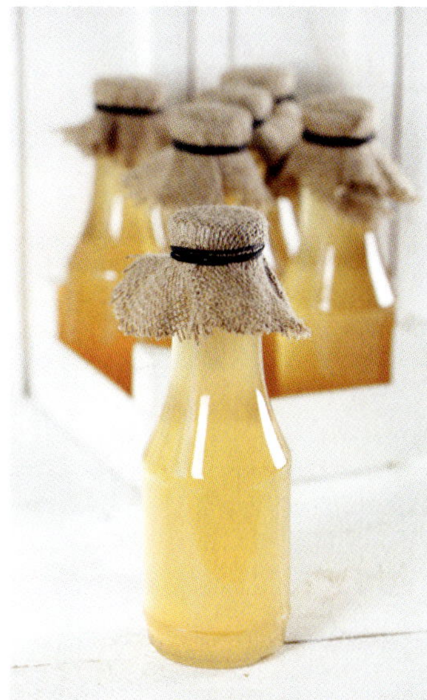

Es werden folgende Zutaten benötigt:

- *60 g Eberrautenkraut*
- *250 ml Quellwasser*
- *375 g Rohrohrzucker, alternativ auch andere Süßungsmittel in angepasster Dosierung*
- *1–2 Zitronen mit unbehandelter Schale*

Und so geht's:

1. Zitronen in Scheiben schneiden und in das Wasser geben, 3 Minuten ziehen lassen, die Zitronenscheiben ausdrücken und aus dem Wasser nehmen. Während die Zitronen im Wasser ziehen, wird das Eberrautenkraut gewaschen und von holzigen und bitter schmeckenden Zweigen befreit.
2. Das Zitronenwasser in einen Topf füllen, Zucker hinzufügen und unter ständigem Rühren einige Minuten köcheln lassen. Danach den Topf von der Kochstelle nehmen.
3. Nun wird das Eberrautenkraut in das süße Wasser gegeben, worauf es für 1 bis 3 Tage ziehen muss. Es gilt: Je länger der Auszug dauert, desto intensiver der Geschmack.
4. Je nach persönlicher Präferenz wird der Topf für den Auszug entweder in den Kühlschrank gestellt oder sonnig und warm, beispielsweise auf der Fensterbank – beides ist möglich.
5. Die Flüssigkeit wird durch ein Tuch oder feines Sieb abgeseiht.
6. Nochmals unter Rühren kurz aufkochen lassen.
7. Sofort in heiß ausgespülte Flaschen gießen und gut verschließen.

Wichtig: Den Sirup nur in starker Verdünnung mit Wasser genießen, am besten kalt!

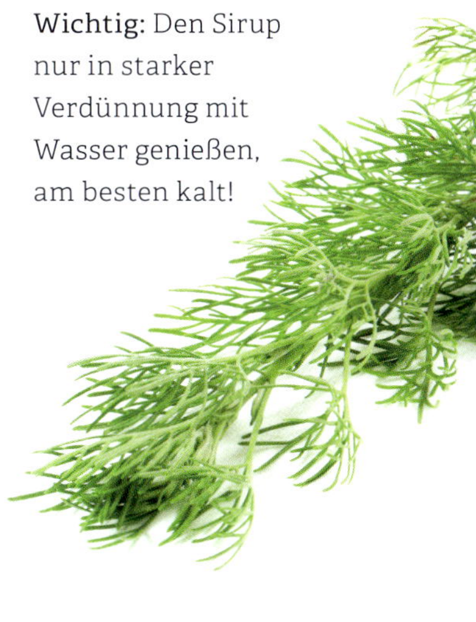

Artemisia absinthium LINNÉ
Wermut

Synonyme
Absinthium bipedale GILIB., Absinthium majus GARSAULT, Absinthium officinale BROT., Absinthium vulgare (LINNÉ) LAM., Artemisia absinthia ST.-LAG., Artemisia absinthium var. absinthium, Artemisia absinthium var. insipida STECHM., Artemisia arborescens var. cupaniana CHIOV., Artemisia arborescens f. rehan (CHIOV.) CHIOV., Artemisia baldaccii DEGEN, Artemisia doonense ROYLE, Artemisia inodora MILL., Artemisia kulbadica BOISS. et BUHSE, Artemisia pendula SALISB., Artemisia rehan CHIOV., Artemisia rhaetica BRÜGGER

Volkstümliche Trivialnamen
Absinth, Artenheil, Bermet, Bitterbalsam, Bitterer Beifuß, Eberreis, Echter Wermut, Eltzkraut, Gärtnerheil, Gottvergiss, Grabkraut, Heilbitter, Kamperkraut, Magenkraut, Mottenstock, Weihe, Wermutkraut, Wiegenkraut, Wolfszausert, Wurmkraut, Wurmtod (dt.), Absintalsem (niederl.), Absinth wormwood, Green ginger, Madderwort, Old woman, Wormwood, Vermouth (engl.), Absintio, Ajenjo, Incienso (span.), Absinto (port.), Absinthe, Aluine, Armoise absinthe, Armoise amère, Herbe aux vers, Herbe Sainte (franz.), Assenzio maggiore, Assenzio romano, Assenzio vero (ital.), Bijeli pelin (kroat.), Lana (heb.), Losnar Maior (port.), Mali (fin.), Malurt (dän.), Niga yomogi, Wamuddo (jap.), polyn gor'kaja (rus.), Saam, Somi (ägypt.), Santonica (gall.-kelt.), Sheba, Shih (arab.), Üröm (ung.), weom-u-deu (kor.)

Der Wermut zählt in Europa zu den wichtigsten aromatischen Bitterpflanzen, was ihn gleichzeitig zu einer außerordentlich bedeutsamen Heilpflanze macht, vor allem, wenn es um die Behandlung von Verdauungsschwierigkeiten und Appetitlosigkeit geht. Gleichzeitig ist *Artemisia absinthium* aufgrund des appetit- und verdauungsanregenden Wirkprofils sowie letztlich durch die euphorisierende Psychoaktivität und das interessante Aroma, eine beliebte Zutat diverser, in der Schweiz sowie in Frankreich eine lange Tradition genießender Kräuterliköre. Überdies lässt sich die Pflanze in getrocknetem Zustand hervorragend räuchern und ist auf diese Weise für unterschiedliche rituelle Absichten zu gebrauchen.

Symbolisch wird das thujonhaltige Gewächs seit jeher mit Bitterkeit und Trauer assoziiert – daher auch die Redewendung des sogenannten „Wermuttropfens", der in etwas Schönes eine Spur von Bitter- und Traurigkeit hineinbringt.

Die Wortherkunft des Begriffes Wermut findet sich aller Wahrscheinlichkeit nach im Westgermanischen „Wermoda", seine genaue Bedeutung ist jedoch unbekannt. Möglicherweise verweist die Bezeichnung auf die Abwehrkraft stärkenden Eigenschaften der Pflanze: „Wehr-Mut – der Mut sich zu wehren" (BADER 2006: 163). Der in der englischen Sprache geläufige Name *wormwood* (dt. Wurmholz) hingegen bezieht sich auf die Verwendung der Pflanze als volksmedizinisches Wurmmittel. Der Artenname *absinthium* hat seinen Ursprung, gemäß den Anführungen des griechischen Arztes Pedanios Dioskurides, entweder im altgriechischen *absinthos* (dt. unerfreulich) oder in *apinthos* (dt. untrinkbar) (MADAUS 1979: 370).

Botanik
Das Lebensalter des ausdauernden und winterharten Wurzelstocks beläuft sich auf drei bis zehn Jahre. Die Wuchshöhe der verästelten, grau-filzig behaarten und im unteren Abschnitt holzigen Stängel liegt üblicherweise zwischen 60 und 120 cm. Die aromatischen Blätter des Wermuts sind gestielt, etwa 10 cm lang, dreifach fiederspaltig, wechselständig angeordnet sowie beidseitig dicht, silbergrau und glänzend behaart. Sie fühlen sich weich und filzig an. Die nickenden, kugelförmigen und gelben Blütenköpfe sitzen *artemisia*-typisch in verzweigten Rispen und erscheinen im Zeitraum von Juni bis September. Im Anschluss bilden sich graubraune und eiförmige Früchte mit einer Gesamtgröße von etwa 1 mm aus.

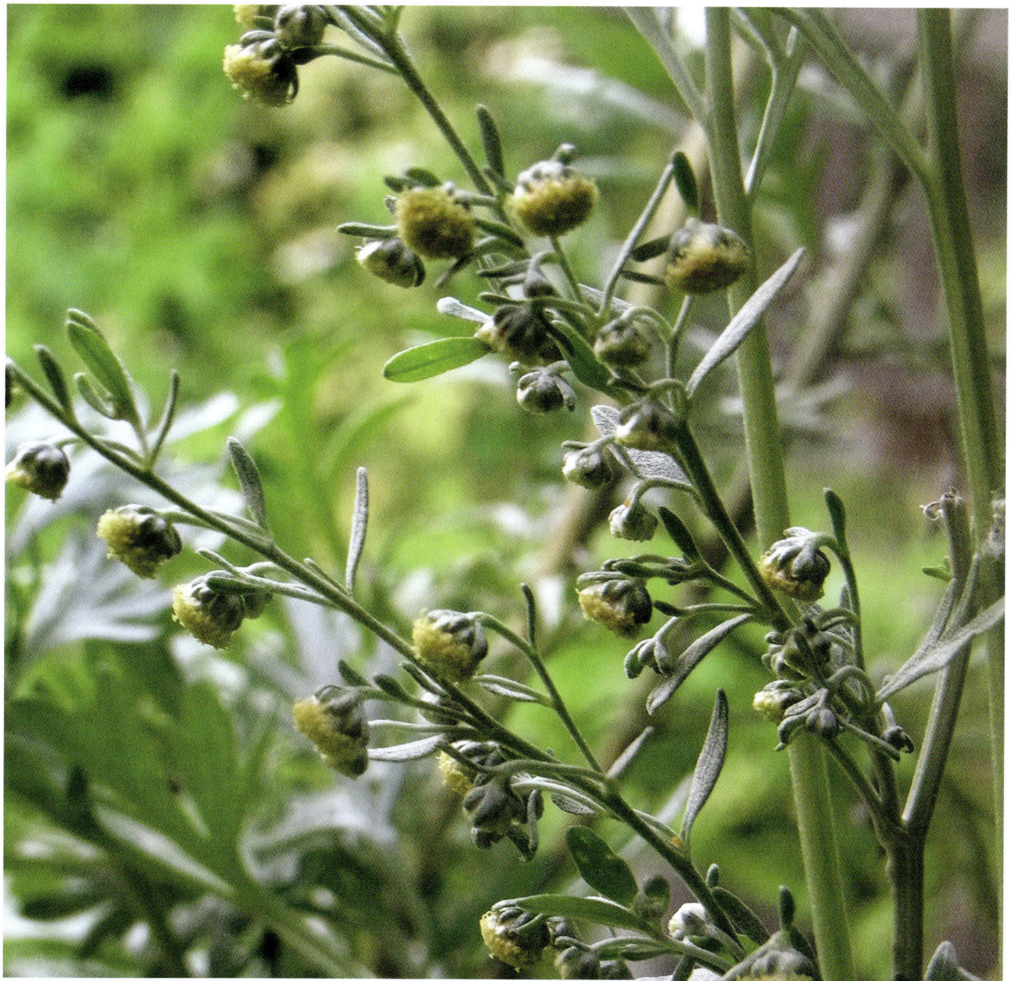

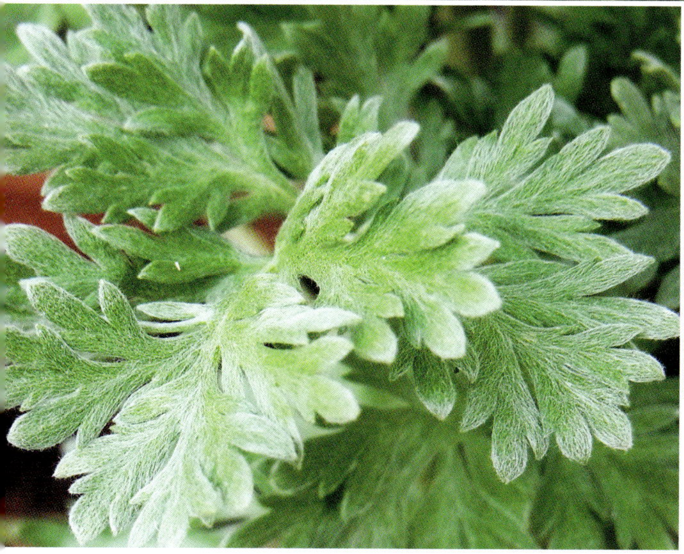

1 *Artemisia absinthium*, K. J. **2** Die Blätter des Wermuts sind mit feinen Härchen überzogen und fühlen sich deshalb sehr weich an, K. J.

Herkunft und Vorkommen

Ursprünglich stammt Artemisia absinthium aus dem sibirischen Raum, wurde als menschliche Kulturpflanze aber schon früh in weite Teilen Ost- und Südeuropas verbreitet. Weitere Wild-Populationen finden sich in Mitteleuropa, Nordafrika sowie Nord- und Südamerika, im Flachland ebenso wie in bergigen Regionen (bis 3000 Meter), bevorzugt auf nährstoff- und kalkreichen Böden. In Italien, Frankreich, der Schweiz sowie in einigen Ländern Osteuropas wird Wermut für kulinarische und medizinische Zwecke auf großen Anbauflächen kultiviert.

Inhaltsstoffe

Als wirksamkeitsbestimmend gelten das aus einer Vielzahl diverser Mono- und Sesquiterpenen (β-Thujon, Chamazulen, cis-Epoxyocimen, Myrcen, Sabinylacetat u. a.) zusammengesetzte ätherische Öl (0,2–1,5 %) sowie Bitterstoffe vom Typ der Sesquiterpenlactone (0,15–0,4 %), beispielsweise Absinthin und dessen Isomer Anabsinthin, außerdem Artabsinthin, Artanolid und Matricin. Weiterhin sind Cumarine, Gerbstoffe, Flavonoide, Kaffeesäurederivate und Phenolcarbonsäuren enthalten (BÄUMLER 2012: 654; LOPES-LUTZ et al. 2008).

Wirkung

Adstringierend, antioxidativ, appetitanregend, diuretisch, entzündungshemmend, euphorisierend, gallenflussanregend, harntreibend, krampflösend, menstruationsfördernd, tonisierend, verdauungsanregend (MAHMOUDI et al. 2009: 7170; PUHLE et al. 2013: 392).

Heilkunde

Eine zentrale Eigenschaft des Wermuts ist, dass er die Aktivität sämtlicher Verdauungsdrüsen anregt, was ihn zu einem ausgezeichneten *Amarum aromaticum* (Bittermittel) zur Behandlung von Appetitlosigkeit und sogenannten dyspeptischen, mit Blähungen, Oberbauch-Schmerzen, Übelkeit, Völlegefühlen und anderen Symptomen einhergehenden Verdauungsstörungen macht. Einer neueren Studie (KREBS et al. 2010) zufolge sowie dem Erfahrungswissen betroffener Patienten entsprechend, ist Wermutkraut außerdem ein geeignetes Phytotherapeutikum zur Behandlung von Morbus Crohn – einer im Verlauf chronischen und äußerst unangenehmen Darmentzündung. Wermut kann sowohl den Rückgang der Entzündung unterstützen, gleichzeitig hilft er den leidenden Patienten durch seine leicht euphorisierende, immunstimulierende und tonisierende Wirkung.

Die Verwendung von *Artemisia absinthium* in der traditionellen Volksheilkunde, üblicherweise in der Darreichung eines Tees, als frischer Presssaft oder alkoholischer Auszug (Tinktur oder Wein), lässt sich über etliche Generationen bis hinein in antike Zeiten zurückverfolgen. Der altgriechische Arzt Dioskurides beispielsweise empfahl Zubereitungen aus der Pflanze zur Abtötung von Darmwürmern, während Hildegard von Bingen auf den sogenannten Maitrunk (Wermut-Medizinalwein, siehe Rezeptvorschlag) schwor, den sie als verdauungsförderndes Digestivum, als Tonikum bei Erschöpfung und Melancholie sowie bei Augen-, Herz-, Lungen- und Nierenschwäche empfahl.

Weiterhin wurden Wermut-Auszüge volksmedizinisch zur innerlichen Behandlung von Blutarmut, Erkältungssymptomen, Gallenunterfunktion, Menstruationsbeschwerden sowie bei Wurmbefall verwendet. Äußerlich zur Anwendung gebracht, können sie Hautausschläge, Hautflechten, Insektenstiche und schlecht heilende Wunden lindern. Als Gurgelmittel hingegen helfen sie gegen Mundgeruch. Neben einer Vielzahl weiterer Pflanzen ist der Wermut außerdem Bestandteil einiger „Schwedenbitter"-Rezepturen – eine hochpotente und durch die österreichische Kräuterexpertin Maria Treben bekannt gewordene Heilpflanzentinktur.

Als Homöopathikum wird der Wermut (Absinthium) dem Ähnlichkeitsprinzip entsprechend gegen sämtliche Symptome empfohlen, die er bei gesunden Personen in Folge einer Überdosis herbeiführen kann, z. B. Benommenheit, Durchfall, Erbrechen, Kopfschmerzen, Muskelkrämpfe, Schwindel, nervöse Unruhe und Schlaflosigkeit.

In der koreanischen Kräutermedizin wird der Wermut, ebenso wie der Beifuß, für das sogenannte *Chai-Yok* genutzt, ein medizinisches Vaginal-Dampfbad mit jahrhundertealter Tradition (siehe Seite 173). Eingesetzt wird es zur Steigerung der Fruchtbarkeit, bei Störungen des Menstruationszyklus, vergrößerten

Hämorrhoiden sowie zur Bekämpfung von Infektionen, außerdem zur Linderung von Stresssymptomen.

In den Medizinsystemen der Chippewa, Okanagan und einiger weiterer nordamerikanischer Ureinwohnerstämme gelten äußerlich angewendete Wermut-Umschläge als gute Medizin zur Behandlung von Geschlechtskrankheiten, Knochenbrüchen, Muskelverspannungen und Verstauchungen. Innerlich als Aufguss oder Dekokt eingenommen, sind sie ethnomedizinisch als Erkältungs-, Tuberkulose- sowie als Verdauungsmittel von Relevanz (DENSMORE 1928: 362; TURNER et al. 1980: 75).

Als Kontraindikationen werden Magen- und Darmgeschwüre beschrieben. Ebenfalls abzuraten ist die Wermut-Anwendung schwangeren und stillenden Frauen.

REZEPTVORSCHLAG:

Maitrunk nach Hildegard von Bingen

Benötigte Zutaten:

- *1 l Weißwein*
- *150 g Honig*
- *50 ml frischer Wermutsaft*

So geht's:

1. Frische Frühjahrsblätter klein schneiden, ggf. durch die Zuhilfenahme eines Passierstabs, anschließend durch ein Stofftuch drücken und den tröpfchenweise austretenden Pflanzensaft mit einer Schale auffangen.
2. Dieser Vorgang muss so oft wiederholt werden, bis 50 ml des reinen Pflanzensaftes gewonnen sind.
3. Danach den Weißwein zusammen mit dem Honig vorsichtig aufkochen, den Presssaft zugeben, nochmals kurz aufkochen und abschließend den heißen Medizinalwein in sterilisierte Flaschen füllen.

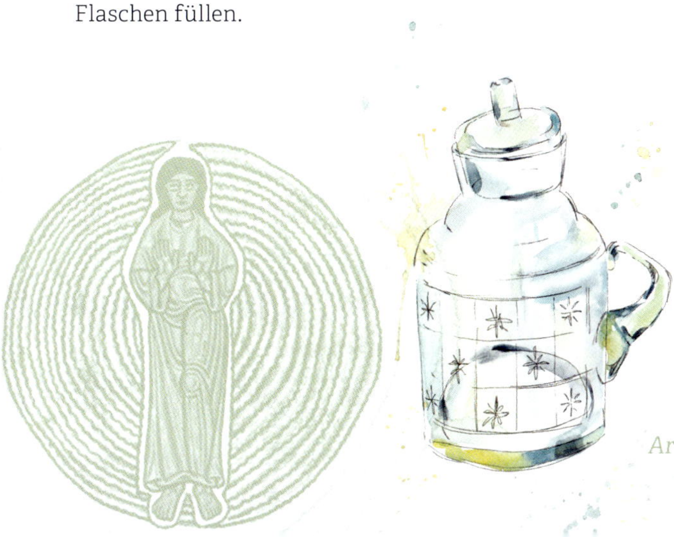

Kulinarisches

Entgegen dem wohlig angenehmen Aroma, ist der Geschmack des Wermuts extrem bitter. Sein Einsatz als Küchengewürz darf deshalb nur in sehr sparsamer Dosierung erfolgen! Schon die kleinste Überdosierung kann die Speise zur Ungenießbarkeit führen. Die von April bis August gesammelten Blätter eignen sich als Aroma für Speiseöle und Kräuteressige sowie als Trockengewürz für schwer verdauliche Gerichte. Besonders beliebt ist die Pflanze allerdings seit jeher zur Aromatisierung von Weinen und hochprozentigen Kräuter-Spirituosen: ***Artemisia absinthium*** ist Bestandteil von Absinth (siehe Seite 38), Vermouth, Martini sowie zahlreicher lokaler Schnaps- und Weinrezepturen (z. B. Eifelschnaps).

Gartenkultur

Die Vermehrung geschieht durch die Aussaat der kleinen Samenkörner, durch Schneiden und Einpflanzen von Stecklingen sowie durch Aussetzen gekaufter Jungpflanzen. Letztere brauchen in einem Pflanzenabstand von 50 cm nur noch ins Pflanzloch gesetzt und großzügig angegossen werden. Wird eine Vermehrung durch Saatgut entschieden, so wird dieses entweder ab April direkt an Ort und Stelle ins Freiland gesät oder alternativ ab Februar unter geschützten Bedingung auf einer hellen und warmen Fensterbank im Haus zum Auflaufen gebracht. Haben die jungen Pflanzen eine Höhe von etwa 5 cm erreicht, müssen sie pikiert und einzeln in kleine Töpfe gesetzt werden. Die Auspflanzung ins Freiland erfolgt Ende April/Anfang Mai. Ebenfalls möglich ist eine Direktaussaat im September oder Oktober. Wenn alles wie vorgesehen läuft, dann zeigen sich im folgenden Frühjahr die kleinen Wermut-Keimlinge.
Als Standort sollte ein Platz in

der prallen Sonne gewählt werden und der Boden muss durchlässig und in der Tendenz trocken sein. Schwere Lehmböden sollten für eine gesund und erfolgreich gedeihende Wermut-Kultur daher vor Auspflanzung oder Aussaat mit Sand, Kies Split o. Ä. aufgelockert werden. Eine tägliche Wasserzufuhr ist aufgrund der hohen Trockenheitsverträglichkeit des Wermuts nur in Perioden heißer Sommertage vonnöten, ansonsten ist ein mäßiges Gießen alle drei bis vier Tage völlig ausreichend. Wird der Wermut als Kübelpflanze gepflegt, muss der Gärtner allerdings meist häufiger gießen. Auch muss er im Falle der Topfkultur die Pflanze zur Überwinterung möglicherweise ins Haus holen. Beetpflanzen hingegen sind bis -15 °C frosthart und bedürfen in kalten Regionen lediglich eines wärmenden Winterschutzes.

Hinweis: Da der Wermut einen Teil seiner Abwehrsekrete an den Boden abgibt und auf diese Weise seine unmittelbaren Nachbarn möglicherweise in ihrem Wachstum hindert, sollte er immer etwas abseits bzw. nicht zu dicht an andere Kräuter (z. B. Fenchel, Melisse) gepflanzt werden: Als genereller Pflanzenabstand werden mindestens 50 cm empfohlen. Das gilt jedoch nicht für die Johannisbeere, für die der Wermut eine gute Schutzpflanze ist. Dem Erfahrungswissen zahlreicher Gärtner entsprechend, ist der Wermut hervorragend zur Verhinderung des Säulenrosts geeignet. Dazu werden auf zehn Johannisbeeren-Sträucher zwei Wermut-Stauden gerechnet. Weiterhin ist die Pflanze dafür bekannt, dass sie Ameisen, Brombeermilben, Erdflöhe, Läuse, Motten, Schnecken und andere Gartenschädlinge vertreibt, ebenso wie Stechmücken und andere lästige Fliegen, weshalb sich viele Personen ein bis zwei Wermut-Exemplare gerne in die

Wermut-Tee

Benötigte Zutaten:

- *250 ml Wasser*
- *1 TL Wermutkraut*
- *Optional: Pfefferminze, Süßholz oder andere Teekräuter*

So geht's:

1. Das trockene oder frische Kraut wird in eine Tasse gefüllt und mit siedendem Wasser aufgegossen. Die Ziehzeit beläuft sich auf maximal 5 Minuten, da der Geschmack ansonsten ziemlich bitter und unangenehm wird.
2. Zur Neutralisierung des Geschmacks und damit sich im Rahmen einer kurativen Anwendung keine Abneigung gegen den Tee einstellt, empfiehlt es sich diesen mit Pfefferminze oder anderen Teekräutern zu mischen. Als besonders synergistisch und effektiv, besonders, wenn es um die Behandlung von Magen- und Darmstörungen geht, gilt eine Kombination aus Wermut und Süßholz (*Glycyrrhiza glabra*).

Info: Ob getrocknete oder frische Wermutblätter verwendet werden, liegt im Ermessen sowie den Vorlieben des Anwenders, andererseits natürlich auch an der Verfügbarkeit. Erfahrungsgemäß schmecken die frischen Blätter angenehmer und nicht so bitter. Sie sind aber auch, sofern die Pflanze nicht im eigenen Garten wächst, schwieriger zu beschaffen.

Hinweis: Da sich das ätherische Wermut-Öl nur sehr schlecht in Wasser löst, was sich bei hochprozentigem Alkohol anders verhält – darin löst es sich deutlich besser –, weisen Teezubereitungen üblicherweise einen sehr viel niedrigeren Thujon-Gehalt als alkoholische Tinkturen auf.

Tipp: Wermut-Tee ist nicht nur ein Heil-, sondern außerdem ein hervorragendes Pflanzenschutzmittel, das zuverlässig Blattläuse vertreibt (siehe Seite 197).

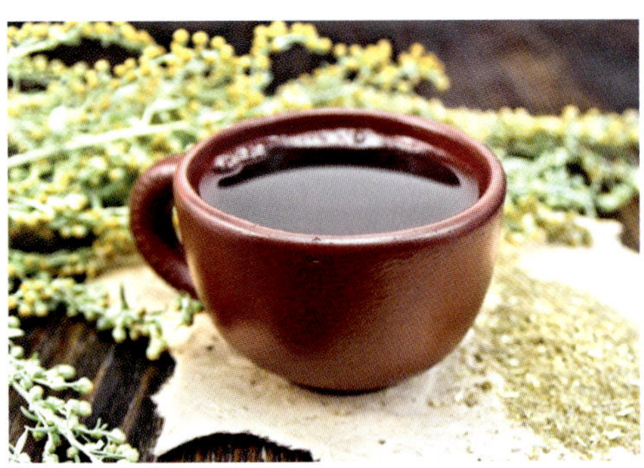

Kult, Ritual und Zeremonie

ABSINTH-TRINKRITUALE

Absinth wird nicht einfach runtergekippt – im Gegenteil: Eine rituelle Einbettung des Absinth-Genusses hat für viele Absinth-Trinker, sogenannte Absintheure, oberste Priorität. Moderne Absinth-Rituale orientieren sich dabei üblicherweise am originären Ritual-Typus, so, wie er zurzeit der *Belle Époque* in Frankreich zelebriert wurde. Dazu benötigt werden Absinthgläser, Zuckerwürfel, Absinthlöffel sowie eine Karaffe oder eine spezielle Absinthfontäne.

1. Eiskaltes Wasser in die Karaffe oder Fontäne füllen.
2. Den Löffel auf das Glas legen und mit einem Zuckerwürfel bestücken.
3. Langsam eine Menge von ungefähr 40 ml (je nach Präferenz variabel) Absinth ins Glas gießen.
4. Eiskaltes Wasser aus der Absinth-Karaffe/Fontäne vorsichtig über den Zucker ins Glas laufen bzw. tropfen lassen, so dass sich der Zuckerwürfel vollständig auflösen kann.
5. Durch die Zugabe von Wasser kommt es zur milchfarbigen Trübung des Absinths (Opalisierung), zum sogenannten Louche-Effekt.
6. Der Absinth ist trinkfertig.

Weiterhin ist das Ritual als zuckerfreie Variation geläufig. Dafür besonders geeignet sind all jene Absinth-Sorten, die durch eine gezielte Zugabe ausgewählter Kräuter über eine milde Grundsüße verfügen.

Beim „Böhmischen Absinth-Ritual“ wird der Zuckerwürfel, nachdem er mit Absinth übergossen wurde, angezündet und sobald er Bläschen bildet und zu tropfen beginnt, ausgeblasen oder mit Eiswasser übergossen. Anwender dieser Methode sprechen vom „Karamellisieren“. Zu beachten ist allerdings, dass bei Verwendung eines hochwertigen, authentischen Absinth, nicht nur der Alkohol, sondern auch ein Teil der ätherischen Öle verbrennt, was sich auf das Geschmackserlebnis eher kontraproduktiv auswirkt. Hinzu kommt, dass durch den hohen Temperaturunterschied die Gläser reißen können. Entgegen einiger Behauptungen, dass die „Feuer-Methode“ die traditionelle sei, handelt es sich bei dieser Ritualvariation tatsächlich um eine Erfindung der Prager Barkultur ohne historische Entsprechung. Ebenfalls ein modernes Phänomen ist die Verwendung sogenannter Absinth-Pfeifen. Befüllt wird diese zunächst mit der gewünschten Menge Absinth, dann werden Eiswürfel hinzugegeben und die Pfeife mit Wasser aufgegossen. Durch den integrierten Strohhalm wird das Getränk schließlich in den Mund gesaugt.

unmittelbare Nähe ihrer Terrasse pflanzen oder eine Topfpflanze auf dem sonnigen Balkon platzieren. Da Wermut allerdings auch wichtige Gartennützlinge vertreibt, sollte sein Schnittgut nicht auf dem Kompost entsorgt werden.

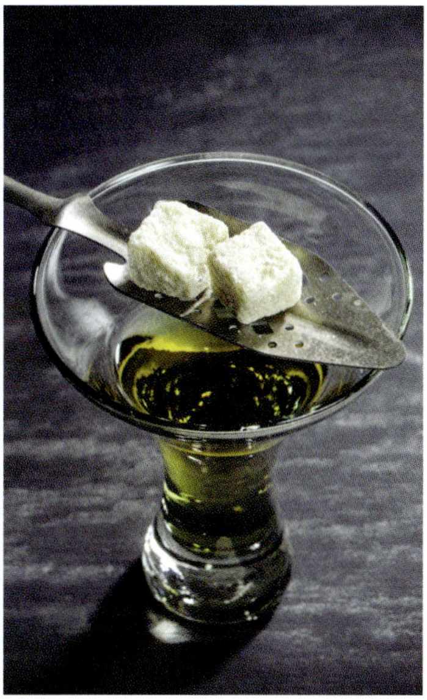

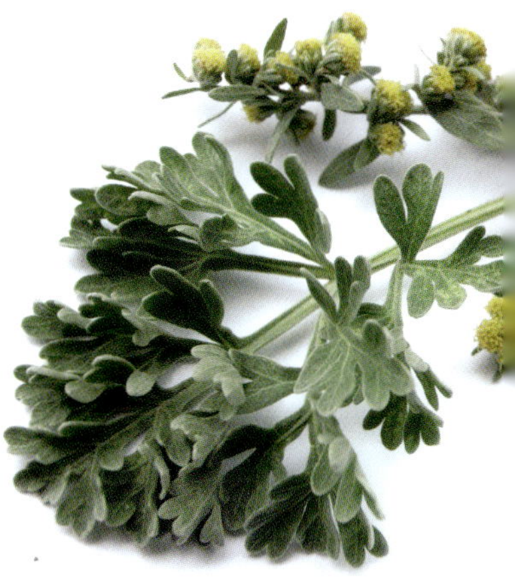

WERMUTKRAUT ALS RÄUCHERWERK

Das Wirkprofil des geräucherten Wermutkrauts umfasst erhellende, euphorisierende, intuitionsfördernde, kopföffnende, reinigende sowie schützende Aspekte. Der aufsteigende Rauch duftet warm und würzig. Als ethnorituelles Räucherwerk ist die Pflanze vor allem als Ingredienz apotropäischer Schutzräucherungen bekannt. Als solches wurde es dazu eingesetzt, um vor bösen Blicken, Dämonen, Krankheitsgeistern, schwarzer Magie und anderen Unheil bringenden Phänomenen und Erscheinungen zu schützen – ein sogenanntes Beruf- bzw. Beschreikraut par excellence. Gleichzeitig kann eine Wermut-Räucherung den Anwender für die spirituellen Dimensionen empfänglich machen. Eine Wirkeigenschaft, die früher im Zuge heidnischer Raunachtsrituale zur Divination oder zur Herstellung von Ahnen- und Geisterkontakten genutzt wurde, sich auf gleiche Weise aber auch bei der Meditation und anderen spirituellen Praktiken als hilfreich erweisen kann. Der euphorisierenden Wirknote wegen wurde Wermut früher auch als Kraft- und Trostspender bei Liebeskummer und anderen seelischen Leiden geräuchert. Ferner war er als Zutat aphrodisierend wirkender Räucherkompositionen beliebt.

WIEGENKRAUT UND KRÄUTERMÜTZE

Einstmals wurde *Artemisia absinthium* auch Wiegenkraut genannt. Eine Trivialbezeichnung, die sich auf die Tradition bezieht, Wermutkraut in die Betten kleiner Kinder zu legen. Gemäß dem Volksglauben unserer Vorfahren begünstigt diese Praxis nicht nur einen gesunden und erholsamen Schlaf. Die Pflanze schützte das Kind außerdem vor unliebsamen Dämonen und Geistern, Schadenszauber, Albträumen sowie vor Wesen, die dafür bekannt sind, dass sie durch Geburtsstätten streifen und die Neugeborenen vertauschen. Daneben wurde der Wermut zur Förderung eines tiefen Schlafes, aus magischen Schutzaspekten sowie zur Behandlung von Kopfschmerzen als „Kräutermütze" getragen. Dazu wurde er, zusammen mit weiteren Aromapflanzen (Lavendel u. a.), in ein Säckchen gegeben, das unter einer Mütze getragen die ganze Nacht auf dem Kopf verbleiben musste.

SONSTIGE BRAUCHTÜMER

Als Apotropäum wurde der Wermut damals nicht nur geräuchert. Noch bis ins 19. Jahrhundert war es in vielen Regionen üblich, von Schadzauber betroffene Personen – zwecks Austreibung des Fluchs – mit Wermutstängeln zu schlagen.

Im römischen Reich wurden die Sieger der damals sehr beliebten Wagenrennen mit einem Gläschen Wermut-Schnaps belohnt.

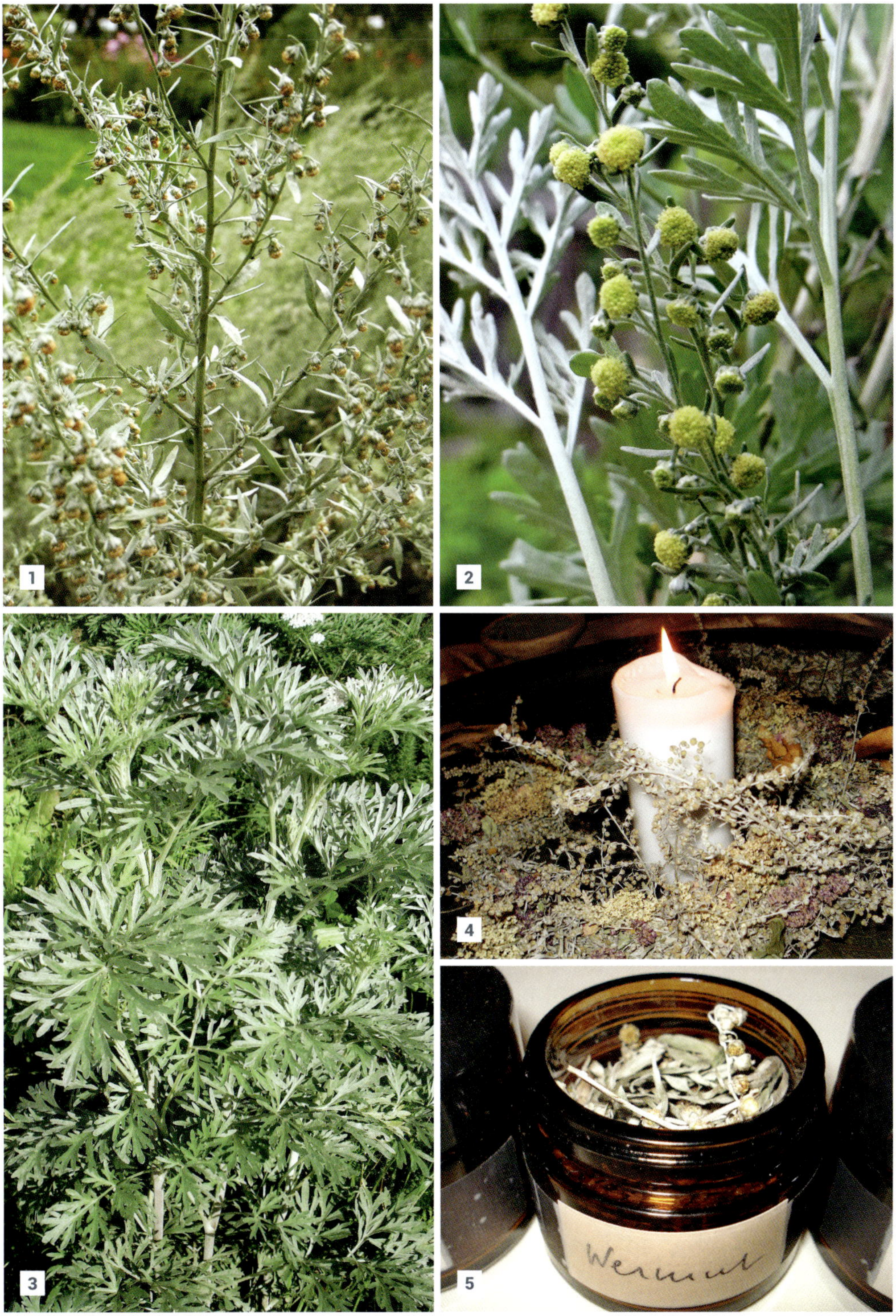

1+2 *Artemisia absinthium*, K. J. **3** *Artemisia absinthium*, Graz, Poststraße, N. G. **4** Wermutkranz, N. G. **5** Wermut-Räucherkraut, N. G.

Artemisia alba TURRA
Kampfer-Eberraute

Botanische Synonyme

Abrotanum ambiguum JORD. et FOURR., Abrotanum brachylobium JORD. et FOURR., Abrotanum virgatum JORD. et FOURR., Abrotanum viridulum JORD. et FOURR., Absinthium camphoratum (VILL.) BESSER, Absinthium grandiflorum BESSER, Artemisia achilleifolia TEN., Artemisia camphorata VILL., Artemisia fruticosa ASSO, Artemisia lobelii ALL., Artemisia subcanescens WILLD., Artemisia viridifolia LEDEB., Artemisia willdenowii BESSER und viele weitere mehr.

Volkstümliche Trivialnamen

Cola-Raute, Cola-Strauch, Kampfer-Eberraute, Kampfer-Wermut, Weißer Beifuß (dt.), Armoise blanche, Armoise camphrée (franz.), Assenzio maschio, Erba regina (ital.), Beli pelin (slow.), Camphor wormwood, (engl.), Herba menuda, Manzanilla (span.), Kampferalsem (niederl.), Pelyněk bílý (tschech.), Sivkasti pelin (kroat.), Sziklai üröm (ungar.)

Herkunft und Vorkommen

Heimisch ist die Kampfer-Eberraute in Südeuropa. Sie kommt in Albanien, Bulgarien, Griechenland, Frankreich, Italien, Kroatien, Spanien sowie der Türkei vor. Wildbestände außerhalb von Europa können in den nordafrikanischen Mittelmeerländern gefunden werden – auf trockenen Ruderalflächen und Steinmauern.

Die Kampfer-Eberraute trägt ihre umläufigen Trivialnamen „Cola-Strauch“ und „Cola-Raute“ völlig zu Recht. Duftet man an Ihren filigranen Blättern, kommt einem direkt das klassische Cola-Aroma in den Sinn. Die Ähnlichkeit ist tatsächlich verblüffend und macht diese Pflanze besonders für naturpädagogische Kinderspiele interessant, aber auch für viele weitere Einsatzbereiche, die traditionell sehr ähnlich, bisweilen auch identisch zu jenen der Eberraute (*Artemisia abrotanum*) sind. So wird auch diese Spezies, genau wie ihre Artverwandte, als Zutat von Mottenkugeln sowie als Heilmittel bei Verdauungsstörungen u. a. genutzt. Der aus dem Lateinischen stammende Artname *alba* (dt. weiß) deutet auf die silbrig-gräulichen Blatthaare hin. Nicht zu verwechseln mit dem Weißen Wermut (*Artemisia herba-alba*) oder dem Weißen Beifuß (*Artemisia lactiflora*).

Botanik

Artemisia alba wächst aufrecht zu einer Höhe von etwa 1 m heran. Auffälliges und zentrales Bestimmungsmerkmal ist das angenehm süßliche, an Cola erinnernde Aroma der Blätter. Diese sind sehr fein und filigran, etwa 6 cm lang, ein- bis dreifach gefiedert und linealisch, fast schon nadel- oder fadenförmig. Oberseits sind die grünlichen Blätter kahl, unterseits mit einem gräulichen Flaum versehen. Die kugeligen Blütenköpfe sind gelb und haben eine Größe von 3 bis 5 mm. Sie befinden sich in achselständiger Anordnung in unverzweigten Rispen.

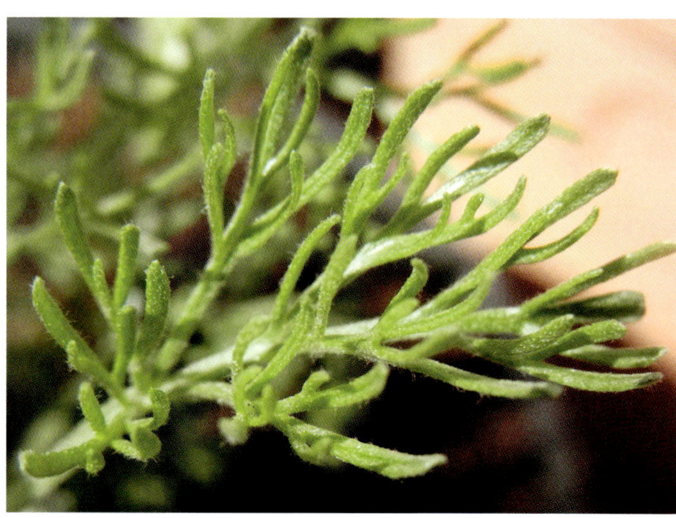

Die Blätter verströmen ein Aroma, das an Cola erinnert, K. J.

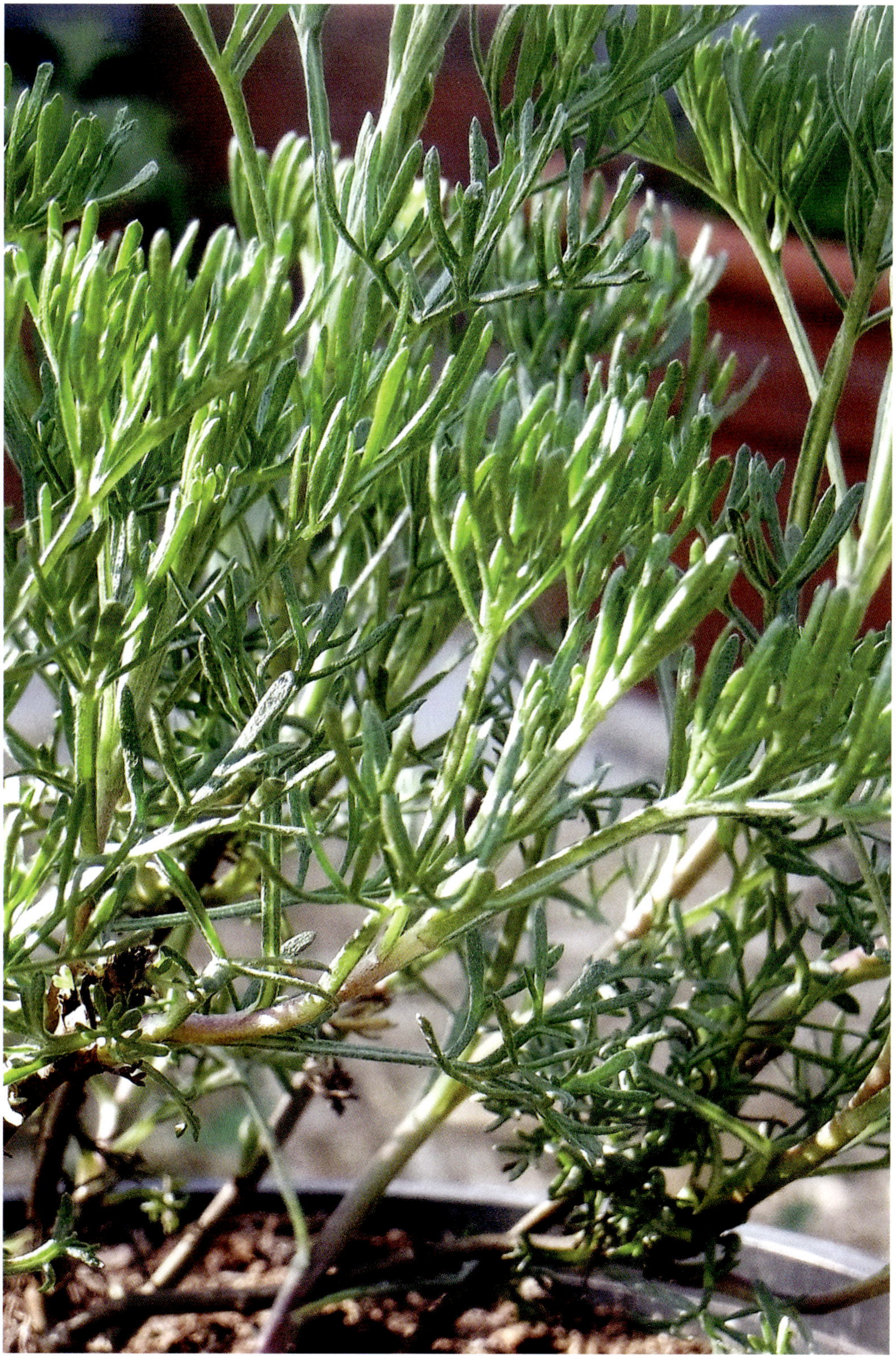

Artemisia alba, K. J.

Inhaltsstoffe

Das Rhizom enthält Albartin, ein mit Isofraxidin verbundenes Sesquiterpencumarin (GREGER et al. 1982:375). Als zentrale Inhaltsstoffe des ätherischen Öls wurden Germacren D (38,3 %), Spathulenol (11,8 %), Artemisiaketon (10,1 %), Campher (7,5 %) und 1,8-Cineol bestimmt (RADULOVIC/BLAGOJEVIC 2010: 1117 ff.).

Wirkung

In der Volksmedizin wird die Wirkung als appetitanregend und verdauungsfördernd beschrieben.

Gartenkultur

Personen, die eine Vorliebe für besondere Duftpflanzen haben, treffen mit der Kampfer-Eberraute eine ausgezeichnete Wahl. Ihre Kultur ist unkompliziert und wird bei Einhaltung der Standort- und Pflegebedingungen auch dem unerfahrenen Gärtner gelingen, der am besten auf im Bio-Pflanzenhandel erworbene Jungstauden zurückgreift. Diese werden in einem erforderlichen Abstand von etwa 40 cm ins Beet oder einzeln in Kübel gepflanzt. Wichtig ist, dass die Pflanze einen Standort in der vollen Sonne erhält und ihr ein frischer, etwas sandiger oder steiniger, stark durchlässiger Boden zur Verfügung steht. Die Wasserzufuhr erfolgt mäßig. Die Kampfer-Eberraute verträgt zwar kurze Trockenheitsperioden, jedoch darf ihre Wurzel nicht vollständig austrocknen. Bezüglich der Winterhärte finden sich in der Literatur sowie im Internet unterschiedliche Angaben. Bei vielen Personen, mich inbegriffen, hat sich Artemisia alba als vollkommen frost- und winterhart erwiesen.

Heilkunde

Ethnomedizinisch wird die Kampfer-Eberraute, gleich *Artemisia abrotanum*, zur Behandlung von Appetitlosigkeit und Verdauungsstörungen verwendet, weiterhin als präventives Schutzmittel vor Insekten.

Kult, Ritual und Zeremonie

Als traditionelle Ritualpflanze ist *Artemisia abrotanum* von weitaus größerer Bedeutung als *Artemisia alba*. Unabhängig davon, lässt sich auch die Kampfer-Eberraute hervorragend als Element reinigender und schutzmagischer Duftsträuße nutzen, ebenso als rituelles Räucherwerk.

Kulinarisches

Die Blätter eignen sich gut als Teeingredienz oder als Speisenwürze, sollten aber mit Bedacht dosiert werden. Der Geschmack der Kampfer-Eberraute ist deutlich kräftiger und bitterer als ihr Geruch.

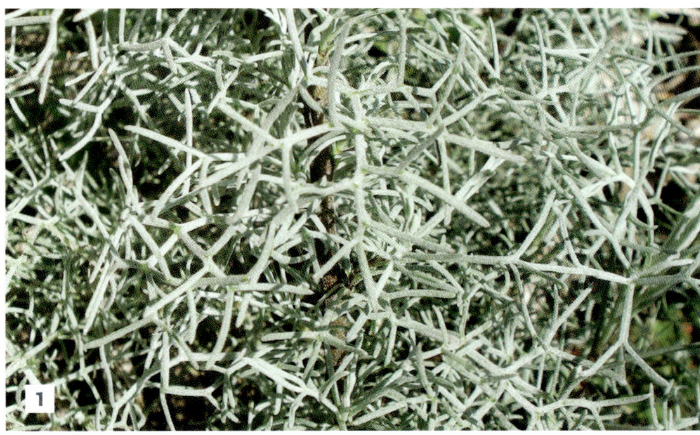
1

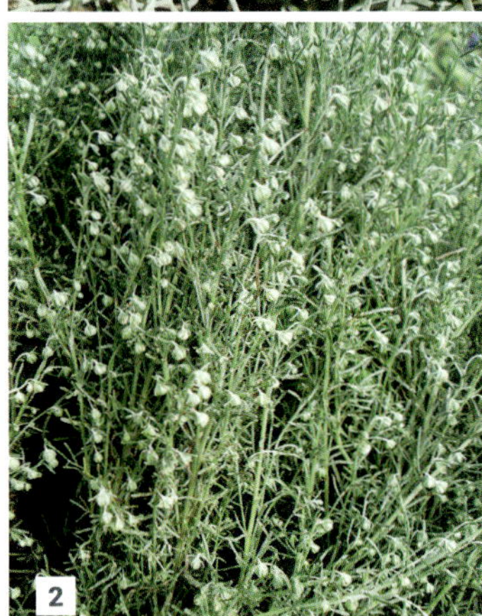
2

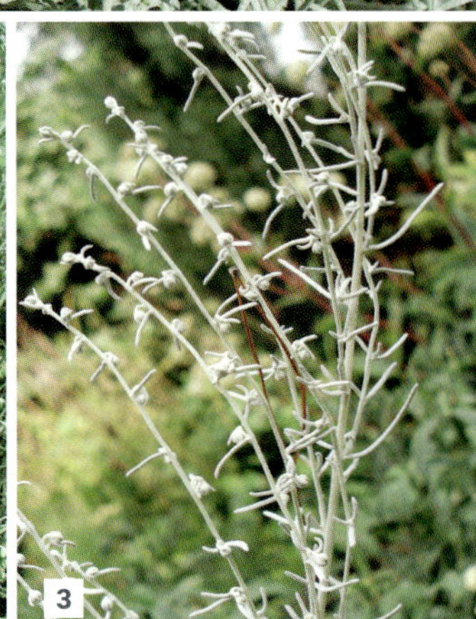
3

1 *Artemisia alba*, Botanischer Garten Graz, N. G. **2** *Artemisia alba*, Kampfer-Wermut. Mittelmeerg. Zenz, N. G. **3** *Artemisia alba*, Botanischer Garten Wien, N. G.

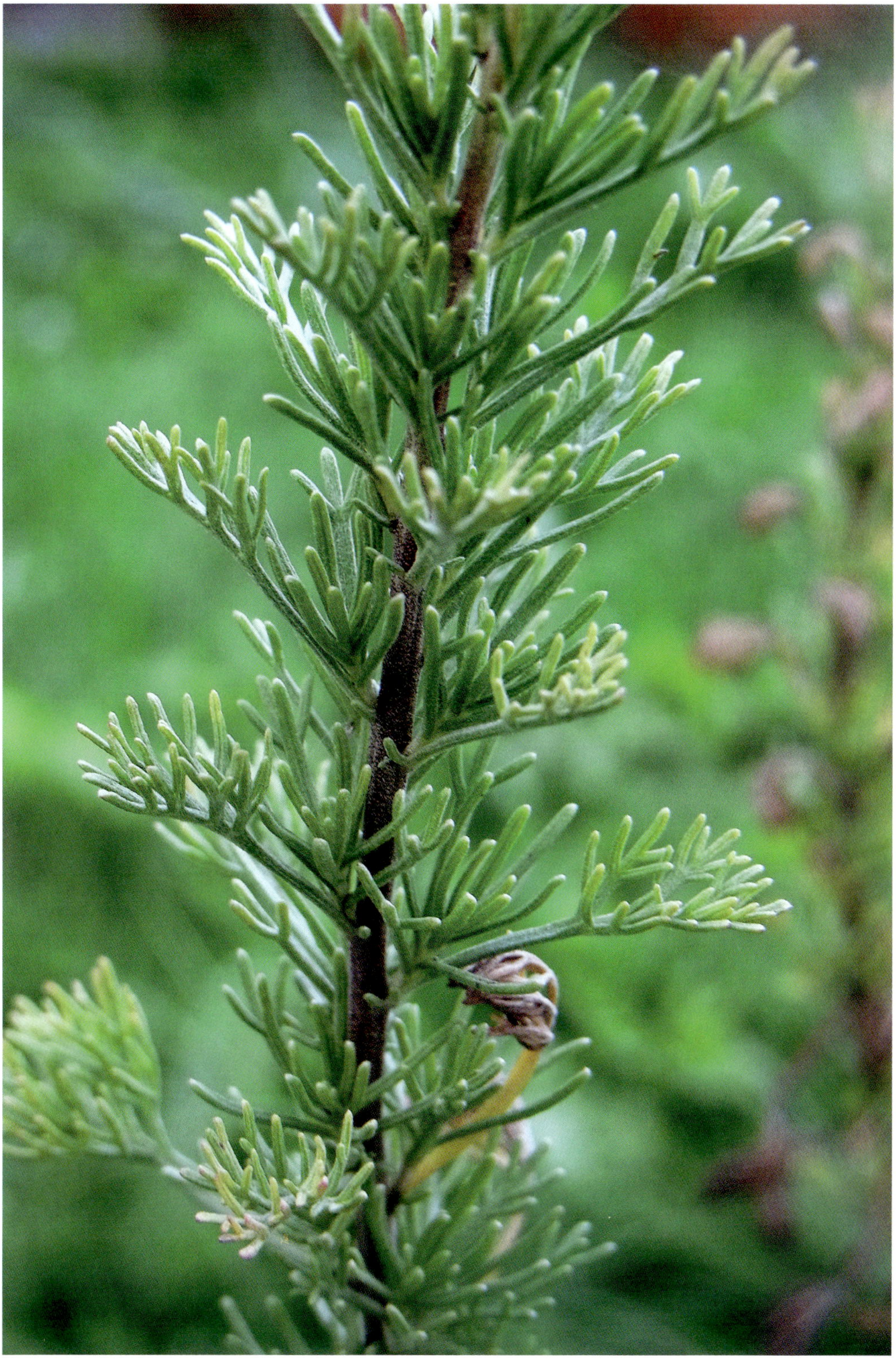

Artemisia alba eignet sich gleichermaßen für die Beet- sowie die Kübelkultur, K. J.

Artemisia annua LINNÉ

Einjähriger Beifuß

Botanische Synonyme
Artemisia chamomilla C.WINKL., Artemisia stewartii C.B.CLARKE und Artemisia wadei EDEGEW.

Volkstümliche Trivialnamen
Einjähriger Beifuß (dt.), Annual mugwort, Annual wormwood, Chinese wormwood, Sweet Annie, Sweet mugwort, Sweet sagewort, Sweet wormwood (engl.), Armoise annuelle (franz.), Hosoba-ninjin, Kuso-ninjin (jap.), Kesämaruna (fin.), Qīnghāo, Qing-guo (chin.)

Herkunft und Vorkommen
Der Einjährige Beifuß stammt ursprünglich aus China und Vietnam. Zudem ist er in Nordindien, über weite Teile Zentralasiens bis nach Ost-, Süd- und Mitteleuropa verbreitet. In Deutschland, Österreich sowie der Schweiz – wo Artemisia annua zu den sogenannten Neophyten („Einwanderer") gezählt wird – findet man diese Beifuß-Art jedoch nur sehr selten, gelegentlich auf Spülsäumen von Flussstränden.

Inhaltsstoffe
Der aus medizinisch-therapeutischer Sicht bedeutsamste Wirkstoff ist Artemisinin, chemisch betrachtet ein Sesquiterpenlacton-Endoperoxid vom Secocadinan-Typ. Diese Verbindung kommt nur in den grünen Pflanzenteilen vor. Im getrockneten und kurz vor der Blüte gesammelten Kraut beläuft sich die Konzentration auf etwa 0,1 %. Weitere im Krautmaterial identifizierte Sesquiterpen-Derivate sind Arteannuin B und Arteannuinsäure. Das ätherische Öl enthält als Hauptkomponente

Der Einjährige Beifuß ist eine sehr alte chinesische Heilpflanze, die in alten Arzneibüchern bereits vor 2000 Jahren als eine gute und wirkstarke Medizin zur Behandlung von Fiebererkrankungen beschrieben wurde. Seit den 1970er-Jahren, seitdem die Wissenschaft anerkennt – was der TCM schon lange bekannt ist –, dass die Pflanze einen Stoff enthält, der erfolgreich zur Behandlung einer durch *Plasmodium falciparum* verursachten Malaria eingesetzt werden kann, erfährt diese Artemisie wahrhaftig eine Renaissance. In Afrika beispielsweise wurden bis heute zahlreiche Hilfsprojekte ins Leben gerufen, die sich vorrangig auf die Kultur des Einjährigen Beifußes konzentrieren, um nach dem Prinzip von „Hilfe zur Selbsthilfe" auch armen Bevölkerungsgruppen einen kostengünstigen Zugang zur Malaria-Therapie zu sichern. Neue Studien zum Wirkstoff Artemisinin lassen darüber hinausgehend auf ein großes Potenzial in der Krebstherapie hoffen, wobei in diesem Kontext betont werden muss, dass klinische Forschungen dazu bislang noch in den Kinderschuhen stecken.

Ihr botanisches Epitheton *annua* trägt die Pflanze aufgrund ihres einjährigen Wuchsverhaltens. *Annua* bedeutet „ein Jahr andauernd", abgeleitet vom Lateinischen *annus* („das Jahr").

Botanik

Artemisia annua wächst einjährig, aufrecht und buschig zu einer Größe von 50 bis 200 cm heran. Der Stängel ist kahl, im oberen Pflanzenabschnitt üblicherweise verzweigt, leicht brechbar und von gelbgrüner oder braungelber Farbe. Die Laubblätter sind mehrfach fein gefiedert – ein wenig erinnern sie an jene des Rainfarns – und ober- sowie unterseitig mit kleinen Härchen versehen. Die unscheinbaren, gelbgrünen und in einer Gesamtrispe zusammengefassten Blüten erscheinen im Zeitraum von Juli bis September. Aus ihnen entwickelt sich das winzige Saatgut. Ein weiteres wichtiges Merkmal dieser Spezies ist ihr starker und betörender ätherischer Duft: sehr balsamisch, kampfer-, minz- sowie thymianartig und im Gesamten deutlich süßer als das Aroma anderer Artemisien.

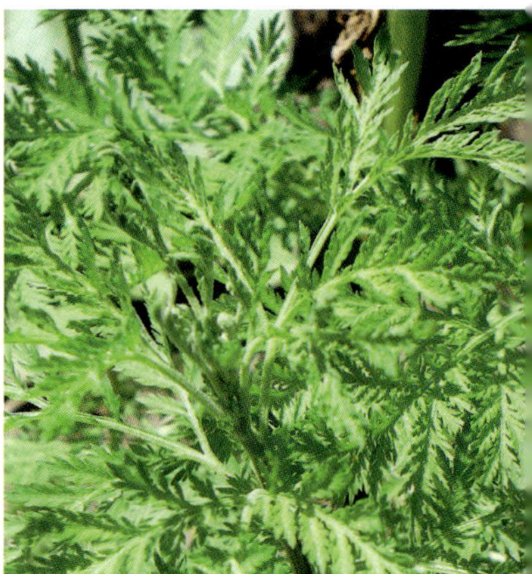

Artemisia annua, Botanischer Garten Graz, N. G.

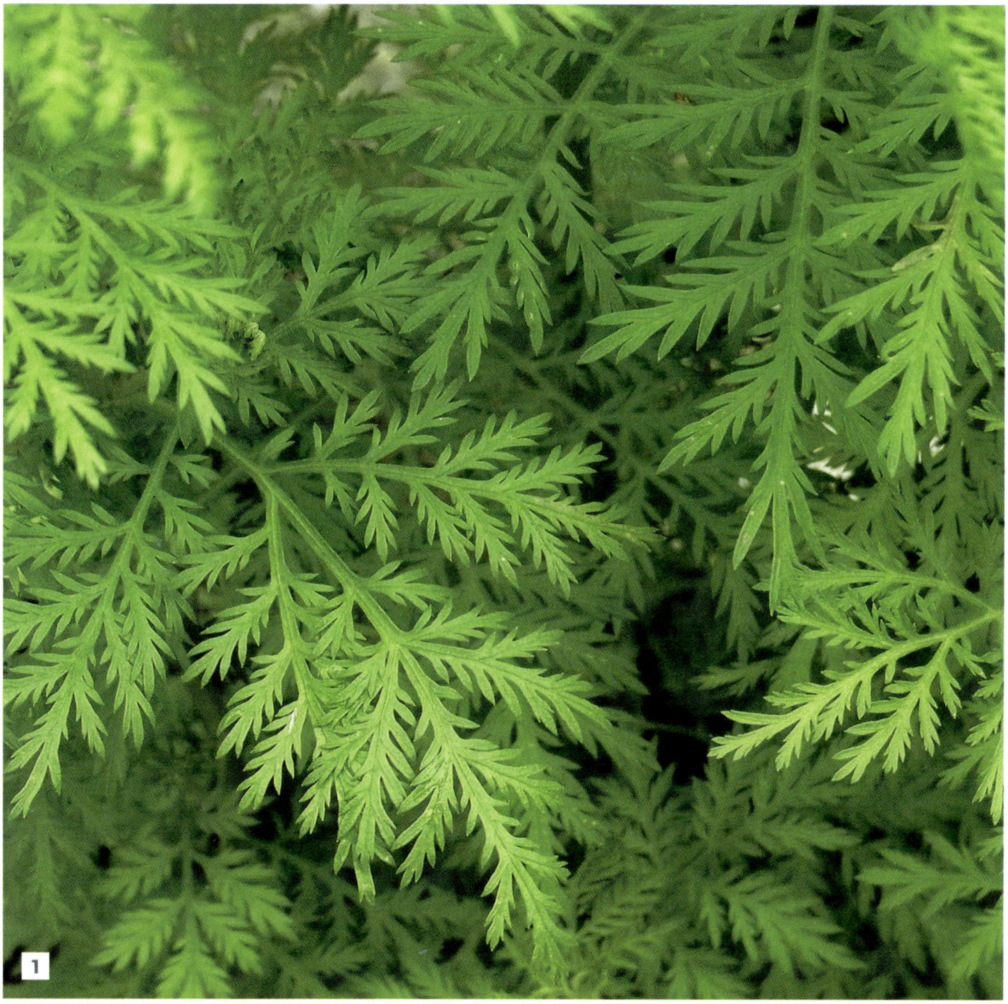
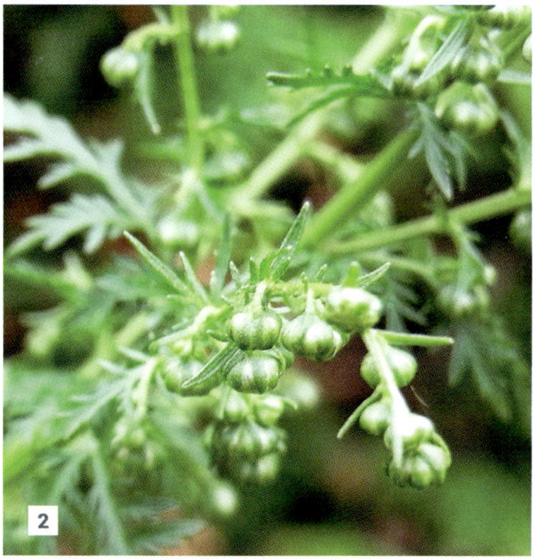
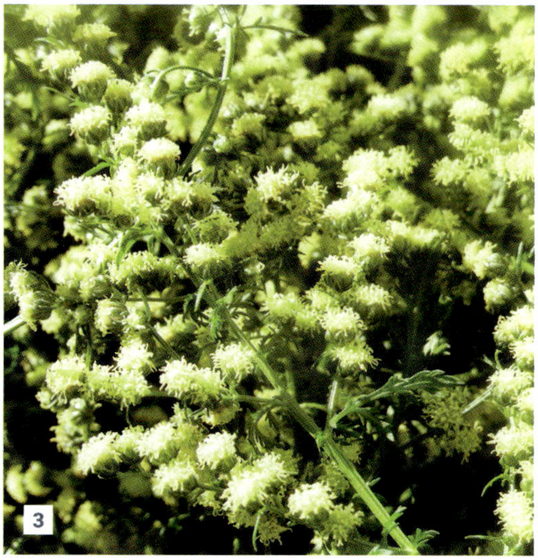

1 *Artemisia annua*, K. J. **2** Geschlossene *Artemisia annua*-Blüten, K. J. **3** Geöffnete *Artemisia annua*-Blüten, K. J.

Artemisiaketon, daneben eine Vielzahl an weiteren Mono- (α- und β-Pinen, Camphen, Myrcen und Sabinen u. a.) und Sesquiterpenen (β-Cardinen, β-Caryophyllen, Germacren D u. a.). Weiterhin wurden Phytosterine (β-Sitosterin, Stigmasterin), Cumarine sowie methoxylierte Flavone (Artemetin u. a.) nachgewiesen.

Wirkung

Antiparasitär, blutreinigend, entzündungshemmend, krampflösend, malariadämpfend, schweißtreibend, möglicherweise tumorhemmend sowie verdauungsfördernd (LIU et al. 1992: 637; WORMER 2015: 125; FERREIRA et al. 2010; ALESAEIDI 2016).

Kult, Ritual und Zeremonie

Der ethnorituelle Gebrauch dieser Pflanze ist im Vergleich zu ihrer Anwendung als traditionelles Heilmittel von keiner nennenswerten Relevanz. Dennoch kann das getrocknete Kraut des Einjährigen Beifußes hervorragend als rituelles Räucherwerk Verwendung finden – als Räucherbündel oder zerkleinertes Kraut, pur oder in Kombination mit weiteren Räucherstoffen. Das Aroma des aufsteigenden Rauchs ist sehr angenehm, im Vergleich zu anderen Artemisien ziemlich süß.

Kulinarisches

Wer diese ätherisch duftende Pflanze in der Küche nutzen möchte, der kann in sparsamer Dosierung Speisen und Salatsoßen mit ihr aromatisieren. In der Praxis werden zu diesem Zwecke jedoch meist andere Artemisien verwendet. Zu beachten ist, dass das Kraut von Artemisia annua nicht so süß schmeckt, wie es riecht. Geschmacklich ist es vergleichbar bitter wie das von anderen Arten.

Heilkunde

In der Traditionellen Chinesischen Medizin (TCM) hat die Pflanze seit Langem ihren festen Platz. Sie gilt als „kühlende" Arznei und wird in erster Linie bei Fieber, Verdauungsstörungen sowie zur Prävention als auch zur Ausheilung von Malaria empfohlen. Inzwischen konnte die gute Wirksamkeit bei Malaria – selbst bei multiresistenten *Plasmodium*-Stämmen – auch von Seiten der Wissenschaft bestätigt werden. Seit 2002 ist Artemisinin als Malaria-Mittel von der Weltgesundheitsorganisation (WHO) anerkannt. Doch nicht nur unangenehme Malaria-Erreger, sondern auch andere Parasiten können mit Extrakten aus *Artemisia annua* gut und nahezu frei von Nebenwirkungen beseitigt werden. Das Wirkprinzip lässt sich vereinfacht formuliert dadurch erklären, dass der Wirkstoff Artemisinin mit Eisen reagiert, und Eisen wiederum ist in hohen Konzentrationen in Malaria- und anderen Erregern enthalten. Durch die chemische Reaktion werden reaktive Sauerstoffradikale erzeugt. Diese dringen in die Zellstruktur des Krankheitserregers ein und vernichten ihn dadurch.

Dass der Effekt des sogenannten programmierten Zelltods (Apoptose) sehr wahrscheinlich auch bei einigen Krebsarten funktioniert, wurde erstmalig von den Forschern Henry Lai und Narendra Singh von der Universität Washington herausgefunden (LAI/SINGH 2004). Denn auch Krebszellen enthalten und benötigen viel Eisen, unter anderem um bei der Zellteilung ihre DNS zu reproduzieren. Kommt Artemisinin nun mit dem Eisen dieser kranken Zellen in Berührung, zerfällt es auch in diesem Falle in zelltötende Sauerstoffradikale. Für die Krebszelle bedeutet das den ziemlich sicheren Tod. Klinische Studien auf diesem Gebiet sind allerdings bis dato noch sehr rar, weshalb von der WHO noch keine Empfehlungen für den Einsatz von Artemisinin oder dessen halbsynthetischer Derivate in der Krebstherapie ausgesprochen wurden. Es existieren aber bereits alternative Komplementärtherapien auf der Basis von Artemisinin oder entsprechender Abkömmlinge. Weiterhin werden diese Stoffe derzeitig auf ihre Wirksamkeit bei bakteriellen Infektionen und Magengeschwüren untersucht.

Eingenommen wird die Pflanze üblicherweise als Tee oder Tinktur. Die Wirkstoffe sind aber auch kapselförmig erhältlich. Wird ein Tee zubereitet, dann kommen auf eine Tasse zwei Teelöffel des getrockneten Krautmaterials. Sollen die Pflanze oder aus ihr hergestellte Präparate bei einer akuten Malaria-Infektion eingesetzt werden, muss die Anwendung mit einem Facharzt genauestens abgesprochen werden.

ARTEMISININ – EINE ERFOLGSGESCHICHTE

*Die chinesische Pharmakologin und TCM-Ärztin Youyou Tu (*1930) war auf der Suche nach einem Ersatz für klassische Malaria-Mittel wie Chinin oder Chloroquin u. a., als sie über Recherchen in alten Lehrbüchern auf die Spezies Artemisia annua aufmerksam wurde. Im Jahre 1971 isolierte sie als erste Person den Wirkstoff Artemisinin aus dieser Pflanze und stellte ihn bereits ein Jahr später in Nanjing der Öffentlichkeit vor* (TU 2011; SU/MILLER 2015). *Schnell war klar, dass von diesem Wirkstoff ein nicht zu unterschätzendes Potenzial ausgeht, worauf im Jahre 1973, ebenfalls durch Youyou Tu, das wirkstärkere Derivat Dihydroartemisinin synthetisiert wurde. Inzwischen sind einige weitere halbsynthetische Abkömmlinge bekannt (Artemether, Artemotil, Artesunat), die, genau wie der ursprüngliche Naturstoff Artemisinin, von der WHO als Malaria-Mittel bestätigt wurden und entsprechend angewendet werden. Heute sorgen diese Stoffe außerdem in der Krebsforschung für positives Aufsehen und werden darüber hinaus für die Behandlung zahlreicher sonstiger Krankheiten erforscht.*

Für ihre wichtige Entdeckung, die über die Jahre hinweg dafür gesorgt hat, dass die durch Malaria bedingte Mortalität – besonders in den sogenannten Entwicklungsländern – signifikant gesunken ist, bekam Youyou Tu 2011 den Lasker DeBakey Clinical Medical Research Award verliehen. Im Jahr 2015 wurde sie mit dem Nobelpreis für Medizin ausgezeichnet.

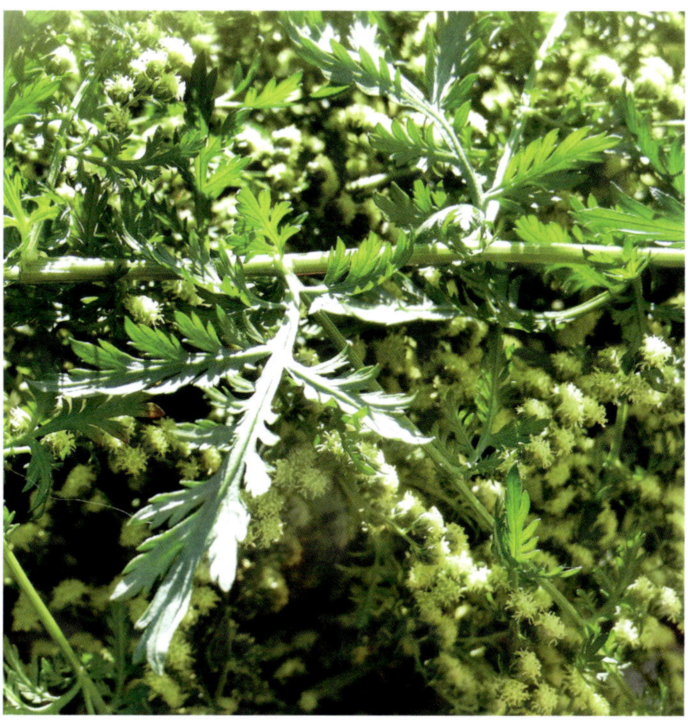

Artemisia annua, K. J.

Gartenkultur

Vermehrt wird der Einjährige Beifuß entweder durch Saatgut, vorgezogene Jungpflanzen aus der Gärtnerei oder auf vegetativem Wege mittels Stecklingen oder sogenannten Absenkern. Bei Letzterem handelt es sich um längere Triebe, die in einiger Entfernung von der Mutterpflanze in die Erde gedrückt und sobald sie ein eigenes Wurzelwerk entwickelt haben, von der Mutterpflanze mit einer scharfen Klinge abgetrennt werden. Auf diese Weise entsteht eine genetisch identische Kopie der Mutterpflanze.

Grundsätzlich gilt, dass es der Einjährige Beifuß am liebsten trocken und warm mag. Staunässe verträgt die Pflanze überhaupt nicht; deshalb muss der Boden unbedingt durchlässig sein. Ein schwerer Lehmboden sollte vor dem Einpflanzen daher mit Sand aufgelockert werden. Die Wasserzufuhr erfolgt alle zwei bis drei Tage, nur an sehr heißen Sommertagen muss die Pflanze täglich gegossen werden. Ihr Pflegeaufwand ist also sehr gering, vorausgesetzt, dass die Pflanze einen guten Standort hat. Die Frage nach der Überwinterung stellt sich bei dieser einjährigen Art nicht.

Aufgrund ihres medizinischen Potenzials wird die Pflanze heute weltweit angebaut. In tropischen Gefilden entlang des Äquators ist die Kultur des Einjährigen Beifußes nur bedingt zu empfehlen, da die Pflanze bei einer täglichen Sonnenscheindauer von zwölf Stunden – wie es auf Breitengrad 0 üblich ist – ihre Blütezeit einleitet. Das bedeutet, dass die Pflanze in diesen Gebieten quasi direkt nach der Keimung in den Blühmodus schaltet, lange bevor sie ihre eigentliche Wuchshöhe erreicht hat.

Artemisia arborescens LINNÉ

Baum-Wermut, Strauch-Wermut

Botanische Synonyme

Absinthium arborescens MOENCH, Artemisia argentea SEB. & MAUR. ex WILLK. & LANGE, Artemisia elegans SALISB.

Volkstümliche Trivialnamen

Beifußbäumchen, Baum-Wermut, Strauch-Wermut, Halbstrauchiger Garten-Wermut, Strauch-Beifuß (dt.), Arboreous absinth, Arborescent mugwort, Blue artemis, Great mugwort, Hedge artemisia, Large wormwood, Shrubby mugwort, Shrubby wormwood, Tree wormwood (engl.), Sheba, Sheeba (arab.)

Herkunft und Vorkommen

Artemisia arborescens stammt aus der Mittelmeerregion. Wildpflanzen können auf steinigen Böden unter anderem in Marokko, Algerien, Tunesien, Frankreich, Spanien, Italien und Griechenland gefunden werden. Der nordamerikanische Chemotyp stammt aus Oregon.

Inhaltsstoffe

Sesquiterpene und andere.
Das ätherische Öl der mediterranen Chemotypen ist reich an β-Thujon, Kampfer und Chamazulen, im ätherischen Öl des nordamerikanischen Chemotyps konnte kein Thujon nachgewiesen werden, stattdessen überwiegen hier Chamazulen und Kampfer.

Wirkung

Das ätherische Arborescens-Öl wirkt antimikrobiell, antioxidativ, antiviral, entzündungshemmend, fiebersenkend und pestizid. (RIAHI et al. 2019; RUSSO et al. 2020)

Der botanische Artname dieser Spezies verweist auf ihre Morphologie: *arborescens* bedeutet *holzig* oder *baumartig*. Ursprünglich stammt *Artemisia arborescens* aus dem europäischen und nordafrikanischen Mittelmeerraum, wobei sie als Kulturvarietät *Powis castle* inzwischen auch außerhalb ihrer Heimat vorkommt und aufgrund ihres dekorativen Zierwertes in vielen Gärten angepflanzt wird. Zu früherer Zeit wurde *Artemisia arborescens* auch als *Abrotanum femininum* bezeichnet, die Eberraute (Stabwurz) im Gegensatz dazu als *Abrotanum masculinum*.

Artemisia arborescens ist in erster Linie deshalb spannend, weil es herkunftsabhängig unterschiedliche Chemotypen von dieser Artemisia-Art gibt; das bedeutet, dass das ätherische Öl, je nach Herkunft der Pflanze, ganz unterschiedlich zusammengesetzt sein kann:

***Artemisia arborescens*-Chemotyp**	**Hauptbestandteile**
Marokko	β-Thujon, Kampfer
Algerien, Nordwest	Kampfer
Algerien, Nordost	β-Thujon, Chamazulen
Libanon	β-Thujon, Chamazulen
Sizilien, Sardinien	β-Thujon, Kampfer
Nordamerika	Chamazulen, Kampfer

(SAID et al 2016:1095f.; RUSSO et al. 2020)

Auch wenn alle Chemotypen für sich genommen sehr interessant sind, so ist doch die Tatsache spannend, dass im ätherischen Öl des nordamerikanischen Chemotyps sehr hohe Konzentrationen der entzündungshemmenden Substanz Chamazulen und kein Thujon enthalten sind. Aufgrund des Fehlens an Thujon ist dieses ätherische Öl aus medizinischer als auch aus toxikologischer Betrachtung unbedenklicher als die ätherischen Öle der anderen *Arborescens*-Chemotypen.

Botanik

Artemisia arborescens hat filigrane, ein- oder zweifach gefiederte, silbrig-graue und filzige Blätter. Die Blütenfarbe ist gelb und die Wuchshöhe der strauchartig gedeihenden Pflanze beläuft sich auf 50 bis 100 cm, vereinzelt werden die Exemplare aber auch größer. Die Blütezeit erstreckt sich von Mai/Juni bis August. Das gesamte Kraut ist stark aromatisch. Je nach Chemotyp variiert jedoch das Duftprofil.

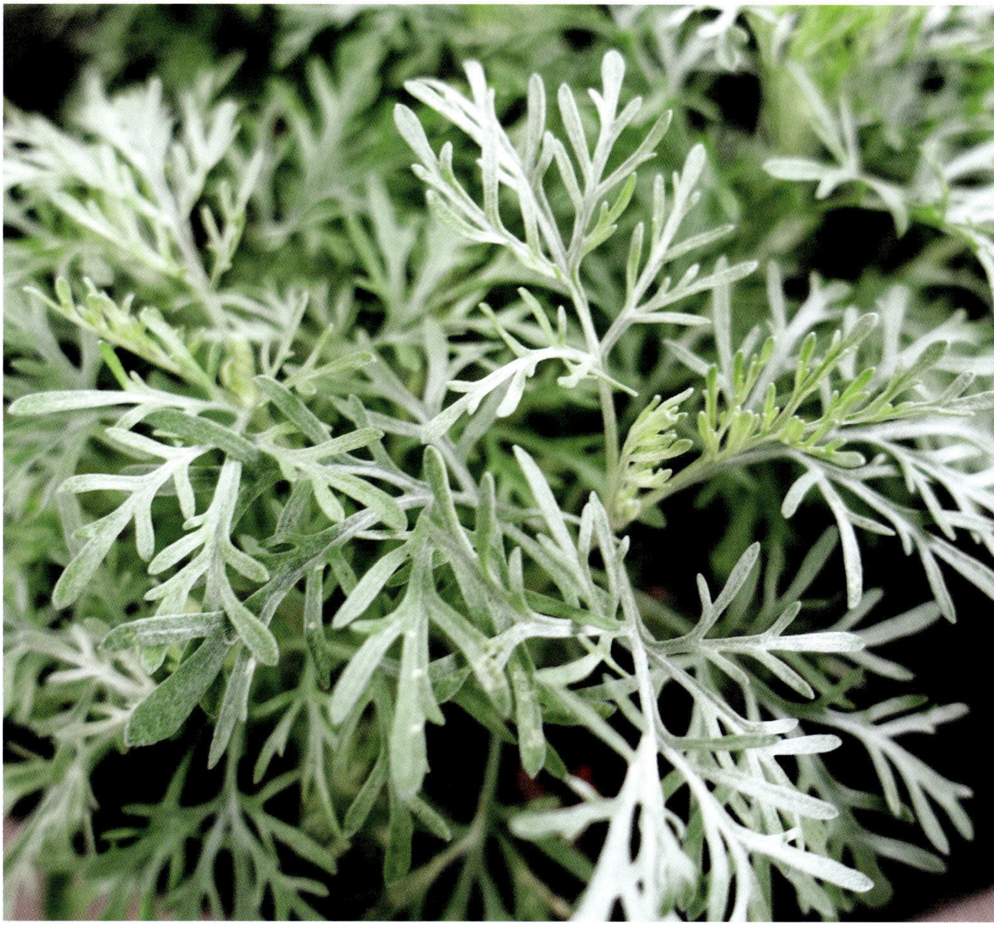

Artemisia arborescens, K. J.

Vergleich von marokkanischem und amerikanischem *Arborescens*-Öl

Inhaltsstoff	Marokkanisches Öl	Amerikanisches Öl
Alpha-Thujon	1.00 %	Nicht nachgewiesen
Beta-Thujon	30.06 %	Nicht nachgewiesen
Myrcen	9.10 %	5.05 %
Linalool	2.06 %	0.65 %
Kampfer	21.67 %	16.71 %
Germacrene D	2.03 %	7.15 %
Chamazulen	1.45 %	39.60 %

(Auswahl nach PAPPAS & SHEPPARD-HANGER 2000)

Kult, Ritual und Zeremonie

Über eine traditionelle Verwendung als Ritualpflanze liegen keine verwertbaren Informationen vor. Unabhängig davon eignen sich alle Chemotypen von Artemisia arborescens sehr gut als reinigendes Räucherwerk.

Kulinarisches

In Marokko wird der Baum-Wermut, genau wie der Echte Wermut, „Sheba" genannt und als Tee getrunken.

Gartenkultur

Die im Pflanzenhandel erhältliche Kulturvarietät „Powis castle" ist unkompliziert anzubauen. Sie benötigt einen möglichst vollsonnigen Standort sowie einen durchlässigen Boden, der im Idealfall etwas kalkhaltig ist. Artemisia arborescens ist sehr trockenheitsverträglich und hat einen niedrigen Wasserbedarf. Tägliches Gießen ist deshalb nur in sehr heißen Sommerperioden nötig. Artemisia arborescens ist bedingt frosthart. Kurze Perioden mit Temperaturen bis -10 °C übersteht sie ungeschützt zumeist unbeschadet. Gegebenenfalls muss in Gebieten mit sehr kalten Winterperioden über einen Winterschutz nachgedacht werden.

Der nordamerikanische Chemotyp (und möglicherweise ebenso die mediterranen Varietäten) ist nur in Regionen mit milden Wintern winterhart; wenn das nicht gegeben ist, muss sie als einjährige Pflanze kultiviert oder im Gewächshaus gepflegt werden. (PAPPAS/SHEPPARD-HANGER 2000) Die Anzucht gestaltet sich schwieriger als die der im Handel erhältlichen Zuchtform.

Heilkunde

In der traditionellen Volksmedizin wird *Artemisia arborescens* zur Behandlung von Asthma, Hauterkrankungen, Bronchialleiden, Herpes sowie bei unzureichender Produktion von Gallenflüssigkeit verwendet. (ROSE/EARLE 1996; CARRUBBA/SCALENGHE 2012) *Artemisia arborescens* schmeckt artemisiatypisch sehr bitter und wird volksmedizinisch zumeist in Kombination mit Minze als Teeaufguss zubereitet. (MICHELAKIS 2016)

Auf der italienischen Insel Sardinien ist der Baum-Wermut als traditionelles Heilmittel zur Behandlung von Rheuma, Nervenschmerzen, Magenbeschwerden, Nierenkolik und Lungenkrankheiten bekannt. (BALLERO et al. 2001)

Das ätherische Öl des nordamerikanischen Chemotyps bietet sich nach PAPPAS/SHEPPARD-HANGER (2000) aufgrund der sehr hohen Chamazulen-Konzentrationen und dem Fehlen an Thujon – verdünnt in einem Trägeröl gelöst – in besonderer Weise zur Behandlung von Hauterkrankungen an, beispielsweise bei Infektionen, empfindlicher Haut, Verbrennungen, Akne und Keratosis. Bei schwangeren Frauen und Kleinkindern muss von einer Anwendung abgesehen werden.

Die US-amerikanische Aromatherapeutin Jeanne Rose schrieb über das ätherische Öl von *Artemisia arborescens*, welches sie *Blue Artemis* nannte, folgendes: „Beide Arten von *Artemisia arborescens* werden zur Hautpflege, in Lotionen und Anwendungen aller Art verwendet. Der marokkanische Chemotyp kann auch bei Hautkrebs eingesetzt werden. Ich habe das marokkanische Öl bei Warzen verwendet. Bei direkter und häufiger Anwendung kann die Warze mit der Zeit leicht entfernt werden. Das Hydrolat kann als Spray oder Kompresse für alle Hautkrankheiten verwendet werden. Es ist nützlich, wenn das blaue Öl zu offensichtlich wäre." (ROSE 2007:11)

Der nordamerikanische Chemotyp (Nordwest-Pazifik, Oregon)

Im Vergleich zum Chemotyp aus Marokko, dessen ätherisches Öl einen deutlichen Thujon Geruch abgibt, duftet das Öl des amerikanischen Chemotyps alles in allem etwas sanfter: frisch, leicht süß, leicht minzig und kampferartig. Wer genau die *Arborescens*-Pflanze erstmalig in die USA einführte, ist unklar; vermutlich war es ein Kräuterzüchter, der in den 1990er Jahren ein Exemplar aus der Mittelmeerregion nach Oregon importierte. Die Person, die als erster daraus das ätherische Öl destillierte und für Analysen zur Verfügung stellte, hieß Georg Sturz (PAPPAS/SHEPPARD-HANGER 2000). Es stellte sich heraus, dass der amerikanische

Chemotyp von *Artemisia arborescens* nicht nur kein Thujon enthält, sondern von allen bekannten ätherischen Ölen weltweit den höchsten Chamazulen Anteil aufweist. (Ebd.) Daher auch die tiefblaue Farbe des ätherischen Öls, was durch die hohen Chamazulen-Konzentrationen erklärt werden kann. Diese Verbindung wirkt entsprechend den Ergebnissen zahlreicher Untersuchungen entzündungshemmend.

Chamazulen-Anteile in den blauen Ölen

Ätherisches Öl	Chamazulen
Baum-Wermut (*Artemisia arborescens*, USA/NW-Pazifik)	30–40 %
Schafgarbe (*Achillea millefolium*)	2–27 %
Echte Kamille (*Matricaria chamomilla*)	2–12 %
Blauer Rainfarn (*Tanacetum annuum*)	1–3 %
Baum-Wermut (*Artemisia arborescens*, Marokko)	1–2 %
Wermut (*Artemisia absinthium*)	0–4 %

(nach PAPPAS & SHEPPARD-HANGER 2000)

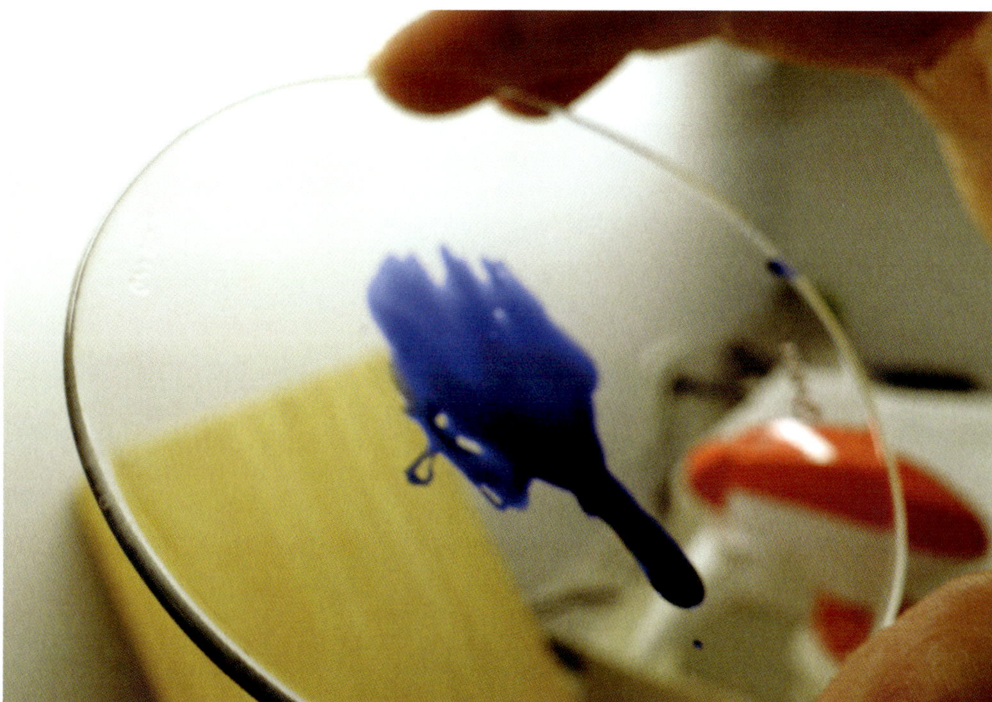

Ätherisches Öl vom amerikanischen *Arborescens*-Chemotyp, *Blue Artemis*, fotografiert im Labor von Sheila Jacaman, Divinanaturalskincare, Schweiz

Artemisia campestris LINNÉ

Feld-Beifuß

Botanische Synonyme

Artemisia caudata MICHX., Artemisia dniproica KLOKOV, Artemisia odoratissima DESF., Artemisia sosnovskyi NOVOPOKR., Artemisia tschernieviana BESSER, Oligosporus campestris (L.) CASS., Oligosporus caudatus (MICHX.) POLJAKOV.
Der Feld-Beifuß ist eine formenreiche Spezies mit zahlreichen Unterarten und Varietäten: z. B. Artemisia campestris subsp. alpina (DC.) ARCANG., Artemisia campestris subsp. campestris, Artemisia campestris var. caudata (MICHX.) B.L.TURNER, Artemisia campestris subsp. sericea LEMKE & ROTHM., Artemisia campestris subsp. canadensis (MICHX.) SCOGGAN, Artemisia caudata var. calvens LUNELL, Artemisia caudata var. majuscula J.ROUSSEAU sowie einige weitere mehr.

Volkstümliche Trivialnamen

Ambrosiakraut, Roter Beifuß, Besenkraut, Feldartemisie, Feld-Beifuß, Feldeberreis, Feld-Wermut, Wilde Stabwurz, Kleines Traubenkraut (dt.), Beach wormwood, Boreal wormwood, Breckland wormwood, Canadian wormwood, Field mugwort, Field sagewort, Field wormwood, Northern wormwood (engl.), Cahlóġan waśtémna (Lakota), Fältmalört (schwed.), Ketomaruna (finn.), Mark-Bynk (dän.), Markmalurt (nor.)

Herkunft und Vorkommen

Der Feld-Beifuß hat seine botanische Heimat in Europa, kommt als eingebürgerte Wildpflanze aber auch in weiten Teilen Nordamerikas, Nordafrikas und Westasiens vor. Sein

In Finnland gilt der Feld-Beifuß, der im Vergleich zu anderen Artemisien nur ein sehr schwaches Aroma verströmt, als Zeigerpflanze für Orte aus der Eisenzeit. Angeblich können dort, wo die Pflanze in größeren Populationen vorkommt, häufig Überreste aus vergangenen Zeiten gefunden werden. Die ethnobotanische Relevanz von *Artemisia campestris* (von lat. *campus*, dt. „Feld") umfasst in erster Linie den Einsatz als Heilpflanze sowie als verdauungsförderndes Bittermittel (*Amara pura*).

Botanik

Der Feld-Beifuß gedeiht mehrjährig und besitzt einen rotbraunen, aufrechten und wenig verzweigten Stängel. Dieser bildet einen optisch reizvollen Kontrast zum grünen Laub, ist im unteren Bereich verholzt, dicht sowie in wechselständiger Anordnung mit kleinen, zwei- oder dreifach gefiederten, gestielten oder sitzenden Laubblättern besetzt. Die oberirdische Wuchshöhe der Pflanze reicht von 20 bis 80 cm, das Wurzelwerk hingegen entwickelt eine Länge von etwa 150 cm; daher ihre Unempfindlichkeit gegenüber Trockenheit. Die Triebe sind in frischem Zustand weich behaart, später sind sie kahl. Die Hüllblätter der ei- oder kugelförmigen Blütenköpfchen sind grün, die Blütenkrone selbst ist von gelber, rötlicher oder rotbrauner Farbe. Die Blütezeit ist von August bis September. Im Vergleich zu anderen Artemisien ist der Feld-Beifuß kaum aromatisch: Weder die Blüten, noch die Blätter verströmen einen intensiven Duft, wodurch diese Art leicht bestimmt und von anderen Artemisien unterschieden werden kann.

Heilkunde

Zubereitungen aus dem oberirdischen Kraut oder den Blättern des Feld-Beifußes wurden in der traditionellen europäischen, nordamerikanischen sowie der nordafrikanischen Naturheilkunde, beispielsweise in Libyen und Tunesien, zur Behandlung von Blasen- und Harnwegsentzündungen, erhöhtem Blutdruck, Diabetes, Menstruationsstörungen sowie bei Verdauungsproblemen verwendet. Äußerlich – in Form eines aus zerkleinerten Pflanzenteilen hergestellten Breis oder eines Wasserauszugs – wurde die Pflanze bei „schweren" Augen sowie bei Ekzemen, Gelenkschmerzen, Hautproblemen (auch Kopfhaut), Prellungen, Schlangenbissen und Wunden genutzt. Von nordamerikanischen Ureinwohnerstämmen (Lakota u. a.) wurde die Pflanze darüber hinausgehend als Abortivum verwendet, um mit schwierigen Komplikationen einhergehende Schwangerschaften zu beenden.

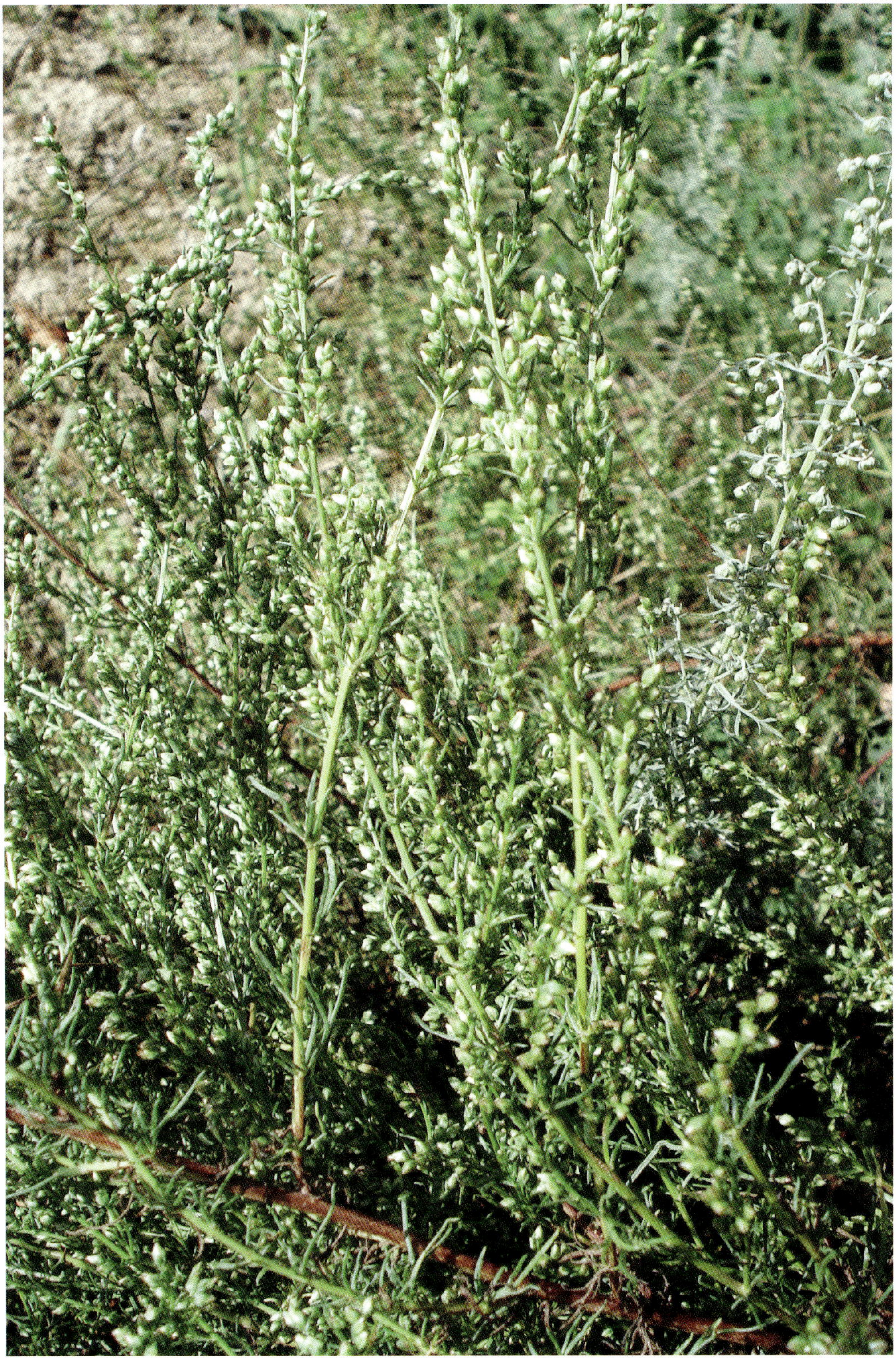

Artemisia campestris, Botanischer Garten Wien, N. G.

bevorzugter Lebensraum (Habitat) sind trockene und sandige Ruderalflächen.

Inhaltsstoffe

Komponenten des ätherischen Öls sind β-Thujon (4 %),Thujonalkohol (15 %; Syn. Tanacetylalkohol), α- und β-Pinen (4 %), 1,8-Cineol (8 %), Geraniol (13 %) u. a., außerdem Artemisiaketon (Wurzel), diverse Sesquiterpene, Flavonoide (Cirsiliol u. a.) sowie methoxylierte Flavone (Casticin u. a.).

Wirkung

Antibakteriell, antimutagen, antioxidativ, antitumoral, entzündungshemmend, insektenabwehrend, verdauungsfördernd (AKROUT et al. 2011; ANIYA et al. 2000; DIB et al. 2016).

Gartenkultur

Der Feld-Beifuß ist vollkommen winterhart, außerdem sehr langlebig. Einzelne Exemplare erreichen bei guten und geschützten Standortbedingungen ein Lebensalter von 20 Jahren oder mehr. Die Kultur von Artemisia campestris im eigenen Garten gestaltet sich als unkompliziert und sicher. Das Einzige, was der Feld-Beifuß benötigt, um lange und gesund zu leben, ist ein sonniger Standort sowie ein durchlässiger und tendenziell eher trockener Boden. Einer lehmigen Gartenerde muss der Gärtner vor der Aussaat oder dem Aussetzen vorgezogener Jungpflanzen deshalb reichlich Sand (alternativ Kies oder andere Gesteinsmaterialien) untermischen.

Ebenfalls von ethnopharmakologischer Relevanz sind die Samen von *Artemisia campestris*, die zu früheren Zeiten als antifungal wirkendes Mittel zur Bekämpfung von Eingeweidewürmern empfohlen wurden. Im Vergleich zu anderen Pflanzenteilen enthalten sie gemäß moderner Untersuchungen allerdings nur sehr geringe Konzentrationen an Wirkstoffen.

Kult, Ritual und Zeremonie

Als sakrale Ritualpflanze ist der Feld-Beifuß im Vergleich zu seinen Verwandten relativ unbedeutend, obschon sich natürlich auch diese Beifuß-Art zum Räuchern eignet. Allerdings ist das Aroma nicht vergleichbar mit dem von anderen Artemisien: Feld-Beifuß duftet deutlich schwächer, sowohl im lebenden Zustand als auch beim Räuchern des getrockneten Krauts.

Der Wurzel von *Artemisia campestris* werden in Nordamerika mancherorts magische Zauberkräfte nachgesagt. Bei den Lakotas heißt es, dass das pulverisierte Rhizom, wenn es einer schlafenden Person ins Gesicht gepustet wird, diese am Aufwachen hindere. Der Schlafende wird dann nichts davon mitbekommen, wie sich Diebe beispielsweise seines Pferdes bemächtigen oder den Nahrungsvorrat plündern.

Kulinarisches

In der Küche wird der Feld-Beifuß traditionell ähnlich verwendet wie *Artemisia vulgaris*, beispielsweise als verdauungsförderndes Gewürz für fetthaltige Speisen. Die im August bis September geerntete Blütenrispe dieser Spezies eignet sich als Würze für Ofengemüse und Saucen oder zum Aromatisieren von Bier, Schnaps und Wein.

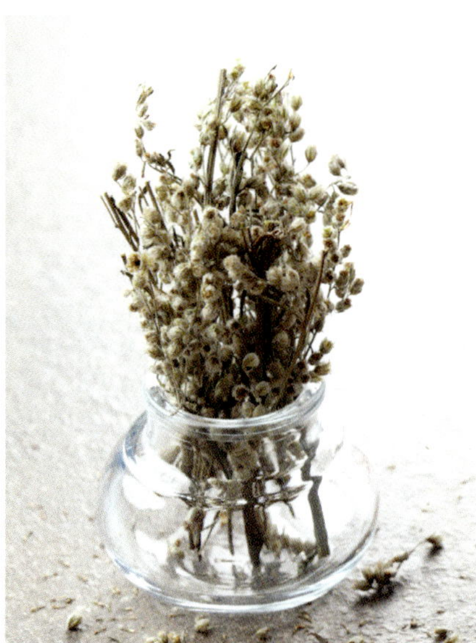

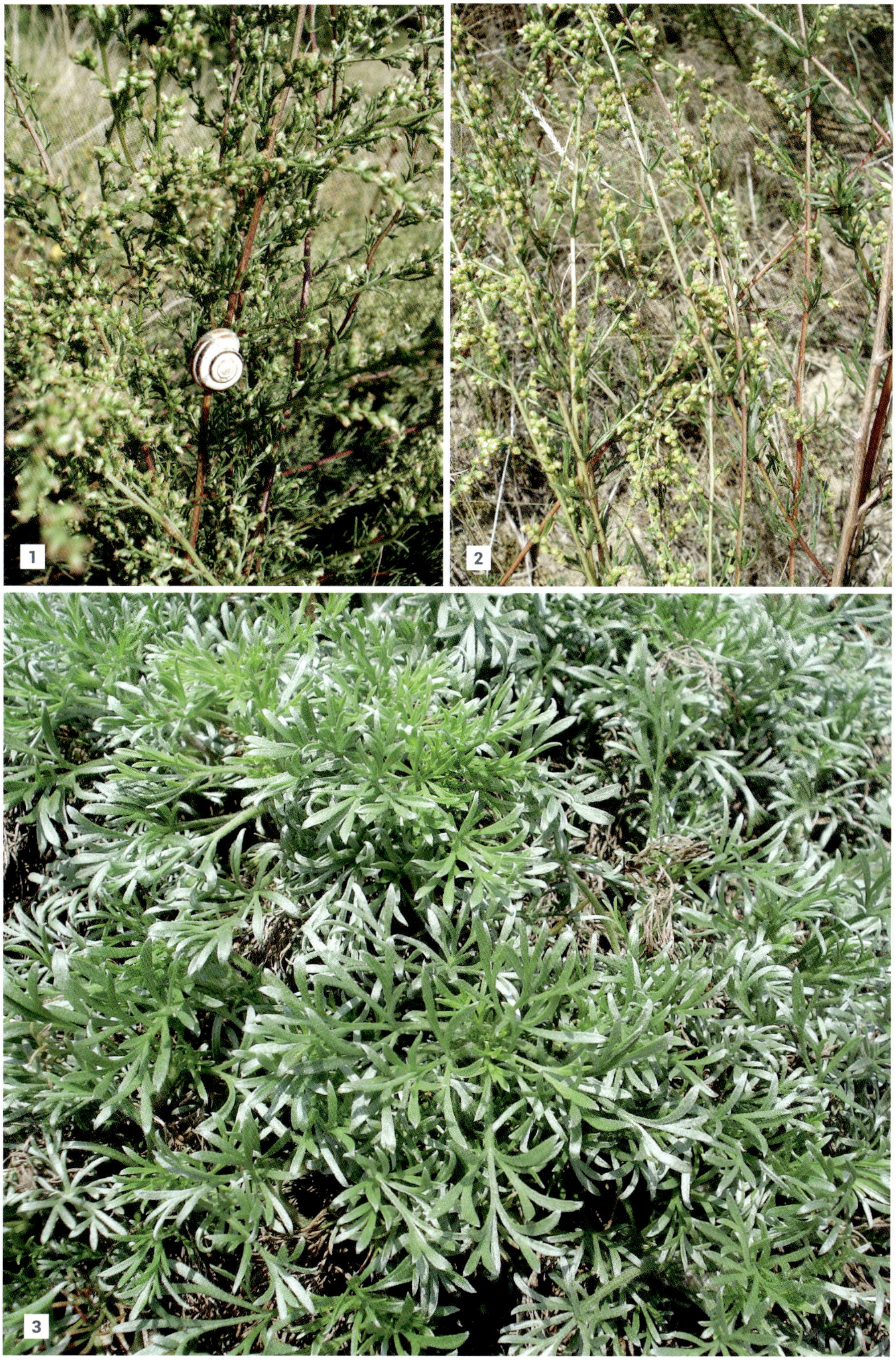

1 *Artemisia campestris*, N-Eichkogel, Westhang, N. G. **2** *Artemisia campestris, B*-Siegendorfer Puszta, N. G. **3** *Artemisia campestris, N*-Wachau, Stein, N. G.

Artemisia cana PURSH
Indianischer Salbeistrauch

Botanische Synonyme
Artemisia columbiensis NUTT., Seriphidium canum (PURSH) W.A.WEBER

Unterarten
Artemisia cana ssp. Bolander – Bolander's silver sagebrush, Artemisia cana subsp. cana – plains silver sagebrush, Artemisia cana ssp. viscidula – mountain silver sagebrush

Volkstümliche Trivialnamen
Indianischer Salbeistrauch, Wüsten-Salbeistrauch, Kleiner Steppenbeifuß (dt.), Bodie sagebrush, Coaltown sagebrush, Dwarf sagebrush, Hoary sagebrush, Silver sagebrush, Sticky sagebrush, White sagebrush, Silver wormwood (engl.), Peji hota tot (lak.)

Herkunft und Vorkommen
Diese Spezies stammt aus Kalifornien, ist heute aber auch in anderen Bundesstaaten der Vereinigten Staaten sowie in weiten Teilen Kanadas verbreitet. Als aromatische Zierpflanze wird Artemisia cana gelegentlich auch in europäischen Gärten kultiviert.

Inhaltsstoffe
Als zentrale Bestandteile des ätherischen Öls wurden 1,8-Cineol (21–27 %) und Campher (16–37 %) identifiziert, außerdem die Sesquiterpenlactone Canin, Artecanin, Matricarin, Deacetylmatricarin und Ridentin (LOPES-LUTZA et al. 2008; LEE et al. 1969).

Diese als „Salbei" bezeichnete Artemisie ist nicht zu verwechseln mit dem Indianischen Räuchersalbei (*Salvia apiana*, Weißer Salbei), welcher in der spirituellen Räucherkultur der nordamerikanischen Ureinwohner ebenfalls von wichtiger Relevanz ist und traditionell auf gleiche Weise und zu selben Zwecken rituell eingesetzt wird wie *Artemisia cana*: als Werkzeug zur energetischen Reinigung und Harmonisierung. Der Artenname dieser Spezies bezieht sich auf die silbrig-graue Farbe des Laubs: *cana* bedeutet „silbrig".

Botanik
Mehrjähriger, winterharter und verzweigter Halbstrauch mit ein- bis zweifach gefiederten, schmalen, wechselständigen, samtigweich behaarten und stark aromatischen Blättern sowie einer Wuchshöhe von 40 bis 100 cm, nur selten wächst die Pflanze höher. Die Blütenrispe mit den kleinen, unscheinbaren und gelbfarbigen Blütenköpfen umgibt einen Großteil des Zweigs. Blütezeit ist von Juni bis September. Die Pfahlwurzel bildet dünne und bis zu mehrere Meter lange Ausläufer. Aus diesen gehen im Frühjahr zahlreiche neue Triebe hervor.

Heilkunde
Zubereitungen aus *Artemisia cana* werden in der traditionellen indianischen Pflanzenheilkunde als Erkältungs-, Kopfschmerz- und Magenmittel sowie als Antiseptikum empfohlen, daneben als insektizid wirkendes Mückenmittel sowie als stärkendes und kreislaufanregendes Tonikum. Appliziert wird die Pflanze im Rahmen einer medizinischen Anwendung üblicherweise in der Darreichung eines Teeaufgusses, eines Dekoktes oder als Räucherwerk.

Kult, Ritual und Zeremonie
Artemisia cana ist eine tolle Räucherpflanze und als solche bei zahlreichen Ureinwohnerstämmen – in erster Linie jedoch bei solchen, die im Bundesstaaten Montana sowie in anderen Gebieten der Great Plains beheimatet sind – von ritueller Bedeutung: für Reinigungen, Gebete, Heilrituale, Schwitzhüttenzeremonien sowie das *Pow Wow*.

Kulinarisches
Die zarten, im jungen Zustand gesammelten Blätter wurden in der indianischen Küche zum Würzen von Suppen und anderen warmen Gerichte verwendet. Ebenfalls für kulinarische Zwecke eingesetzt wurden die Samen. Sie können gekocht oder roh gegessen werden.

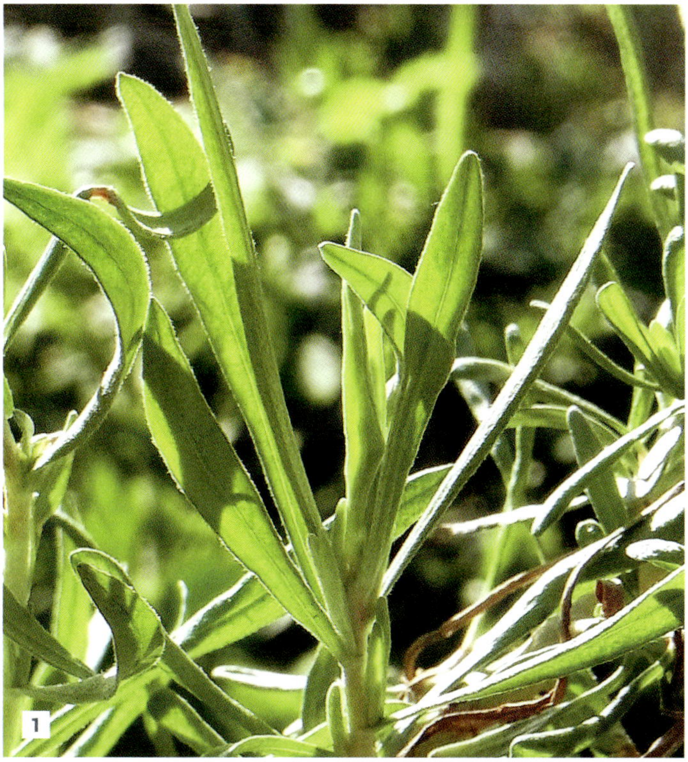

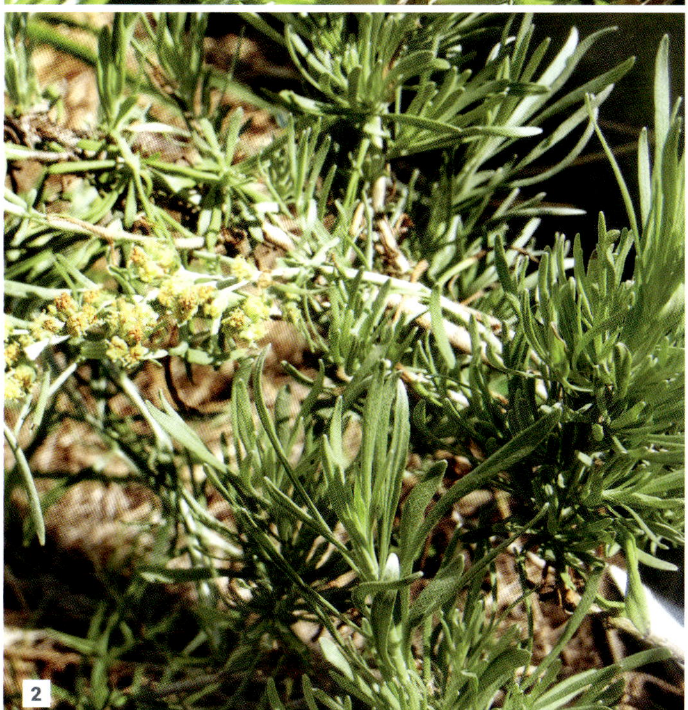

1 *Artemisia cana*, K. J. **2** Der Indianische Salbeistrauch kann rituell zu gleichen Zwecken eingesetzt werden wie der Weiße Salbei *Salvia apiana*, K. J.

Wirkung

Pharmakologische Untersuchungen zu den Wirkstoffen der Pflanze sind rar. Ethnomedizinisch wird die Wirkung als antiseptisch beschrieben (MOERMAN 1989).

Gartenkultur

Artemisia cana ist erfahrungsgemäß auch in mitteleuropäischen Gefilden frosthart und eignet sich daher gut für die Gartenkultur – ideal ist ein in der vollen Sonne liegender Steingarten. Allerdings wächst sie auch in normalen Beeten zu einer gesunden Pflanze heran – vorausgesetzt, dass der Boden locker und durchlässig ist. Da sich die Pflanze durch lange Wurzelausläufer vermehrt und sich auf diese Weise große Areale des Gartens aneignen kann, ist es im Falle einer unerwünschten Ausbreitung ratsam, entweder eine Wurzelsperre einzugraben oder den Indianischen Salbeistrauch in Kübeln zu pflegen. Eine Topfkultur gelingt unproblematisch auf dem sonnigen Balkon oder der Terrasse.

Artemisia capillaris THUNB.

Chinesisches Moxakraut

Botanische Synonyme

Draconia capillaris (THUNB.) SOJÁK, Oligosporus capillaris (THINB.) POLJAKOV

Volkstümliche Trivialnamen

Chinesischer Wermut, Haariger Beifuß, Moxakraut (dt.), Armoise capillaire (franz.), Capillary artemisia, Chinese wormwood, Yin chen wormwood (engl.), Injin (kor.), Rumput roman (mal.), Tradmalort (schwed.), Yin chen, Yin chen hao (chin.)

Herkunft und Vorkommen

Artemisia capillaris ist in China heimisch, gedeiht aber außerhalb ihrer botanischen Herkunft, z. B. in Indien, Japan, Korea, Mongolei, Nepal, Philippinen sowie in Sibirien. Am liebsten wächst die Pflanze auf Stränden und Spülsäumen am Flussufer.

Inhaltsstoffe

Ätherisches Öl (0,8 %) mit 1,8-Cineol (14 %), Germacren D (10 %) sowie Campher (8 %) als Hauptkomponenten. Weitere im Pflanzenmaterial identifizierte Verbindungen sind Acenaphthylen, 4-Caren, p-Cymol, α- und β-Pinen, γ-Curcumen, Caryophyllene, Limonen, diverse Phenylacetylene (Cappilin, Cappilen u. a.), β-Sitosterol sowie eine Vielzahl sonstige Substanzen (JOSHI 2013, YUN 2009).

Wirkung

Antioxidativ, blutdrucksenkend, entzündungshemmend, fiebersenkend, gallenflussanregend, krebshemmend, leberstärkend, keim- und pilztötend, verdauungsfördernd (JOSHI 2013; JANG et al. 2015).

Die ethnobotanische Relevanz dieser im asiatischen Kulturraum weit verbreiteten Spezies obliegt in erster Linie ihrer traditionellen Verwendung als Heilpflanze, besonders in China und Japan. In der Traditionellen Chinesischen Medizin (TCM) wird *Artemisia capillaris* – genau wie ihre Verwandte *Artemisia scoparia* – als Stammpflanze für die Herstellung der Droge *Artemisia scopariae herba* (Yin Chen) verwendet und als solche zur Therapie von Lebererkrankungen sowie zahlreichen sonstigen Leiden empfohlen. Gleichzeitig wird die Pflanze in der TCM für therapeutische Moxa-Behandlungen (Moxibustion) genutzt – deshalb auch ihre deutsche Trivialbezeichnung „Moxakraut". Ihren botanischen Beinamen *capillaris* (dt. „Haar, „haarartig", „zum Haar gehörig") trägt die Pflanze aufgrund ihres fein behaarten Blattwerks.

Botanik

Mehrjähriger, frostharter Halbstrauch mit einer Wuchshöhe von 30 bis 100 cm, einem stark verzweigten Stängel und gelben, zwittrigen sowie in Rispen stehenden Blüten. Die Blätter sind grün, meist zweifach gefiedert, wechselständig angeordnet, oberseitig glänzend behaart und im Jungstadium sehr weich. Blütezeit ist von Juli bis September. Die Duftintensität dieser Artemisie liegt im mittleren Bereich, vergleichbar mit *Artemisia vulgaris*.

Heilkunde

In der TCM wird *Artemisia capillaris* nachweislich seit über 2000 Jahren für Heilzwecke genutzt. Die Pflanze gilt als bitter und kühl. Sie wird dem Funktionskreis von Galle, Leber, Magen und Milz zugeordnet und zur Behandlungen sämtlicher Krankheiten verwendet, die mit trockener oder feuchter Hitze in Verbindung gebracht werden, zum Beispiel Gelbsucht, Fieber und Kopfschmerzen. Darüber hinaus wird die Pflanze in der TCM bei Appetitlosigkeit, Benommenheit, Hepatitis, Schüttelfrost, Verdauungsstörungen sowie bei Harnwegs-, Gallenblasen- und Lebererkrankungen empfohlen. Angewendet wird die Pflanze in der Darreichung eines Aufgusses. Als medizinische Dosis gelten in der TCM zehn Gramm des getrockneten Krauts. Wird sie hingegen zur Linderung von Kopfschmerzen verwendet, ist es traditionell üblich aus der zerkleinerten Pflanze einen Umschlag oder eine Art Pflaster herzustellen und dieses auf die schmerzende Stelle zu legen. Weiterhin sehr beliebt ist der traditionelle Gebrauch von *Artemisia capillaris* als Moxakraut.

Gartenkultur

Um sich gesund zu einer stattlichen Pflanze entwickeln zu können, benötigt Artemisia capillaris einen sandigen oder steinigen Boden. Die Pflanze ist frostunempfindlich und überwintert daher ohne Schwierigkeiten im Freien.

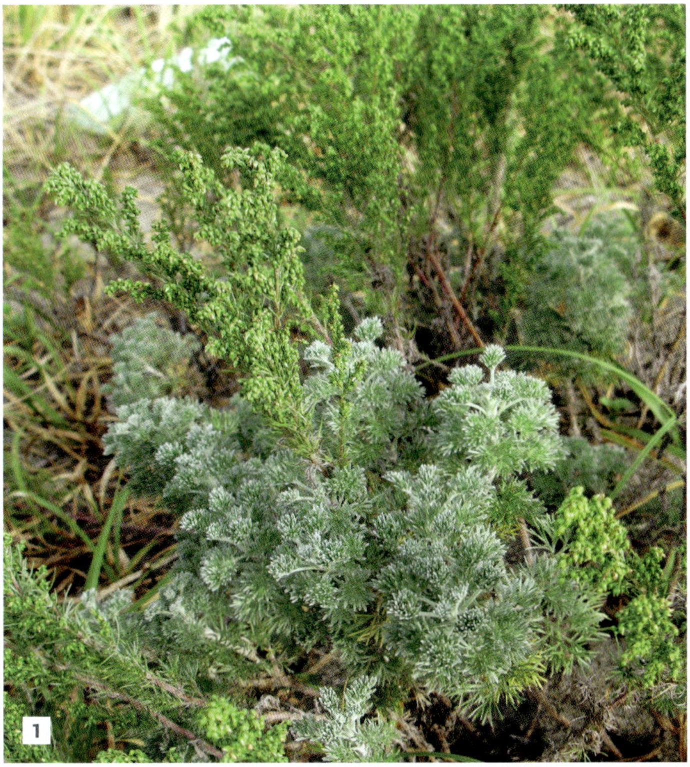

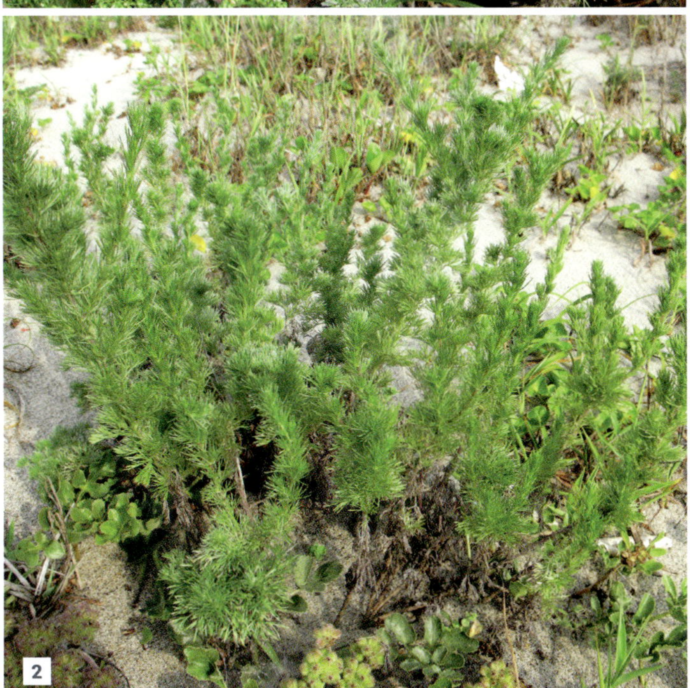

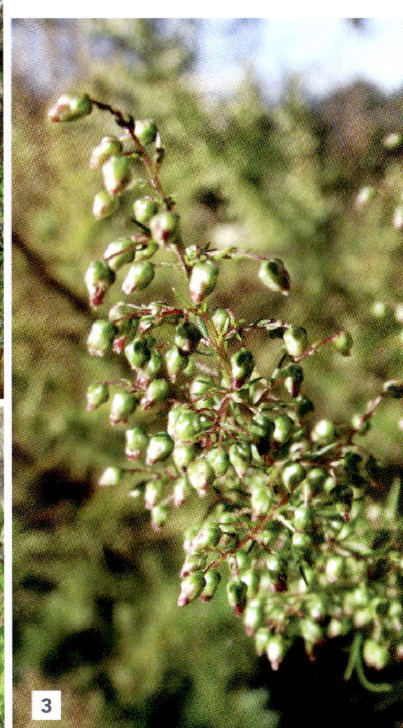

1 ***Artemisia capillaris***, Wikipedia © Qwert1234 **2** ***Artemisia capillaris***, Wikipedia © Qwert1234 **3** ***Artemisia capillaris***, Wikipedia gemeinfrei

Artemisia cina O.BERG
Zitwerbeifuß, Wurmsamen

Botanische Synonyme
Seriphidium cinum (O.BERG) POLJAKOV

Volkstümliche Trivialnamen
Meerstrand, Wurmkraut, Wurmsaat, Wurmsamen, Zitwer, Zitwerbeifuß, Zitwerblüte, Zitwersamen (dt.), Barbotine, Semen contra, Semencine (franz.), Cytwar (pol.), Cytwarnaja polyn (russ.), He-shi (chin.), Levant wormseed, Santonica, Wormseed (engl.), Maskfrö (schw.), Matomaruna (fin.), Ormefrö (dän.), Tomillo blanco (span.), Wormsaat (niederl.)

Botanik
Krautiger Halbstrauch mit Kampferaroma sowie 30 bis 60 cm hohen, am Grunde holzigen und im oberen Drittel rispenartig verästelten Stängeln. Die Blätter sind zweifach gefiedert, im oberen Pflanzenabschnitt auch ungeteilt, und mit kleinen, grauen Haaren übersät. Die drei- bis fünfblütigen und unscheinbar aussehenden Blütenköpfe haben eine Länge von etwa 3 mm und sind von grünlich-brauner Farbe. In ihnen liegt der Wirkstoff Santonin in der größten Konzentration vor. Allerdings ist der Santonin-Gehalt von der Salzverfügbarkeit des Bodens abhängig und unterliegt damit starken Schwankungen. Je salzhaltiger der Boden, desto höher das Santonin-Vorkommen in der Pflanze.

Begründet durch den im Blütenmaterial des Zitwerbeifußes verfügbaren und wurmtreibend wirkenden Inhaltsstoff Santonin, wurde diese Spezies damals häufig als Anthelminthikum (Wurmmittel) verwendet. Aufgrund der potenziellen Toxizität dieses Moleküls, das in Folge zu hoher Dosierungen eine große Bandbreite unangenehmer Nebenwirkungen birgt, wird die Pflanze heute nur noch in homöopathischer Verdünnung empfohlen.

Über die Herkunft des botanischen Beinamens gibt es verschiedene Spekulationen. Einige Wissenschaftler vermuten, dass die Bezeichnung Cina in den italienischen Begriffen *semenzina*, *semenza* oder *semen cinae* (dt. „Saatgut“) ihren Ursprung hat. Schließlich wurden die als Arznei gebräuchlichen Blüten zu früherer Zeit irrtümlicher Weise für die Samen der Pflanze gehalten; deshalb auch die Trivialbezeichnung *wormseed* (dt. „Wurmsamen“). Andere etymologische Erklärungen beschreiben, dass die Heimat des Zitwerbeifußes ursprünglich in China vermutet wurde und diese Spezies deshalb ihren botanischen Artennamen trägt.

Hinweis: Der Zitwerbeifuß hat weder ein botanisches Verwandtschaftsverhältnis zur Zitwerwurzel (*Curcuma zedoaria*) noch zum als „Deutscher Zitwer“ bekannten Kalmus (*Acorus calamus*).

Heilkunde
In alten europäischen, orientalischen und russischen Medizinsystemen war der Wurmsamen eines der geläufigsten Mittel, wenn es um die Austreibung von Maden- und Spulwürmern ging. Außerdem wurden Zubereitungen aus den ungeöffneten Blütenständen bei Magen-Darm-Leiden, Fieber und zittrigen Gliedern empfohlen.

In der Homöopathie wird der Wurmsamen (Cina) auch heute noch verwendet, vorrangig als Wurmmittel, daneben zur Therapie drückender Kopfschmerzen, Atembeklemmungen und Keuchhusten. Besonders bewährt hat sich die Anwendung von Cina bei Kindern.

Kult, Ritual und Zeremonie
Artemisia cina eignet sich gut als Räucherkraut. Es sollte allerdings nur sparsam dosiert werden. Ob und inwieweit Zubereitungen aus der Pflanze in der Vergangenheit auch rituell eingesetzt wurden, sei es als Räucherwerk oder als berauschendes Psychoaktivum, ist jedoch unklar.

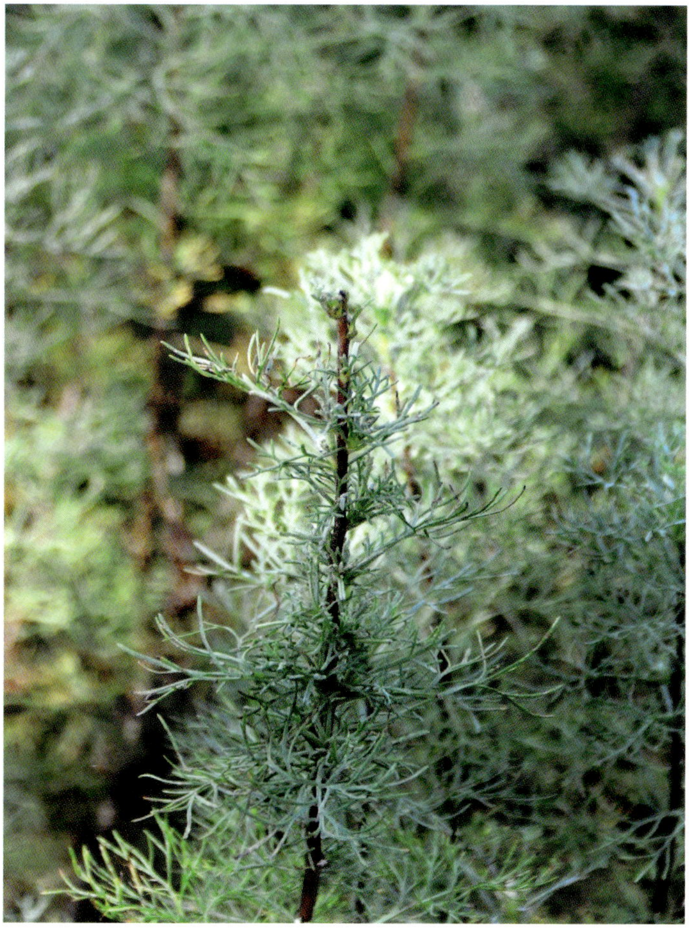

Artemisia cina, Wikipedia © RaBoe_026

Herkunft und Vorkommen

Heimisch ist Artemisia cina in den Salzsteppen von Russland, der Mongolei und Kasachstan. Als eingebürgerte Wildpflanze wächst außerdem im Iran, der Türkei sowie in weiten Teilen Osteuropas. Zum Zwecke der Santoningewinnung wird der Wurmsamen bisweilen auch in einigen salzreichen Gebieten in Deutschland kultiviert.

Inhaltsstoffe

Die Blüte enthält hohe Konzentrationen unterschiedlicher Sesquiterpenlactone. Als zentrale Wirkstoffe allen voran Santonin und Artemisinin (VONARBURG 2005: 76).

Wirkung

Wurmtreibend, psychoaktiv, halluzinogen, neurotoxisch. Zehn Gramm des getrockneten Blütenmaterials gelten bei einer erwachsenen Person als letale Dosis.

Gartenkultur

Samen oder vorgezogene Jungpflanzen sind nur schwer erhältlich.

Artemisia copa PHIL.
Copa-Copa

Volkstümliche Trivialnamen
Copa-Copa, Copa tola, La Copa (chil.)

Botanik
Verzweigter Strauch, Wuchshöhe 30 bis 60 cm. Die Blätter sind länglich, mit einer Größe von etwa 1 cm jedoch ziemlich klein, von weiß-silbriger Farbe und filziger Beschaffenheit. Die Farbe der Blüte ist gelb – ein sehr hübscher Farbkontrast zum Laub.

Herkunft und Vorkommen
Die botanische Heimat wie auch die heutigen Verbreitungsgebiete der Spezies Artemisia copa liegen im nordchilenischen Teil der Atacamawüste sowie in Nordwestargentinien. Die Pflanze gedeiht in Berghöhen bis zu 4000 m.

Inhaltsstoffe
Ätherisches Öl, Cumarine (Scopoletin u. a.), Flavone (Luteolin, Jaceosidin, Penduletin u. a.) (MOSCATELLI 2015).

Wirkung
Angstmindernd, blutdrucksenkend, entzündungshemmend, krampflösend, schlaffördernd, schmerzlindernd (GORZALCZANY et al. 2013; MOSCATELLI et al. 2006; MINO et al. 2004), möglicherweise halluzinogen (ALDUNATE zit. in RÄTSCH 1998: 75).

In Chile sowie in Argentinien ist *Artemisia copa* eine alte Heil- und Ritualpflanze und gehört als solche zum festen Sortiment der lokalen Kräuterhändler. Traditionell eingesetzt wird Copa-Copa zum einen für Heilzwecke, zum anderen als oneirogenes Psychoaktivum. Hierzulande ist diese, aus ethnobotanischer Perspektive höchst interessante Artemisie weitestgehend unbekannt.

Heilkunde
In der traditionellen argentinischen und chilenischen Volksmedizin hat die Pflanze ihren festen Platz. Entsprechend ihres Wirkprofils wird sie zur Behandlung von Husten, Lungenentzündung, Magenschmerzen, nervöser Unruhe und Verdauungsstörungen verwendet.

Kult, Ritual und Zeremonie
Einen rituellen Gebrauch als traumverstärkendes Oneirogen erfährt die Pflanze in einigen Gebieten der Atacamawüste, zum Beispiel bei den Bewohnern der Oase Toconse (ALDUNATE zit. in RÄTSCH 1998: 75). Die psychoaktiv oneirogene Dosis beläuft sich – abhängig von unterschiedlichen Faktoren (Droge, Set und Setting) – auf drei bis fünf Gramm, wenn das getrocknete Kraut als Tee zubereitet wird. Wird es hingegen geraucht, werden in etwa zwei Gramm benötigt. Für therapeutische Zwecke ist ein Gramm pro Tasse ausreichend.

Gartenkultur
Die Kultur dieser frostharten Spezies im eigenen Garten dürfte sich im Prinzip als sehr einfach erweisen. Schwieriger gestaltet sich die Beschaffung von Saatgut oder Stecklingen. Die Pflanze ist weder über gewöhnliche Blumen- und Pflanzengeschäfte noch über den ethnobotanischen Fachhandel zu beziehen.

Artemisia douglasiana BESSER ex BESSER
Amerikanisches Moxakraut

Das Amerikanische Moxakraut ist eine heilige Ritual- und Medizinalpflanze nordamerikanischer indigener Ethnien und als solche von vergleichbarer kulturhistorischer Relevanz wie *Artemisia ludoviciana*, *Artemisia tridentata* und andere umgangssprachlich als „Steppenbeifuß" bezeichnete Arten. *Artemisia douglasiana* eignet sich hervorragend für die mitteleuropäische Gartenkultur und ist aufgrund des intensiven Aromas, über das einige Personen sagen, es sei unter allen Artemisien das beste, ein ausgezeichnetes Räucherkraut.

Botanik

Artemisia douglasiana ist mehrjährig, frosthart, sehr aromatisch und erreicht eine Wuchshöhe von etwa 200 cm. Als Kulturpflanze wächst sie üblicherweise jedoch kleiner. Die Blätter sind fiederteilig, unterseitig grau-weiß, oberseitig grün und befinden sich wechselständig am aufrechten Stängel. Die unscheinbaren, in Rispenform angeordneten, einhäusigen Blüten erscheinen im Zeitraum von Juli bis September. Im geschlossenen Zustand sind sie grau-grün, sobald sie geöffnet sind gelb.

Heilkunde

Artemisia douglasiana ist eine wichtige Heilpflanze in der nordamerikanischen Volksheilkunde. Die Schamanen des in Kalifornien beheimateten Chumash-Stammes (*Oxoix*) haben diese Pflanze auf ähnliche Weise verwendet wie die alten Chinesen die Spezies *Artemisia capillaris*, nämlich zur Moxibustion (siehe Seite 36). Dazu haben die „Rauch-Heiler", das waren die auf den medizinischen Einsatz von Rauch spezialisierten Medizinmänner und -frauen, aus den getrockneten Blättern kleine Kegel geformt und diese auf der Haut abgebrannt. Indikationen für eine solche Behandlung waren Hautkrebs, Muskelschmerzen, Verspannungen und Rheuma. Daneben wurden Zubereitungen aus der Pflanze bei Hautausschlägen sowie bei Menstruationsbeschwerden verwendet, außerdem zur Abtreibung.

Kult, Ritual und Zeremonie

Für jene Stämme, die im Verbreitungsgebiet dieser Artemisie siedelten, war das Amerikanische Moxakraut eine der wichtigsten Ritualpflanzen. Geräuchert wurde es im Rahmen von Schwitzhüttenzeremonien, zur Abwehr von Totengeistern sowie zur energetischen Reinigung von Ritualplätzen und Wohnstätten. Zwecks Traumintensivierung wurde das getrocknete Kraut außerdem als Teeaufguss eingenommen.

Botanische Synonyme

Artemisia campestris var. douglasiana (BESSER ex BESSER) B.BOIVIN, Artemisia caudata var. douglasiana B.BOIVIN, Artemisia commutata var. douglasiana (BESSER) BESSER, Artemisia desertorum var. douglasiana BESSER, Artemisia heterophylla BESSER, Artemisia ludoviciana var. douglasiana (BESSER) D.C.EATON, Artemisia vulgaris var. douglasiana H.ST.JOHN, Artemisia vulgaris subsp. heterophylla (NUTT.) H.M.HALL & CLEM

Volkstümliche Trivialnamen

Amerikanisches Moxakraut, Douglasbeifuß, Präriebeifuß, Steppenbeifuß, Traumkraut (dt.), California mugwort, Douglas' sagewort, Douglas' wormwood, Dream plant (engl.) Apin, Mulash (chumash)

Herkunft und Vorkommen

Heimisch ist die Pflanze im Westen der USA (Idaho, Kalifornien, Nevada, Oregon) sowie im nordmexikanischen Bundesstaat Baja California. Bevorzugt gedeiht die Pflanze an sonnigen Standorten mit feuchten und nährstoffreichen Böden, etwa auf Flusssäumen oder in Gräben. Sie verträgt allerdings auch mäßigen Halbschatten und vorübergehende Trockenheit, bleibt dann im Wuchs aber etwas kleiner.

Inhaltsstoffe

Ätherisches Öl, dessen Hauptbestandteile Campher (29%), Artemisiaketon (26 %), Artemisiaalkohol (13 %), α-Thujon (13 %), 1,8-Cineol (8 %) und Hexanal (5 %) sind (SETZER et al. 2004).

Wirkung

Antifungal, antimikrobiell, entzündungshemmend, magenberuhigend, menstruationsfördernd, verdauungsfördernd (ADAMS et al. 2012; SETZER et al. 2004; GUARDIA et al. 2003).

Gartenkultur

Es benötigt im Grunde genommen nur einen durchlässigen und nährstoffreichen Boden und das Amerikanische Moxakraut ist zufrieden. Ideal ist ein Standort in der vollen Sonne. Die Pflanze wächst aber auch im Halbschatten gut. Bezüglich der Überwinterung braucht sich der Gärtner in Anbetracht der Frosthärte keine Gedanken machen. Die Pflanze sollte im Herbst oder im Frühjahr lediglich zurückgeschnitten werden. Dann wird sie sich im Laufe der Zeit zu einer prächtigen Staude entwickeln.

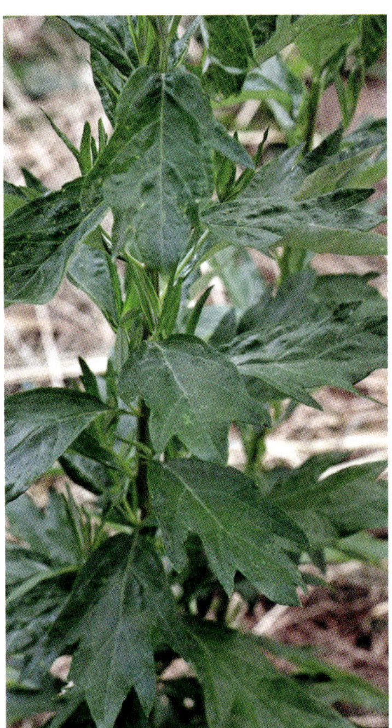

Artemisia douglasiana-Blätter, K. J.

Um sich vor plagenden Albträumen zu schützen, wurden die Blätter dieser Spezies von den Mitgliedern des kalifornischen Miwok-Stammes an einer Halskette getragen. Weiterhin ist überliefert, dass sich die Miwok, wenn sie trauerten, die Blätter in die Nase gesteckt haben. Durch den scharf bitteren Geruch wurde der Anwender wieder zurück in den gegenwärtigen Moment versetzt und von schmerzlichen Gedanken befreit. Zum Schutz vor Krankheits- und Totengeistern wurden die Blätter über die nackte Haut gerieben (BARRET/GIFFORD 1933: 167).

Über die Kashaya Pomo, ein einstmaliges kalifornisches Stammesvolk, existieren Berichte, dass sie die getrockneten Blätter der *Artemisia douglasiana* als Tabakersatz verwendeten und geraucht haben (GOODRICH et al. 1998).

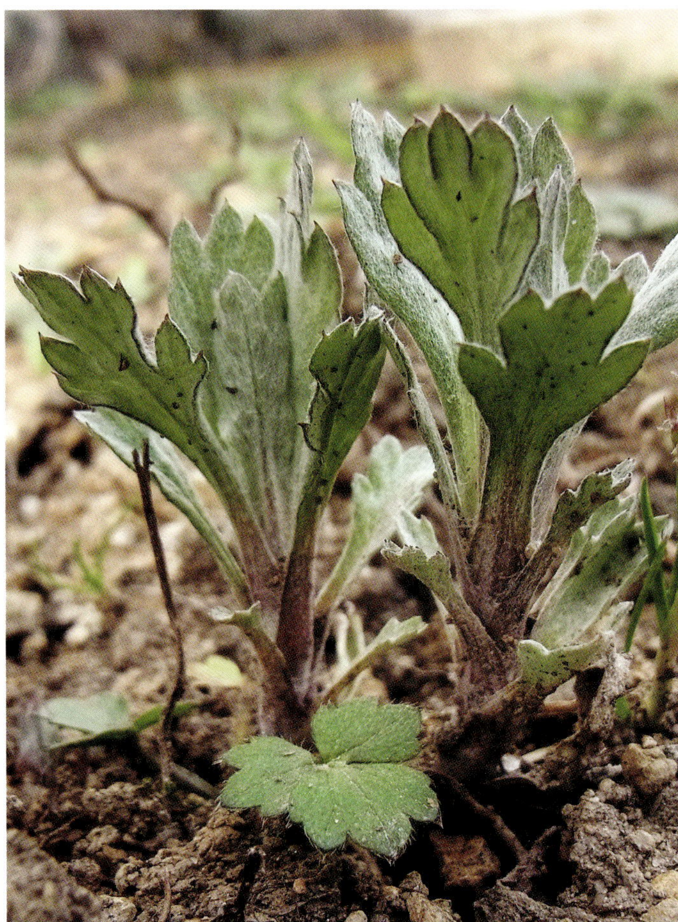

Einmal im Garten angesiedelt, treibt das Amerikanische Moxakraut jedes Frühjahr neu aus, K. J.

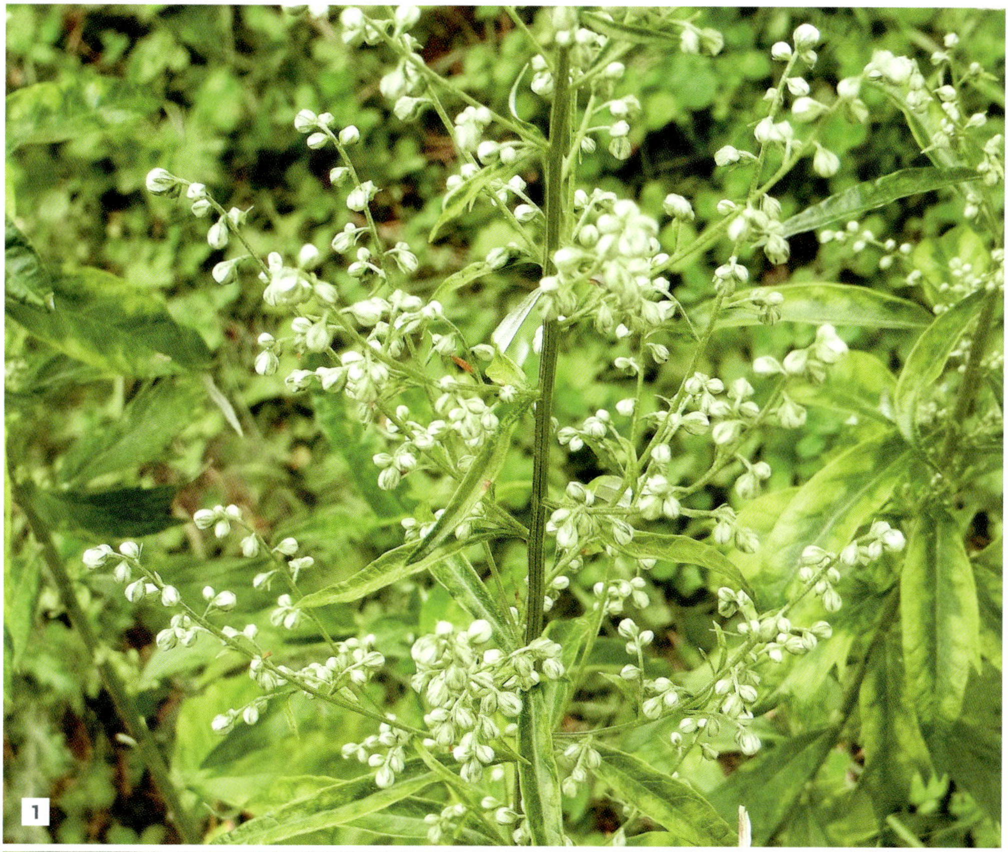

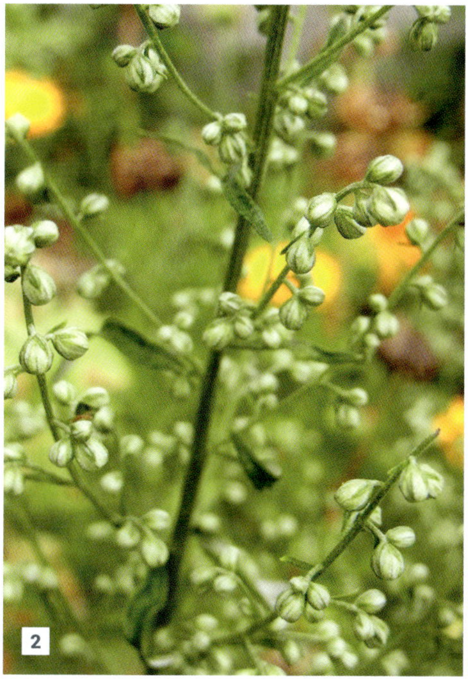

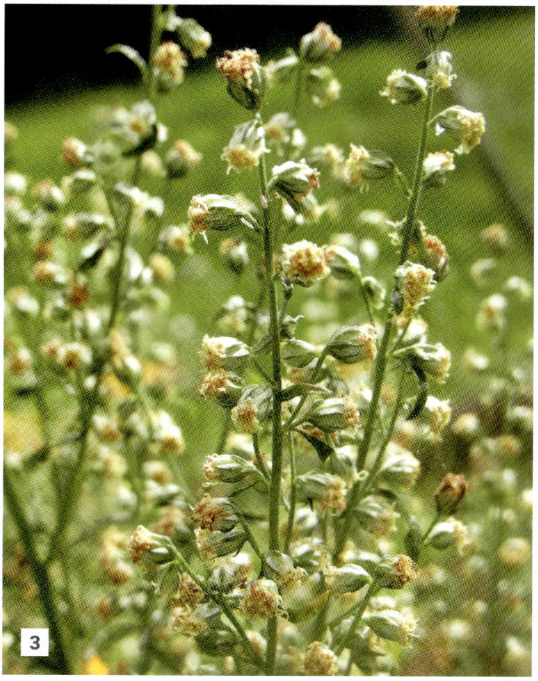

1 *Artemisia douglasiana*, K. J. **2** *Artemisia douglasiana*, geschlossene Blütenköpfe, K. J.
3 *Artemisia douglasiana*, geöffnete Blütenköpfe in charakteristisch gelber Farbe, K. J.

Artemisia dracunculus LINNÉ
Estragon

Botanische Synonyme
Artemisia aromatica A.NELSON, Artemisia cernua NUTT., Artemisia changaica KRASCH., Artemisia dracunculina S.WATSON, Artemisia dracunculoides PURSH, Artemisia glauca PALL. ex WILLD., Artemisia inodora WILLD., Artemisia nuttalliana BESSER, Artemisia pamirica C.WINKL., Artemisia redowskyi LEDEB., Artemisia simplicifolia PAMP., Draconia dracunculus (L.) SOJÁK, Oligosporus changaicus (KRASCH.) POLJAKOV, Oligosporus dracunculus (L.) POLJAKOV, Oligosporus glaucus (PALL. ex WILLD.) POLJAKOV, Oligosporus pamiricus (C.WINKL.) POLJAKOV

Varietäten
Häufig werden die beiden Kulturtypen Deutscher und Französischer Estragon als ein und dieselbe Varietät beschrieben, was gemäß dem aktuellen Forschungsstand jedoch revidiert werden muss. Fakt ist, dass es sich trotz einiger Ähnlichkeiten um zwei verschiedene Varietäten handelt, die sich auch im Aroma unterscheiden.

Artemisia dracunculus var. inodora – **Russischer Estragon:** 0,1 bis 1 % ätherisches Öl, bitterer, grasiger und leicht kerbelartiger Geschmack, winterhart bis −10 °C, leicht kultivierbar, bildet Blüten und Samen, enthält kein Estragol.

Artemisia dracunculus var. sativa – **Französischer Estragon:** Bis zu 3 % Ätherisches Öl, veredelte Varietät der Wildform, mild würziges, anisartiges Aroma; entwickelt keine Blüten und Samen, ausschließlich vegetativ vermehrbar, frostempfindlich.

Unter Kulinariern und Feinschmeckern ist der Estragon die beliebteste Artemisie. Ein Würzkraut sondergleichen – was in besonders hohem Maße auf den Kulturtyp *Artemisia dracunculus var. sativa* (Französischer Estragon) zutrifft. Diese Unterart ist süßer und weitaus weniger herb im Geschmack als die Wildform *Artemisia dracunculus var. inodora* (Russischer Estragon) und als aromatisches Küchengewürz besonders in Frankreich beliebt. Der Grund für das unterschiedliche Aroma liegt in der chemischen Zusammensetzung begründet: Die russische Urform verfügt nicht nur über geringere Konzentration an ätherischem Öl. Ihr fehlt außerdem das aromatische Molekül Estragol. Daher bestimmen bei dieser Varietät vor allem herbe und adstringierende Flavonoide das Geschmackserlebnis.

Die ältesten Belege für eine Nutzung des Krauts finden sich in China und sind etwa 2000 Jahre alt. Im Nahen Osten wurde die Pflanze erstmalig im 12. Jahrhundert beschrieben, in Europa im 13. Jahrhundert.

Seinen etymologischen Ursprung hat der Begriff Estragon anzunehmenderweise im arabisch-persischen *tarchun*, woraus sich im Mittelalter die Bezeichnungen *tarcon*, *tarchon*, *taragona* und später *tarragon* sowie *estragon* entwickelten. Spekulativ handelt es sich hierbei um Anlehnungen an das altgriechische *drakon* und das lateinische *draco* (dt. „Schlange“, „kleiner Drachen“), die einerseits auf die damalige Anwendung des Estragons als Gegenmittel bei giftigen Tierbissen verweisen, anderseits auf das schlangenartig verschlungene Wurzelwerk.

Botanik
Mehrjährige, grazil erscheinende Staude mit einer Wuchshöhe bis zu 1,5 m. Die grünen Blätter sind weich, unbehaart, schmal und lanzettförmig; sie sind etwa 10 cm lang und 8 mm breit. Blüten und Samen werden in mitteleuropäischen Breitengraden nur vom Russischen Estragon gebildet, von der deutschen sowie der französischen Kulturform hingegen nicht. Die kleinen Blüten haben grüne Hüllblätter, eine gelbliche Krone und erscheinen in rispenartiger Anordnung von Juni bis August. Das faserige Wurzelwerk ist sehr kräftig und reicht bis zu 10 cm in den Boden.

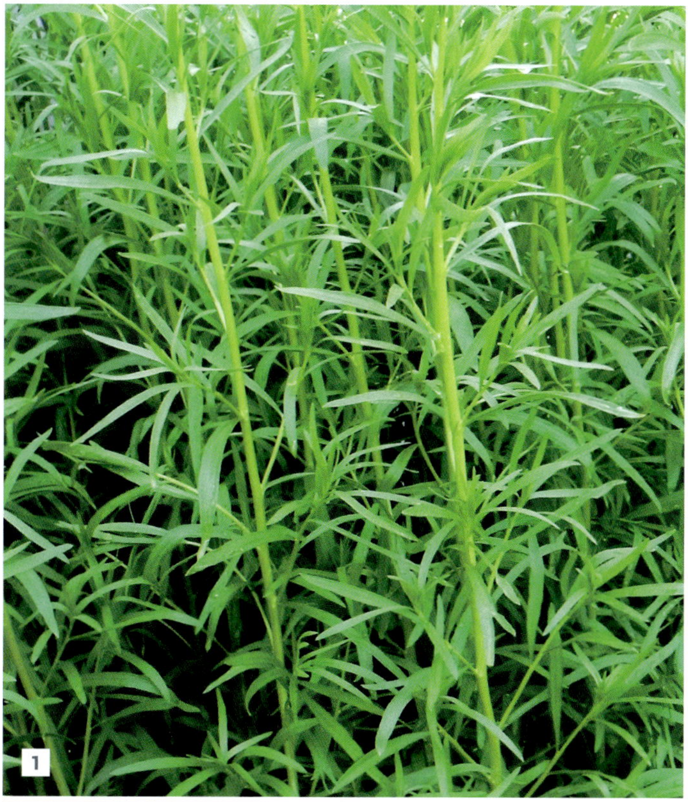

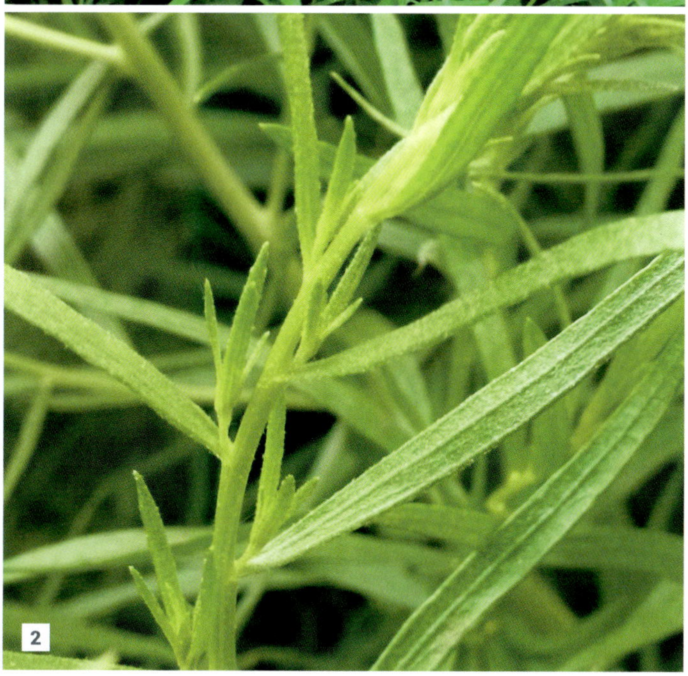

1 *Artemisia dracunculus,* K. J. **2** Die Blätter des Estragons sind länglich und unbehaart, K. J.

Artemisia dracunculus cv. – **Deutscher Estragon:** Höherer Wuchs, robust und für raue Lagen geeignet, aromatisch wie eine Kombination aus Französischem und Russischem Estragon (etwas herb sowie leicht anis- und fenchelartig), entwickelt keine Blüten und Samen, ausschließlich vegetativ vermehrbar, frostempfindlich.

Volkstümliche Trivialnamen

Biertram, Dragon, Dragonkraut, Eierkraut, Escadronkraut, Estragon, Kaisersalat, Schlangenkraut (dt.), Herbe dragon, Estragon (franz.), Dragoncello, Dragone (ital.), Estragón, Tarragona, Tepehuan (span.), Rakuuna (fin.), Tarhon (rum.), Tarhun (türk.), Tarkhun (rus.), Tarkhuna (georg.), Tarragon (engl.), Tharchun (arab.)

Hinweis: Die als Mexikanischer Estragon (Tagetes lucida) bekannte Spezies ist keine Artemisie, sondern eine Studentenblume.

Herkunft und Vorkommen

Artemisia dracunculus stammt ursprünglich aus Sibirien oder der Mongolei, wurde durch den Menschen aber schon früh in andere Länder verbreitet. In Süd- und Osteuropa ist der Estragon inzwischen verwildert und wird nicht selten direkt am Feld oder Wegesrand gefunden. Weitere Vorkommen liegen in Mittelasien, Nordamerika, Indien sowie der Türkei.

Inhaltsstoffe

Das ätherische Öl des Französischen Estragons enthält als Hauptkomponente das Phenylpropanoid Estragol (=Methylchavicol), daneben sind Anetol, p-Methoxyzimtaldehyd, Phellandren, Camphen, Ocimene, α- und β-Pinen sowie Limonen u. a. enthalten (SIEWEK 1990: 46). Als zentrale Bestandteile des

Russischen Estragon-Öls wurden Sabinen, Methyleugenol, Ocimene, Elemecin und Isoelemicin identifiziert (VOSTROWSKY et al. 1981: 365).
Weiterhin enthält die Pflanze Bitter-, Gerb- und Mineralstoffe, Cumarinderivate, Flavonoide (Quercetin, Patuletin u. a.), Vitamin C sowie geringe und pharmakologisch irrelevante Konzentrationen des Benzodiazepins Delorazepam.

Wirkung

Antifungal, antioxidativ, appetitanregend, krampflösend, magenberuhigend, tonisierend, verdauungsfördernd, wassertreibend (PUHLE et al. 2013: 120; MEEPAGALA et al. 2002).

Gartenkultur

Die Kultur des Estragons im eigenen Garten ist unkompliziert. Es muss jedoch berücksichtigt werden, dass der deutsche sowie der französische Estragon nur begrenzt winterhart sind (bis – 5 °C) und daher einen guten Winterschutz oder eine Überwinterung an einer hellen und kühlen Stelle im Haus bedürfen. Vermehrt werden die aromatischen Zuchtformen ausschließlich vegetativ, sprich über Stecklinge, Ausläufer oder durch Teilung.
Anders verhält es sich beim Russischen Estragon. Diese Varietät ist nicht nur vollständig winterfest und kann den Winter über im Freien verbringen, sie lässt sich auch durch Saatgut vermehren. Dieses ist lichtkeimend und wird ab Frühjahr unter geschützten Bedingungen zur Keimung gebracht; es kann aber auch ab April direkt an Ort und Stelle ins Freiland gesät werden. Das Auspflanzen junger, vorgezogener Exemplare erfolgt ab Mai in einem Abstand von etwa 50 cm.
Gleich ob russischer, deutscher oder französischer Estragon: Sie alle benötigen idealerweise

Heilkunde

Als Heilkraut ist der Estragon in der europäischen, arabischen, russischen, chinesischen und nordamerikanischen Volksmedizin bekannt, wird als solches jedoch weitaus seltener angewendet als andere *Artemisia*-Arten.

Traditionelle Anwendungsbereiche in der europäischen Volksmedizin sind Appetitlosigkeit, Blähungen, Fieber, Magen-Darm-Leiden, Menstruationsbeschwerden, Gallen-, Leber- und Nierenerkrankungen, Ödeme sowie Schluckauf. Weiterhin gilt ein aus den Blättern zubereiteter Tee aufgrund des hohen Vitamin-C-Gehaltes als gutes Mittel gegen Mangelerscheinungen und „Frühjahrsmüdigkeit". Äußerlich angewendet hilft Estragon bei Gelenk- und Zahnschmerzen. Dazu wird aus den frischen Blättern oder dem Kraut ein Brei hergestellt und mit diesem die schmerzende Körperstelle oder der Zahn umhüllt.

In der Traditionellen Chinesischen Medizin (TCM) wird der Estragon dem Funktionskreis Magen-Milz-Leber zugeordnet und zur Stärkung der Qi-Energie empfohlen. In arabischen Ländern wird *Artemisia dracunculus* aufgrund der entkrampfenden Wirkung gelegentlich als Heilpflanze bei Epilepsie verwendet.

In den Medizinsystemen nordamerikanischer Ureinwohnerstämme wird der Estragon als Heilmittel zur Behandlung von Augenentzündungen, Diarrhoe, Erschöpfungszuständen, Fieber, Frauenleiden, Harnwegsinfekten, Hauterkrankungen, Rheuma, Ruhr und Wunden genutzt, außerdem als Abtreibungs-, Haarpflege- und Insektenmittel. Angewendet wird die Pflanze üblicherweise innerlich oder äußerlich als Abkochung oder Aufguss, auch im Rahmen medizinischer Schwitzbäder (DENSMORE 1928: 356; HART 1976: 45; PERRY 1952: 41).

Gelegentlich findet sich in Berichten über die Pflanze der Hinweis, dass von Estragol eine krebserregende Wirkung ausgeht – in freiverkäuflichen Heilmitteln dürfen daher keine nennenswerten Konzentrationen dieses Moleküls enthalten sein. Es existieren jedoch inzwischen einige Studien, die bestätigen konnten, dass Estragol – wenn überhaupt – nur dann karzinogen wirkt, wenn es in extrem hoher Dosierung eingenommen wird. Von einem moderat dosierten Gebrauch als Heil- oder Nahrungsmittel sind keinerlei gesundheitliche Gefahren zu befürchten (MARTINS et al. 2012). Schwangere und stillende Frauen sollten sicherheitshalber aber dennoch auf die Verwendung des Estragons (und anderer Artemisien) verzichten.

Kult, Ritual und Zeremonie

SAKRALPFLANZE DER ALTEN ÄGYPTER

Bereits vor über 3500 Jahren war es im alten Ägypten üblich, aus aromatischen Pflanzenbestandteilen Duftöle zu destillieren und diese für sakral-rituelle Praktiken zu nutzen. Abhängig von seinen jeweiligen Eigenschaften hatte jedes Öl eine andere Bedeutung und wurde entsprechend einer bestimmten Gottheit zugeordnet. Estragon galt als heilige Pflanze der Geburts- und Muttergöttin Isis. Ihr zur Ehren wurde die aromatische Estragon-Essenz in Tempeln verdampft oder zum Einreiben von Götterfiguren verwendet.

GLÜCKSBRINGER DER UREINWOHNER

Für einige nordamerikanische Volksstämme war der Estragon ein magischer Glücksbringer von dem es hieß, dass er Liebe anzieht und Jägern dabei helfe, Tiere aufzuspüren.

DAS FEUER DES DRACHEN – ESTRAGON ALS RITUELLES RÄUCHERWERK

Als Räucherwerk findet der Estragon vergleichsweise nur selten Verwendung, eignet sich aber hervorragend dazu. Früher wurde er zu gleichen Zwecken geräuchert wie andere Artemisien, vor allem um Hof und Haus vor schädlichen Einflüssen zu schützen. Daneben hieß es, dass das „Feuer des Drachen" eine Person widerstandsfähiger und stärker macht. Estragon kann allein oder in Kombination mit anderen Kräutern geräuchert werden. Persönlich bevorzuge ich eine Kombination aus Estragon und Rosmarin, am besten als kleine, zusammengebundene *Smudge Sticks*.

Kulinarisches

Für kulinarische Zwecke werden bevorzugt die Blätter und jungen Triebe des Französischen oder Deutschen Estragons verwendet. Mit ihrem zarten anisartigen Aroma sind sie eine ausgezeichnete Würze und als solche fest in den Speiseplan vieler Franzosen integriert. Neben Kerbel, Petersilie und Schnittlauch ist der Estragon in Frankreich ein elementarer Bestandteil der traditionellen Kräutermischung *fines herbes* und wird zum Verfeinern von Salat- und Gemüsesoßen verwendet. Zum Beispiel zur Herstellung der bekannten Soße Béarnaise, die hervorragend zu Spargel und Kohlrabi passt. Daneben fungiert Estragon in der französischen Küche zur Aromatisierung von Essig, Senf und Marinaden, als Zutat für die Kräuterbutter sowie als Suppen-, Fisch- und Geflügelgewürz.

In der iranischen und armenischen Volksküche sind die Blätter des urtümlichen Russischen Estragons – neben Basilikum, Dill, Kresse und einigen Kräutern mehr – eine Hauptzutat des *sabzi khordan* (arm. *Kanachi*), eines traditionellen vegetarischen Beilagengerichts. Außerdem ist die Pflanze in diesen Ländern, ebenso in Aserbaidschan, Georgien, Kasachstan, Russland und der Ukraine, als Hauptzutat eines kohlensäurehaltigen Erfrischungsgetränkes namens *Tarhun* bekannt.

Von einigen nordamerikanischen Ureinwohnerstämmen wurden neben den Blättern auch die Samen als Nahrungsmittel genutzt, so zum Beispiel von den Gosiute und den Luiseno (CHAMBERLIN 1911: 363; SPARKMAN 1908: 228).

einen durchlässigen und neutralen Boden, der zwar feucht ist, aber keine Staunässe zulässt. Als Standort ist ein Platz in der vollen Sonne optimal. Die Erfahrung hat jedoch gezeigt, dass sich Estragon auch im Halbschatten wohlfühlt, er dann aber möglicherweise weniger üppig wächst. Der Rückschnitt des Estragons (bis kurz über den Boden) erfolgt zum Wintereinbruch, worauf die Pflanze im folgenden Frühjahr neu austreiben wird. Alle drei Varietäten eignen sich gleichermaßen für eine Beet- sowie Topfkultur. Letzteres ist im Besonderen dann sinnvoll, wenn das Beet dieser – bei guten Bedingungen sich zügig ausbreitenden – Pflanze nicht ausreichend Platz zur Verfügung stellt. Das Volumen der gelöcherten Pflanzkübel sollte mindestens 10 Liter betragen.

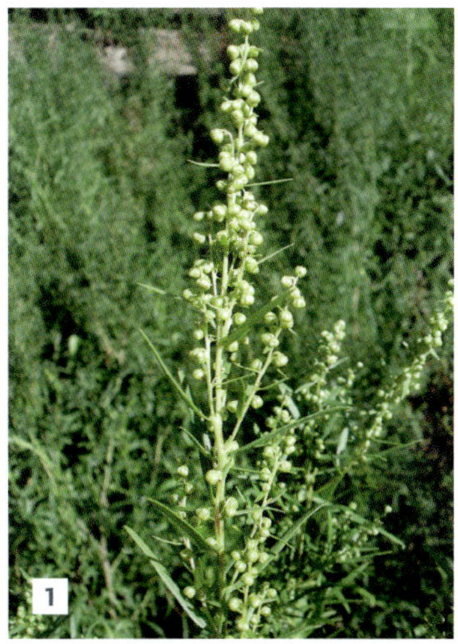

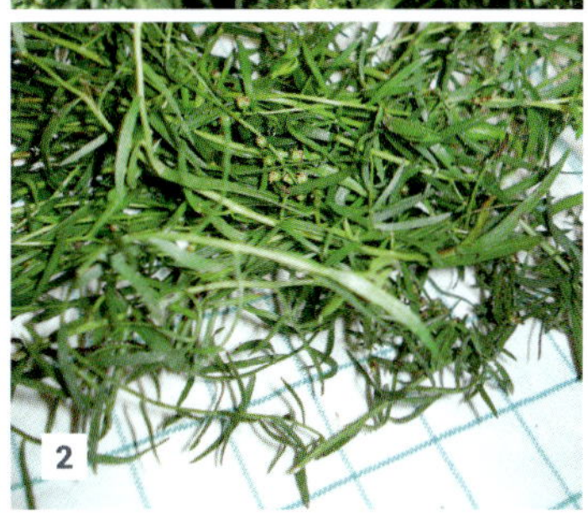

1+2 *Artemisia dracunculus*, N. G.

Artemisia frigida WILLD.
Indianischer Frauenbeifuß

Botanische Synonyme
Artemisia frigida var. gmeliniana (BESSER) BESSER, Artemisia frigida var. williamsae S.L.WELSH

Volkstümliche Trivialnamen
Arktischer Beifuß, Bergbeifuß, Frauenbeifuß, Indianischer Frauenbeifuß, Frauensalbei, Kalter Beifuß, Steppen-Silberraute (dt.), Arctic sagebrush, Female sage, Mountain sage, Pasture sage, Fringed sagewort, Fringed wormwood, Silky wormwood (engl.), Bai hao, Xiao bai hao (chin.), Mostowiyikwaskwa (cree)

Herkunft und Vorkommen
Heimisch ist Artemisia frigida in Sibirien, der Mongolei sowie in weiten Teilen Nordamerikas. Besonders gehäuft ist die Pflanze auf trockenen Gras- und Weideflächen anzutreffen, sie gedeiht aber auch im Busch sowie am Waldrand.

Inhaltsstoffe
Ätherisches Öl bestehend aus insgesamt 32 gesicherten Komponenten, unter anderem 1,8-Cineol (12,0 %), Borneol (10, 2 %), Lavandulol (9,3 %), Campher (6,9 %) sowie Bicyclogermacren (5,5 %) (LIU et al. 2004). Daneben wurden Cumarine (z. B. 7-Methoxycumarin), Flavonoidglykoside (z. B. Friginosid A und Frigonisid B) und Sesquiterpenlactone (z. B. Artecanin, Artemofriginosid A und B, Canin, Ridentin) nachgewiesen (WANG et al. 2010; WANG et al. 2011; LIU et al. 1981).

Es ist das Heilkraut der nordamerikanischen Ureinwohnerinnen. Ein exzellentes „Frauenkraut", dessen Kultivierung, Anwendung und Nutzung vielerorts ausschließlich den weiblichen Stammesmitgliedern vorenthalten war. Für Männer galt diese uralte Heil-, Ritual- und Nutzpflanze, die aufgrund ihrer Unempfindlichkeit gegenüber Frost und Kälte den Beinamen *frigida* (dt. „Kälte") erhalten hat, häufig als Tabu und durfte von ihnen nicht angerührt und gesammelt, geschweige denn angewendet werden.

Botanik
Mehrjährige, winterharte, in frostfreien Regionen immergrüne sowie niedrig gedeihende Staude mit einer Wuchshöhe von 10 bis 50 cm. Die fiederteiligen sowie silberfarbigen oder hellgrauen Blätter der *Artemisia frigida* sind mit kleinen Haaren besetzt und fühlen sich sehr weich und seidig an. Sie bilden ein sanftes Pflanzenpolster; daher auch die allgemeine Bezeichnung „Polsterstaude". Die nickenden Blütenköpfe des Indianischen Frauenbeifußes sind klein, gelb und unscheinbar. Sie befinden sich in einer violett-lilafarbigen Blütenhülle. Blütezeit ist in den Monaten von Juni bis September. Das Aroma ist stark und würzig, alles in allem sehr kampferlastig und im Vergleich mit jenem von anderen Artemisien sehr süß.

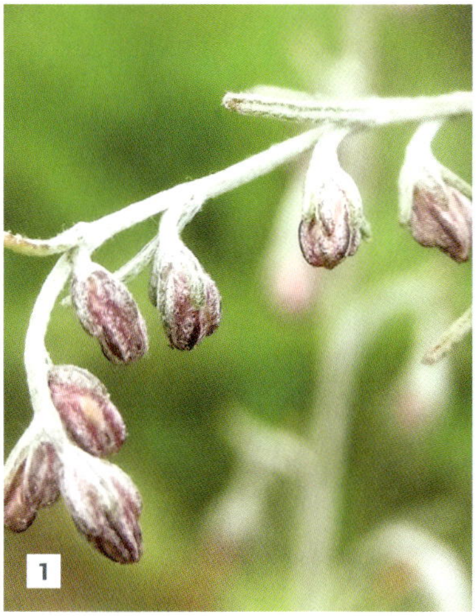

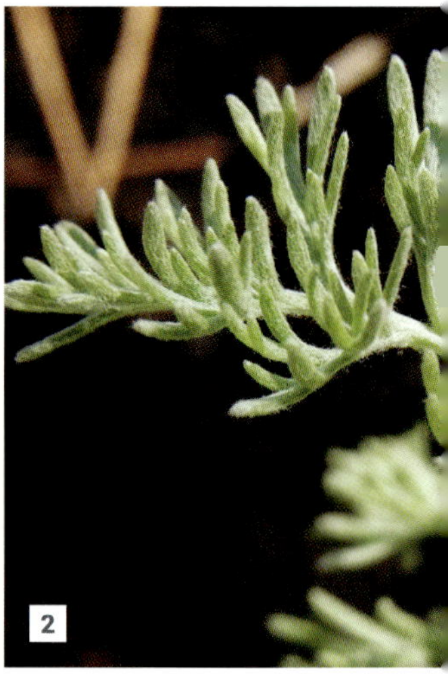

1 Die Blütenköpfchen von *Artemisia frigida* haben eine hübsche lilafarbige Hülle, K. J.
2 Junges *Artemisia-frigida*-Blatt, K. J.

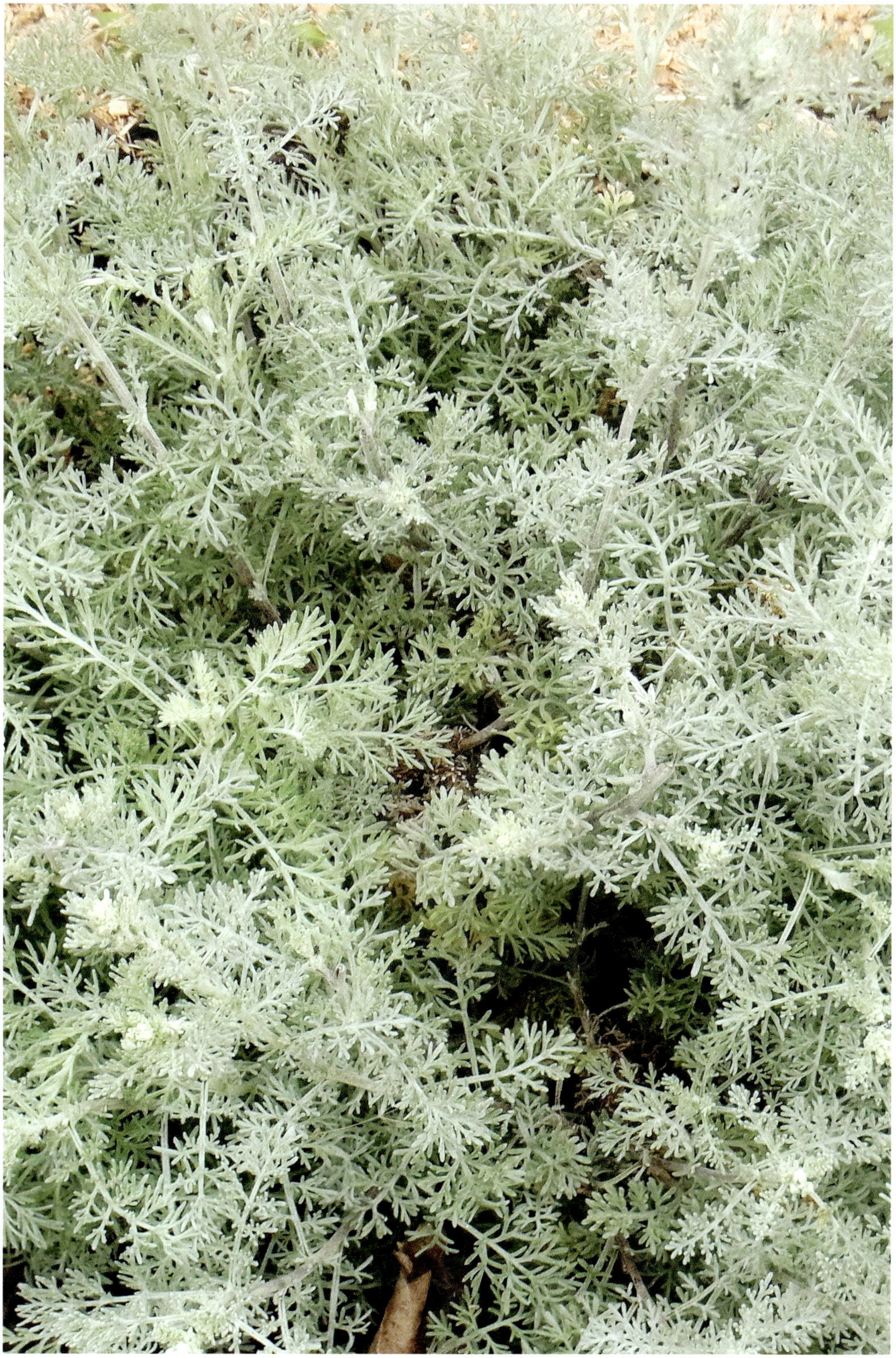

Artemisia frigida, K. J.

Wirkung

Antimikrobiell, antioxidativ, entzündungshemmend, insektenabwehrend, menstruationsfördernd.

Gartenkultur

Die Pflanze eignet sich hervorragend als Bodendecker. Sie benötigt einen vollsonnigen Standort mit einem nährstoffarmen und gut durchlässigen Boden. Da Artemisia frigida extrem anfällig für eine Wurzelfäulnis ist, darf der Boden nicht zu feucht werden: Staunässe lässt die Pflanze binnen weniger Tage absterben. Ideal ist deshalb ein Steinbeet. Ein solches ermöglicht eine optimale Bodenentwässerung. Sobald sich die Pflanze zu einer robusten Staude entwickelt hat, verträgt sie längere Perioden anhaltender Trockenheit. Daneben ist es wichtig darauf zu achten, dass die Pflanze nicht von größeren Pflanzen beschattet wird, was aufgrund der niedrigen Wuchshöhe schnell passieren kann. Der Rückschnitt erfolgt idealerweise im Frühjahr, allerdings nur soweit, dass noch ausreichend viele Knospen am Zweig vorhanden sind – niemals bis zum Boden zurückschneiden.

Heilkunde

In der traditionellen Pflanzenheilkunde der nordamerikanischen Arapaho, Atsinha, Cheyenne, Comanche, Cree, Dakota, Delaware, Gros Ventre, Navaho, Omaha, Pawnee, Ponca, Tewa und Ute (Yuta) u.a. wird *Artemisia frigida* in erster Linie als entkrampfendes, regulierendes und schmerzlinderndes Menstruationsmittel verwendet, üblicherweise in der Darreichung eines Dekokts, häufig aber auch als Binde. Eine solche, aus den Blättern von *Artemisia frigida* hergestellte Einlage, hat die besondere Eigenschaft, dass sie das Mensisblut aufsaugt und wunde Hautstellen lindert.

Weiterhin ist die Pflanze von ethnomedizinischer Relevanz, wenn es um die Behandlung von Schnittwunden, Nasenbluten und übermäßige Schweißabsonderungen geht: Gegen schwitzige Füße haben sich die Ureinwohner das aromareiche Blattwerk als Polsterung in ihre *Mokassins* gelegt und gegen Achselschweiß wurden sie in die Achselhöhle gerieben; außerdem wurden die Blätter anstelle von Toilettenpapier verwendet.

Sonstige volksheilkundliche Indikationen für den therapeutischen Gebrauch von *Artemisia frigida* sind Augenentzündungen (Tanana u. a.), Erschöpfungszustände (Chippewa, Potawatomi u. a.), Husten (Arapaho, Blackfood, Navajo, Tanana u.a.), Hautprobleme (Blackfood, Chippewa u. a.), Fieber (Blackfood, Cree u. a.), Krebs (Tanana), Lungenerkrankungen (Arapaho, Blackfood u. a.), Schockerlebnisse (Apachen), Sodbrennen (Blackfood u. a.), Verdauungsstörungen (Blackfood, Chippewa, Isleta, Tewa u. a.) sowie Zahnschmerzen (Navajo u. a.). Räucherungen aus dem getrockneten Kraut haben sich traditionell zur Abwehr von Moskitos und anderen Insekten bewährt (HART 1981; SMITH 1983; HELLSON 1974; DENSMORE 1928; ELMORE 1944; MCCLINTOCK 1909; JONES 1931).

Auf sehr ähnliche Weise, wie im alten Nordamerika, war *Artemisia frigida* auch in Russland sowie in Sibirien ein wichtiges Volksheilmittel. Eingesetzt wurden Zubereitungen aus der Pflanze bei Atemwegserkrankungen, Bauch- und Brustschmerzen sowie bei Husten u. a (DEMITSCH 1889).

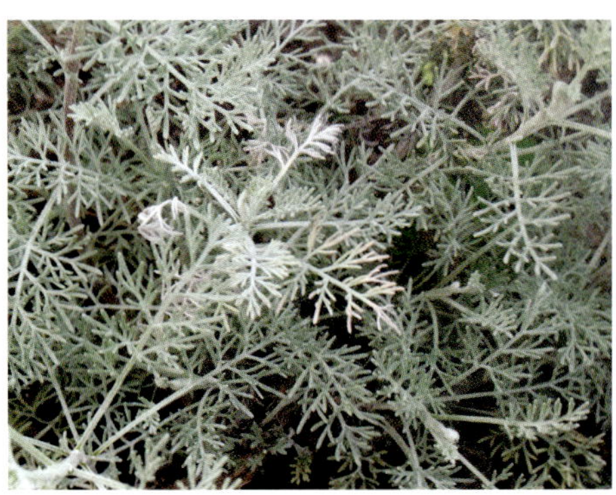

Artemisia frigida, K. J.

Kult, Ritual und Zeremonie

FRAUENBEIFUSS UND MAIS

Bei den indigenen Völkern Nordamerikas heißt es, dass Maispflanzen besser wachsen und eine reichhaltigere Ernte abwerfen, wenn in ihrer Nähe Artemisien gedeihen. Traditionell ist es daher üblich, frisch geschnittene Stecklinge dieser Beifuß-Art zunächst in einem heiligen Gewässer zu tränken und diese im Anschluss in der unmittelbaren Nähe eines Maisfeldes in die Erde zu setzen. Die interagierende Kombination aus Frauenbeifuß und Mais wird allerdings nicht nur in landwirtschaftlichen Zusammenhängen geschätzt, sondern auch in der traditionellen indianischen Volksküche.

REINIGUNGSRITUALE

Als Räucherwerk eingesetzt ist *Artemisia frigida* ein wichtiges indianisches Mittel zur Reinigung: zum Desinfizieren von Krankenzimmern sowie im Rahmen von Schwitzhüttenzeremonien, traditionellen Sonnentänzen und anderen Ritualen (PENNACCHIO et al. 2010; HART 1976; WOLTERS 2000).

MONDHÜTTENKRAUT

Bei zahlreichen indigenen Ethnien Nordamerikas ist die Pflanze unmittelbar mit den Aspekten und Prinzipien der Weiblichkeit verwoben und wird entsprechend als medizinisches sowie als rituelles Frauenkraut verwendet, unter anderem im Kontext der Mondhütten-Zeremonien, an jenen die indianischen Frauen dann teilnehmen, wenn sie ihre Monatsblutung haben. Dazu wird das Kraut als Tee zubereitet und getrunken, als Räucherwerk verbrannt sowie als reinigend und schützend wirkende Bodenabdeckung verwendet.

Kulinarisches

In der traditionellen Küche der nordamerikanischen Hopi werden die Blätter zum Würzen von Zuckermais sowie zum Abschmecken von Geflügelgerichten verwendet.

Nahrung für Wildtiere

In Nordamerika ist *Artemisia frigida* eine wichtige Futterpflanze für Wildtiere. Besonders im Winter, wenn viele Pflanzen verblüht sind und sich ihre Kräfte ins Wurzelreich zurückgezogen haben, ist diese Pflanze ein wichtiger Nährstofflieferant für Hirsche, Elche, Hasen und Beifußhühner (engl. *sage-grouse*).

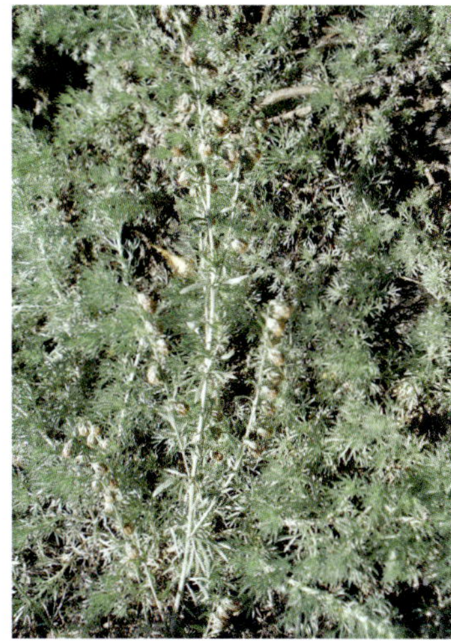

Artemisia frigida, Steppen-Wermut, Osteuropa, Sibirien, Nordamerika, Botanischer Garten Wien, N. G.

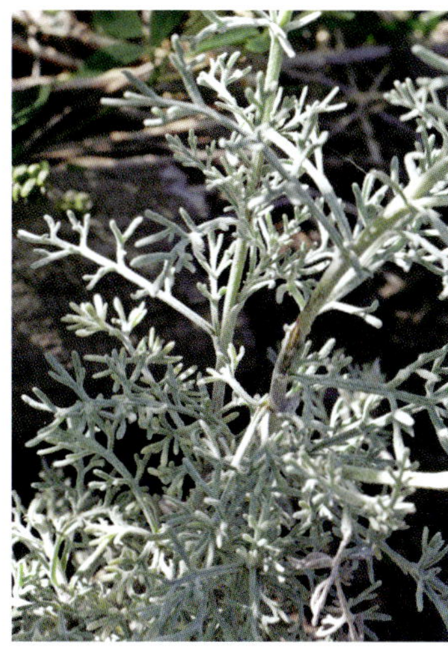

Bei einigen Ureinwohnervölkern darf diese Pflanze nur von weiblichen Stammesmitgliedern geerntet und verwendet werden, K. J.

Artemisia glacialis LINNÉ

Gletscher-Edelraute

Volkstümliche Trivialnamen
Alpenbeifuß, Eisförmige Artemisie, Eisstabwurz, Eiswermut, Gletscherbeifuß, Gletscherraute, Gletscher-Edelraute u. a. (dt.), Assenzio genepì nero (Ital.), Genépi des glaciers (franz.), Glacier wormwood (engl.)

Herkunft und Vorkommen
Artemisia glacialis ist in den französischen, italienischen und Schweizer Alpen zu Hause. Sie gedeiht in Felsspalten sowie auf Geröllflächen in Höhen bis zu 3000 m. Weitere Wildbestände können in den Karpaten gefunden werden.

Inhaltsstoffe
Ätherisches Öl, Flavonoide, Sesquiterpenlactone

Wirkung
Gestaltet sich analog zu jener der anderen Edelrauten, sprich antibakteriell, appetitanregend, menstruationsregulierend, schweißtreibend, tonisierend und verdauungsfördernd.

Gartenkultur

Die Gletscher-Edelraute ist eine im Alpenraum heimische Pflanze, deren ethnobotanische Bedeutung in erster Linie auf ihrem traditionellen Einsatz als Likör- und Heilpflanze gründet. Über eine urtümliche Verwendung als Ritualpflanze liegen bislang keine Informationen vor, obwohl *Artemisia glacialis artemisia*-typisch ein stark desinfizierendes und reinigendes Wirkprofil aufweist und in Anbetracht dessen ausgezeichnet zum zeremoniellen Räuchern oder für andere rituelle Zwecke genutzt werden kann.

Ihren Artnamen *glacialis* (dt. „eiskalt, gefroren") trägt die Pflanze aufgrund ihrer alpinen Herkunft; sie überlebt in Höhenlagen, in denen es im Winter empfindlich kalt wird. Der deutsche Trivialname Gletscher-Edelraute weist in die gleiche Richtung.

Botanik

Die Gletscher-Edelraute ist winterhart (bis -30 °C), mehrjährig, hat ein holziges Rhizom und gedeiht sehr bodennah. Nur selten wächst sie höher als 5 bis 15 cm. Die oberirdischen Pflanzenteile sind von silbrig-grauen, flaumigen Härchen überzogen und verströmen ein intensives Aroma. Die Blätter sind gefiedert, gestielt, 1 bis 5 cm lang und befinden sich in wechselständiger Anordnung am Stängel. Bezüglich ihrer Form erinnern sie ein wenig an das Aussehen einer Koralle. Die Blüten sitzen gehäuft sowie endständig auf dem Stängel, erscheinen von Juli bis August und haben jeweils einen Durchmesser von etwa 4 bis 6 mm. Das Hüllblatt der Blüte ist grün-braun, die eigentliche Blüte strahlt hingegen in einem kräftigen Gelb.

Heilkunde

In der alpinen Volksmedizin wurde die Gletscher-Edelraute ähnlich verwendet wie der Wermut (*Artemisia absinthium*): als Appetitanreger, Beruhigungsmittel, Magenstärker, Schleimlöser, Tonikum sowie als Verdauungsmittel. Als Schnaps/Tinktur oder als Tee eingenommen, gilt die Pflanze traditionell außerdem als wirksames Heilmittel bei Höhenkrankheit. Äußerlich angewendet, etwa in der Darreichung eines aus der Pflanze hergestellten Umschlags, hilft *Artemisia glacialis* bei Wunden (CHIEJ 1984).

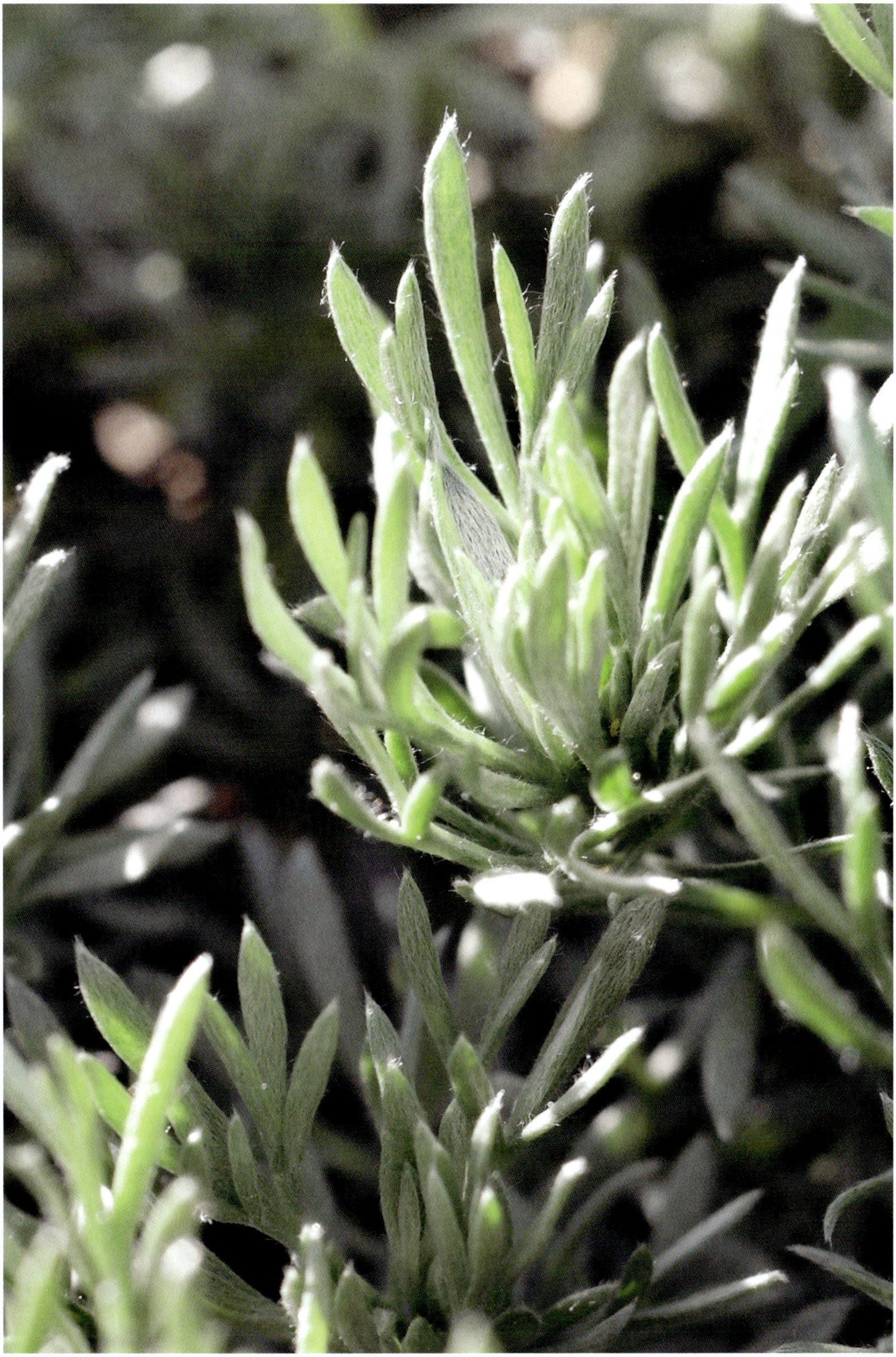

Artemisia glacialis, K. J.

Da die Gletscher-Edelraute in der freien Natur inzwischen sehr rar geworden ist und entsprechend als „gefährdet“ eingestuft wird, tut man Gutes daran, einige Gletscher-Edelrauten im eigenen Garten zu kultivieren und ausschließlich diese Exemplare zu verwendet. In Frankreich sowie der Schweiz steht die Pflanze unter Naturschutz. Artemisia glacialis ist ein hervorragender Kandidat für die Steingarten-Bepflanzung. Erfahrungsgemäß wächst sie aber auch in Blumenbeeten mit sandiger Erde. Alternativ eignet sich diese Spezies für die Bepflanzung von Hängekörben (engl. hanging baskets). Die langen Zweige bilden dann allerdings keine Polster, sondern hängen optisch sehr ansprechend am Kübelrand herunter.

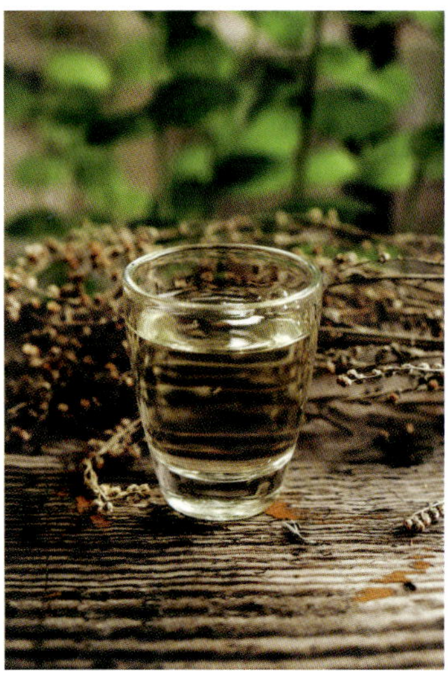

Kulinarisches

In ihrer Heimat ist die Gletscher-Edelraute ein sehr beliebtes Additiv für appetitanregende (Aperitif, Apéro) und verdauungsfördernde (Digestif) Kräuterschnäpse, so zum Beispiel des französisch-alpinen *Génépi* oder des in Italien geschätzten *Grappa Ottenendone.*

Sonstige, im Alpenraum verbreitete *Artemisia*-Spezies, die traditionell – neben der Gletscher-Edelraute – zu Herstellung des *Génépi* verwendet werden sind *Artemisia genipi* (Ährige Edelraute) sowie *Artemisia umbelliformis* (Echte Edelraute).

REZEPTVORSCHLAG

Génépi (Grundrezept)

Benötigte Zutaten

- *1 Liter 90-prozentiger Alkohol*
- *1 Liter Wasser*
- *300–400 g Zucker*
- *(Blühende) Edelrauten-Zweige (ca. 40 Stück). Traditionell ist es üblich, diese im Herbst bei einem gemütlichen Sonntagsspaziergang zu sammeln.*

Und so geht‘s:

1. Zunächst werden die zerkleinerten Zweige über einen Zeitraum von 40 Tagen in Alkohol mazeriert, am besten an einem kühlen und dunklen Ort.
2. Ist die erforderliche Zieh-Zeit abgelaufen, wird der Zucker zusammen mit Wasser in einen Topf gefüllt und aufgekocht; danach den Sirup abkühlen lassen.
3. Im Anschluss wird der Alkoholauszug durch ein feines Sieb geseiht und in den Topf mit dem Zuckerwasser gefüllt.
4. Abschließend sorgfältig durchrühren und in saubere Flaschen abfüllen.

In einigen am Fuße des Monte-Rosa (Wallis) gelegenen Alpendörfern existiert – im Falle von Verdauungsschwierigkeiten – noch heute der Brauch, den *Génépi* vor dem Trinken mit heißem Wasser aufzugießen.

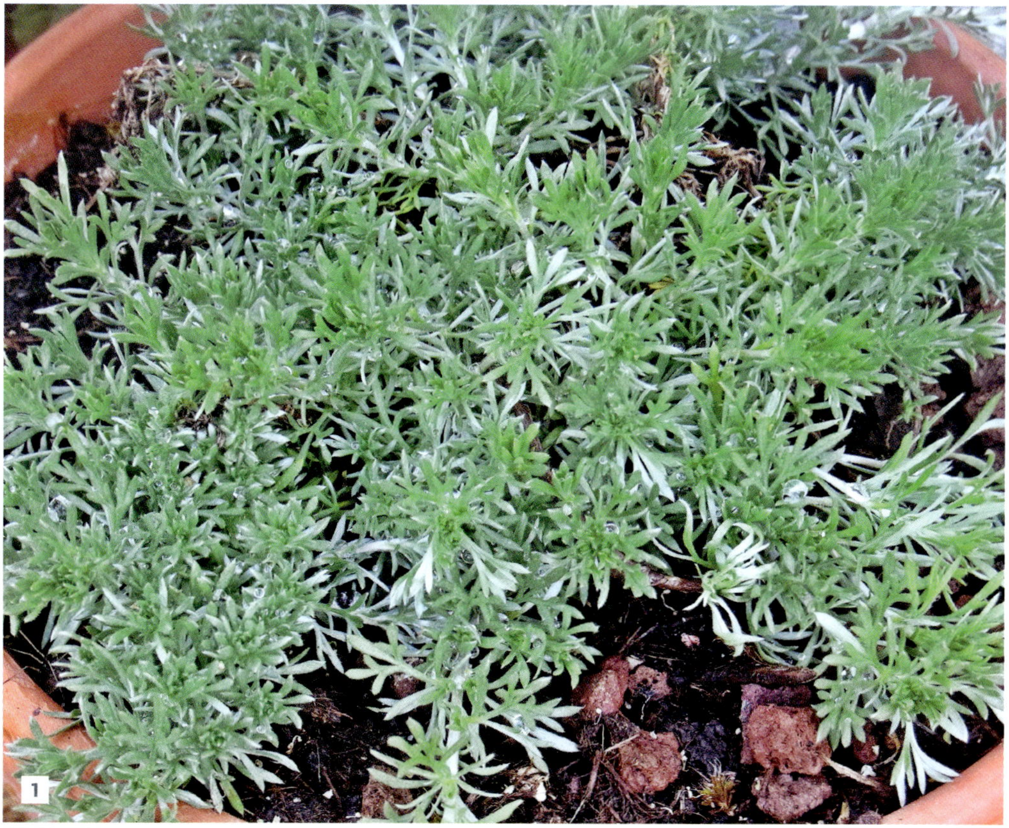

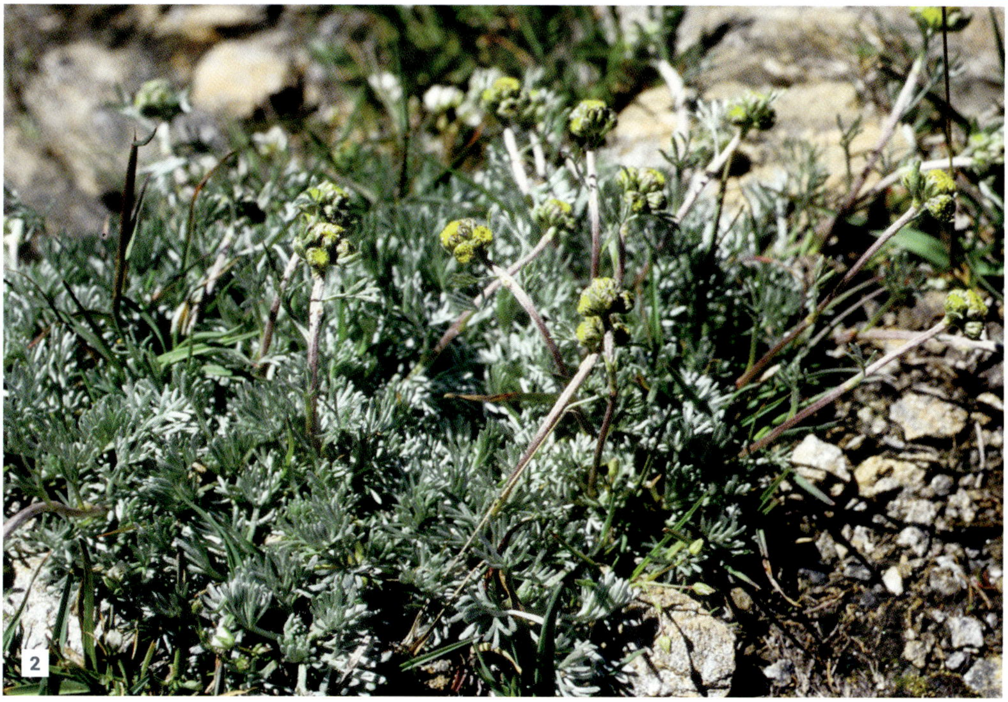

1 Die Gletscher-Edelraute eignet sich gut als Kübel- und Ampelpflanze, K. J. **2** *Artemisia glacialis Mt Cenis.*, N. G.

Artemisia herba-alba ASSO

Weißer Wermut

Botanische Synonyme

Artemisia aethiopica L., Artemisia aragonensis LAM., Artemisia herba-alba var. aurasiaca MAIRE, Artemisia herba-alba var. laxiflora BOISS., Artemisia herba-alba ssp. valentina (LAM.) VALLÈS-XIRAU, Artemisia lippii JAN ex BESSER, Artemisia ontina DUFOUR, Artemisia valentina LAM., Seriphidium herba-alba (ASSO) SOJÁK

Volkstümliche Trivialnamen

Weißer Beifuß, Weißer Wermut (dt.), Aghares, ifsi, odessir (ber.), Alala, Gihoreird, Shīe, Shih (arab.), Apsinthos (griech.), Armoise du Valais, Armoise herba-alba, Armoise herbe-blanche, Thym des steppes (franz.), Biblical wormwood, Desert wormwood, White artemisia, White wormwood (engl.), Lana, Lannah (heb.), Umhlonyane (südafr.)

Herkunft und Vorkommen

Artemisia herba-alba stammt aus dem Mittelmeerraum. Sie wächst auf der südeuropäischen ebenso wie auf der nordafrikanischen Seite. Weitere Wildbestände gedeihen in Ländern der arabischen Halbinsel sowie im Himalaya.

Inhaltsstoffe

Das ätherische Öl enthält über 100 Verbindungen. Die quantitativ am stärksten vorkommenden Inhaltsstoffe sind Chrysanthenon (30,6 %), Camphor (24,4 %), Camphen (4,5 %), Filifolone (4,3 %), 1,8-Cineol (3,0 %), β-Thujon (2,7 %), α-Thujon (2,4 %) sowie α-Pinen (2 %) (OUACHIKH et al. 2009: 49); andere Analysen haben als Hauptkomponenten hinzukommend Borneol,

Weißer Wermut ist einerseits als Heilpflanze von Relevanz – besonders im nordafrikanischen und vorderasiatischen Kulturraum –, gleichzeitig gehört er zu jenen Gewächsen, dessen Name mehrfach in der Bibel auftaucht – als pflanzliches Sinnbild für sämtliche Phänomene, die einen „bitteren" Beigeschmack haben.

Seit jeher besonders beliebt, ist das per Wasserdampfdestillation aus der Pflanze gewonnene ätherische Öl, das traditionell zur Therapie von körperlichen und seelischen Erkrankungen eingesetzt wird. Daneben eignet sich die aromatische Essenz hervorragend für rituelle Zwecke oder schlicht zur Schaffung einer angenehmen Atmosphäre.

Der botanische Artname *herba-alba* verweist auf die kleinen, silbrig bzw. weiß erscheinenden und Sonnenlicht reflektierenden Blatthaare; nicht auf die Blüten, die – wie auch jene des Echten Wermuts – gelblich gefärbt sind.

Botanik

Weißer Wermut ist eine mehrjährige, winterharte Staude mit Wuchshöhen bis zu 60 cm. Die Blätter sind sehr aromatisch (wermutähnlich), flaumig behaart, 3 bis 5 mm lang, ein- bis zweifach gefiedert und laufen am Stängel herab. Die zwittrigen Blütenköpfchen sind klein, rad- bzw. sternförmig und gelber Farbe. Blütezeit ist von Juni bis September.

Heilkunde

„Wenn du einen Feind hast, gib ihm keinen Shieh."

Arabisches Sprichwort, das auf die heilende und wohltuende Wirkung anspielt.

In den traditionellen persisch-arabischen Medizinsystemen gilt *Artemisia herba-alba* als effektvolle Heilpflanze zur Behandlung von Wurmerkrankungen, Diabetes mellitus und Gelbsucht. Weiterhin wird die Pflanze volksmedizinisch bei Angststörungen, Depressionen, Gallenleiden, grippalen Infekten, Haarausfall, Hautirritationen, Herzrhythmusstörungen, Husten, Krämpfen, Magen- und Darm-Erkrankungen, Menstruationsbeschwerden, Muskelschwäche, nervöser Unruhe, neurologischen Beschwerden und Wunden empfohlen.

Für therapeutische Absichten wird zumeist das destillierte ätherische Öl genutzt oder es wird aus Blättern, Blüten, Kraut und/oder Samen ein kräftiger Teeaufguss bereitet, der sowohl innerlich und äußerlich angewendet werden kann. Alternativ ist es möglich, so wie es die Beduinen bei Diabetes praktizieren, mehrmals täglich einige der bitteren Blätter zu essen (ABU-RABIA 2015: 78).

Kult, Ritual und Zeremonie

WEISSER WERMUT ALS BITTERE BIBELPFLANZE

„Und der dritte Engel posaunte: und es fiel ein großer Stern vom Himmel, der brannte wie eine Fackel und fiel auf den dritten Teil der Wasserströme und über die Wasserbrunnen. Und der Name des Sterns heißt Wermut. Und der dritte Teil der Wasser ward Wermut; und viele Menschen starben von den Wassern, weil sie waren so bitter geworden“
(Offenbarung 8:11).

In der hebräischen Urform der Bibel taucht einige Male der Begriff *la'ănāh* auf, der von Martin Luther – trotz unzureichender etymologischer Belege – als „Wermut“ übersetzt wurde. Da *Artemisia absinthium* jedoch nicht in Palästina vorkommt, wird es sich – falls *la'ănāh* überhaupt eine Artemisie und nicht eine andere Bitter- oder Giftpflanze gewesen ist – bei der besagten Bibelpflanze botanisch betrachtet zu hoher Wahrscheinlichkeit um *Artemisia herba-alba* gehandelt haben. Sicherlich war jedoch weniger die Pflanze als solche gemeint, sondern im übertragenen Sinne ihre Bitterkeit und potenzielle Toxizität. Sprich: Wermut als biblisches Sinnbild für ein gefährliches Gift, das Leid, Verderben, Tod und Ungerechtigkeiten bringt.

Kulinarisches

In der traditionellen Küche finden die Blätter des Weißen Wermuts aufgrund des bitteren Geschmacks nur selten Verwendung.

Davanon und Sabinylacetat bestimmt (HAOUARI/FERCHICHI 2009), wobei die chemische Zusammensetzung des ätherischen Öls herkunftsspezifisch enormen Schwankungen unterliegen kann. Des Weiteren wurden im Pflanzenmaterial die beiden pharmakologisch aktiven Flavonoide Hispidulin und Cirsiliol gefunden (SALAH/JÄGER 2005: 145).

Wirkung

Antidiabetisch, antimikrobiell, antiparasitär, antioxidativ, beruhigend, entzündungshemmend, krampflösend, tonisierend, verdauungsanregend, wurmtreibend (AL-KHAZARJI et al. 1993; IMELOUANE et al. 2010; MOHAMED et al. 2010).

Gartenkultur

Für einen gesunden Wuchs benötigt Artemisia herba-alba einen Standort in der Sonne mit einem tendenziell trockenen und gut durchlässigen Boden. Im europäischen Pflanzen- und Saatguthandel ist diese Wermut-Art jedoch eine Rarität und nur schwer zu beschaffen. Anders in Nordafrika.

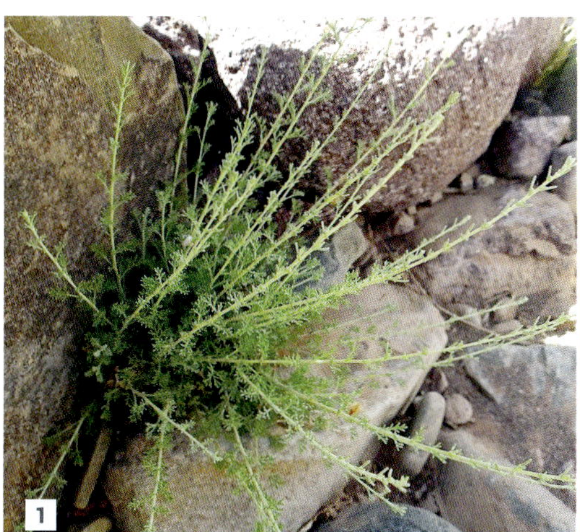

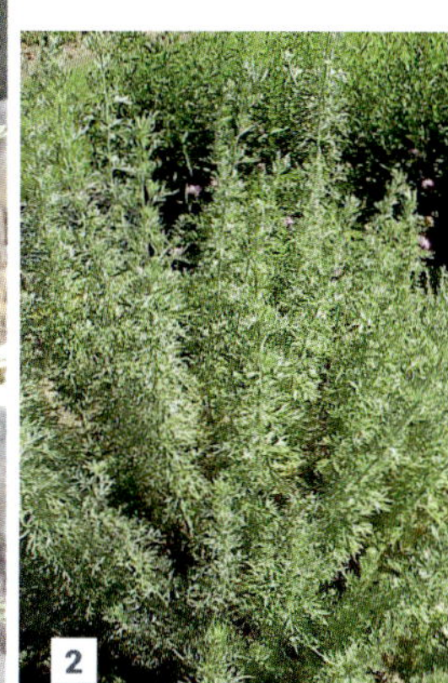

1 ***Artemisia herba-alba,*** Wikipedia © Floratrek **2** ***Artemisia herba-alba,*** Wikipedia © Kurt Stueber

Artemisia lactiflora WALL. ex DC.

Weißer Beifuß

Botanische Synonyme

Artemisia lactiflora var. incisa PAMP., Artemisia lactiflora var. lactiflora, Artemisia septemlobata H.LÉV. & VANIOT, Artemisia septemlobata var. septemlobata

Volkstümliche Trivialnamen

China-Beifuß, Elfenraute, Weißer Beifuß, Weißer Wermut (dt.), Armoise à fleurs laiteuses (franz.), Bai bao hao (chin.), Kiinanmaruna (fin.), Pärlmalört (schw.), White mugwort (engl.)

Herkunft und Vorkommen

Heimisch ist Artemisia lactiflora in Mittel- und Südwest-China.

Inhaltsstoffe

Cumarinderivate, Flavonoide, Sesquiterpenlactone (XIAO et al. 2014: 2802) Als Hauptkomponenten des ätherischen Öls wurden die Terpene Lavandulol (17,7 %) und Germacren D (11,9 %) identifiziert, daneben sind β-Farnesen, Nerolidol, Spathulenol, Zingiberen und Caryophyllen enthalten (ZHOU et al. 2011: 59).

Wirkung

Antioxidativ, entzündungshemmend, menstruationsfördernd

Obschon der Weiße Beifuß traditionell auch als Heil- sowie als Gewürzpflanze eingesetzt wird, besonders im chinesischen Kulturraum, wird er in Europa aufgrund seines hübschen, perlenähnlichen, cremeweißen und angenehm duftenden Flors in erster Linie als Zierpflanze kultiviert. Die kurz nach dem Aufblühen geernteten Blütenstängel eignen sich hervorragend für die Blumenvase, als Trockengesteck sowie für sonstige dekorative Zwecke.

Ihren Artnamen trägt die Pflanze der auffällig weißen Blüten wegen; *lactiflora* bedeutet „milchige bzw. milchig farbige Blüte“.

Botanik

Artemisia lactiflora ist mehrjährig und winterhart, erreicht eine aufrechte Wuchshöhe bis zu 170 cm und trägt dunkelgrüne, fiederteilige sowie unterseitig häufig weiß behaarte Blätter. Zentrales Bestimmungsmerkmal ist die verzweigte und cremeweiße Blütenrispe, die im Zeitraum von Juli bis Oktober erscheint und einen tollen Kontrast zu den grünen Blättern bildet. Die Duftintensität ist vergleichbar mit jener von *Artemisia vulgaris*.

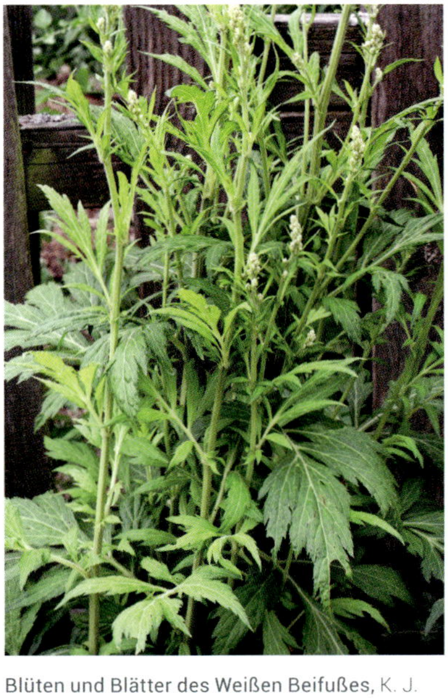
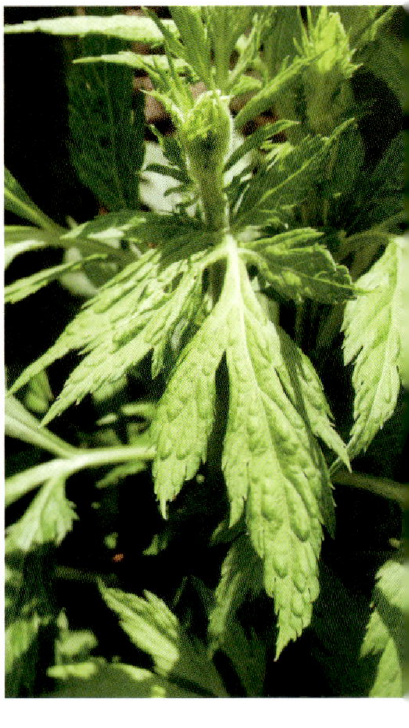

Blüten und Blätter des Weißen Beifußes, K. J.

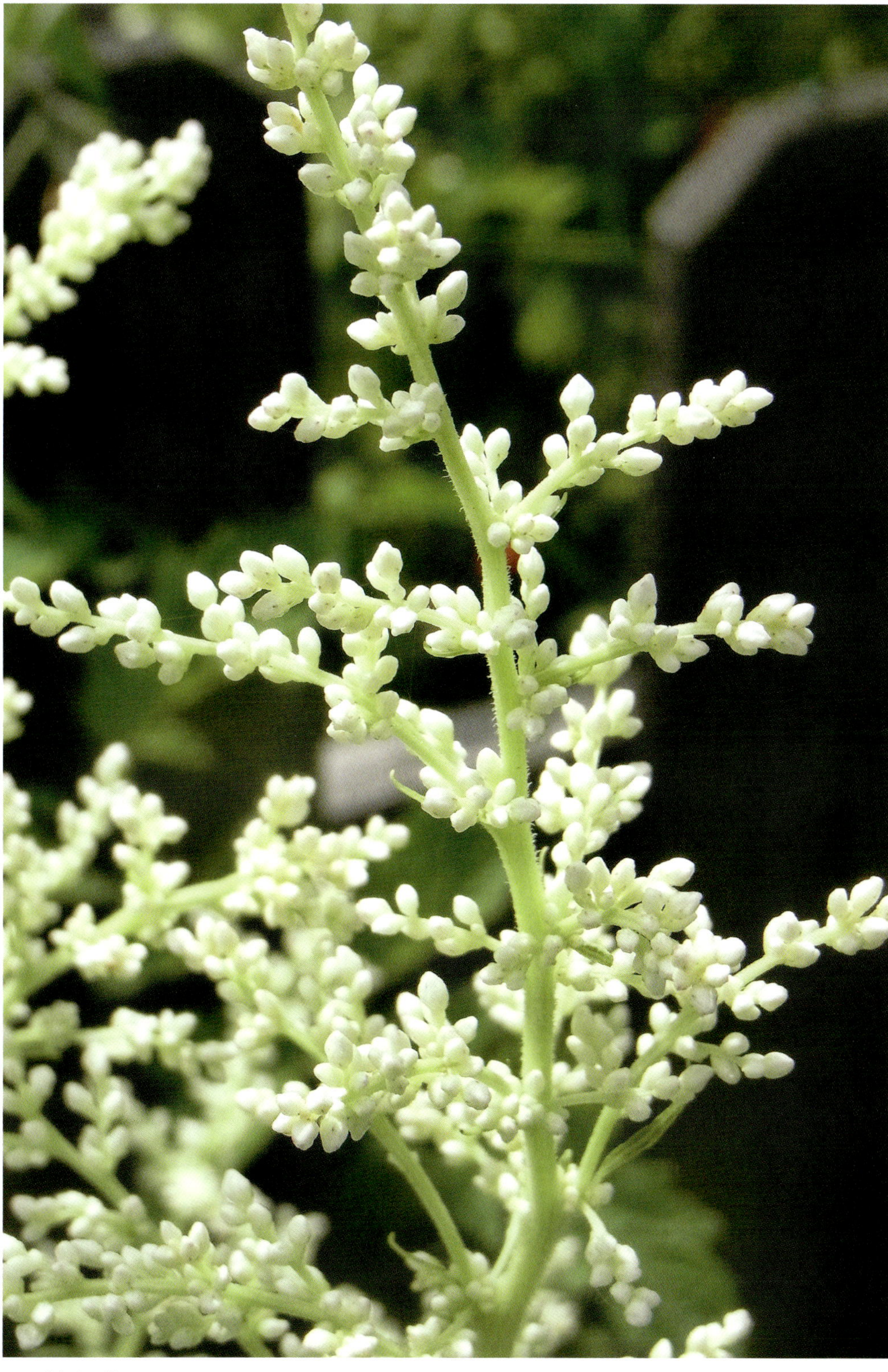

Artemisia lactiflora, K. J.

Gartenkultur

Samen sowie junge Stauden der unterschiedlichen Zuchtsorten können unkompliziert über den Pflanzenhandel bezogen werden. Artemisia lactiflora eignet sich gleichermaßen für die Kultur in Kübeln, im Beet oder auf Freiflächen. Wer den Weißen Beifuß besonders zur Geltung bringen möchte, der pflanzt ihn vor einen dunklen Hintergrund oder setzt ihn mit rot, blau oder violett blühenden Pflanzen zusammen.

Zu beachten ist, dass die Pflanze einen durchlässigen und tiefgründigen Boden benötigt, der idealerweise immer etwas feucht ist. An heißen Sommertagen muss daher täglich gegossen werden. Als Standort sollte (*artemisia*-untypisch) ein Platz im Halbschatten gewählt werden. Heiße Standorte in der vollen Sonne sind zu meiden. Die Zufuhr eines biologischen Düngers ist dann zu empfehlen, wenn die Pflanze zwecks Ernte regelmäßig zurückgeschnitten wird. Dann sollte sie nach jedem Rückschnitt des frischen Grüns mit kräftigenden Nährstoffen versorgt werden. Ansonsten ist eine Düngung in der Regel nicht notwendig. Artemisia lactiflora ist in mitteleuropäischen Breiten frostbeständig (bis –30 °C).

Heilkunde

In der Traditionellen Chinesischen Medizin werden die aromatischen Blätter und Blütenrispen zur Behandlung von chronischer Bronchitis, Durchfall, Ekzemen, Gelbsucht, Lebererkrankungen, Menstruationsbeschwerden, Verdauungsstörungen, Zahnschmerzen sowie bei Entzündungen der Mandeln, des Mittelohrs, der Mundschleimhaut sowie des Rachenraums verwendet.

Kult, Ritual und Zeremonie

Dass der Weiße Beifuß im alten China von ritueller Bedeutung gewesen ist, kann zwar angenommen werden, ist aber niemals hinreichend bestätigt oder beschrieben worden. Unabhängig davon, eignen sich Trockengestecke oder Sträuße aus der Pflanze hervorragend als dekorativer und energetisch schützender Altarschmuck. Gleiches gilt für eine Verwendung als reinigendes und harmonisierendes Räucherwerk.

Kulinarisches

In Asien ist der Weiße Beifuß eine beliebte Küchenpflanze, die aufgrund der zahlreichen runden Blütenknospen in China auch unter der Bezeichnung „Perlen-Gemüse“ bekannt ist. Die jungen und zarten Blätter werden als Gemüse sowie zum Würzen von Reiskeksen und Fisch verwendet.

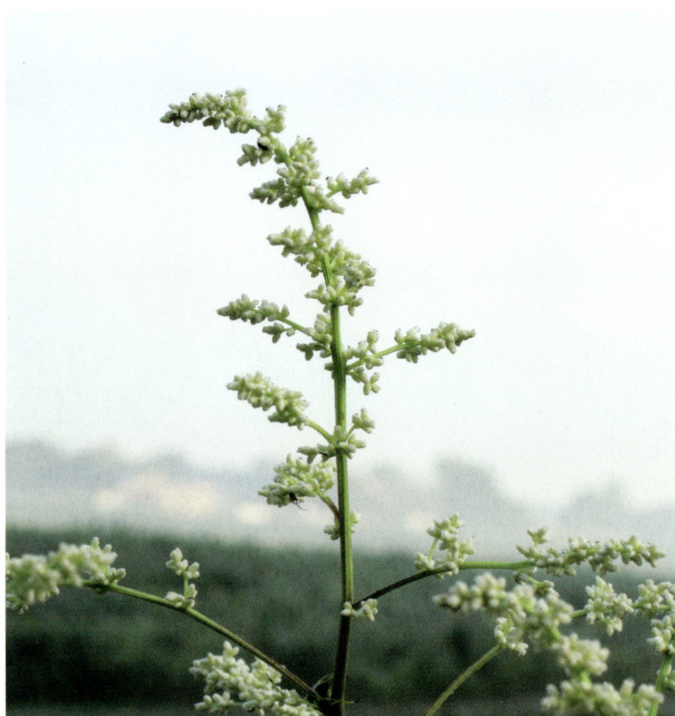

Artemisia lactiflora, Wikipedia © Famberhorst

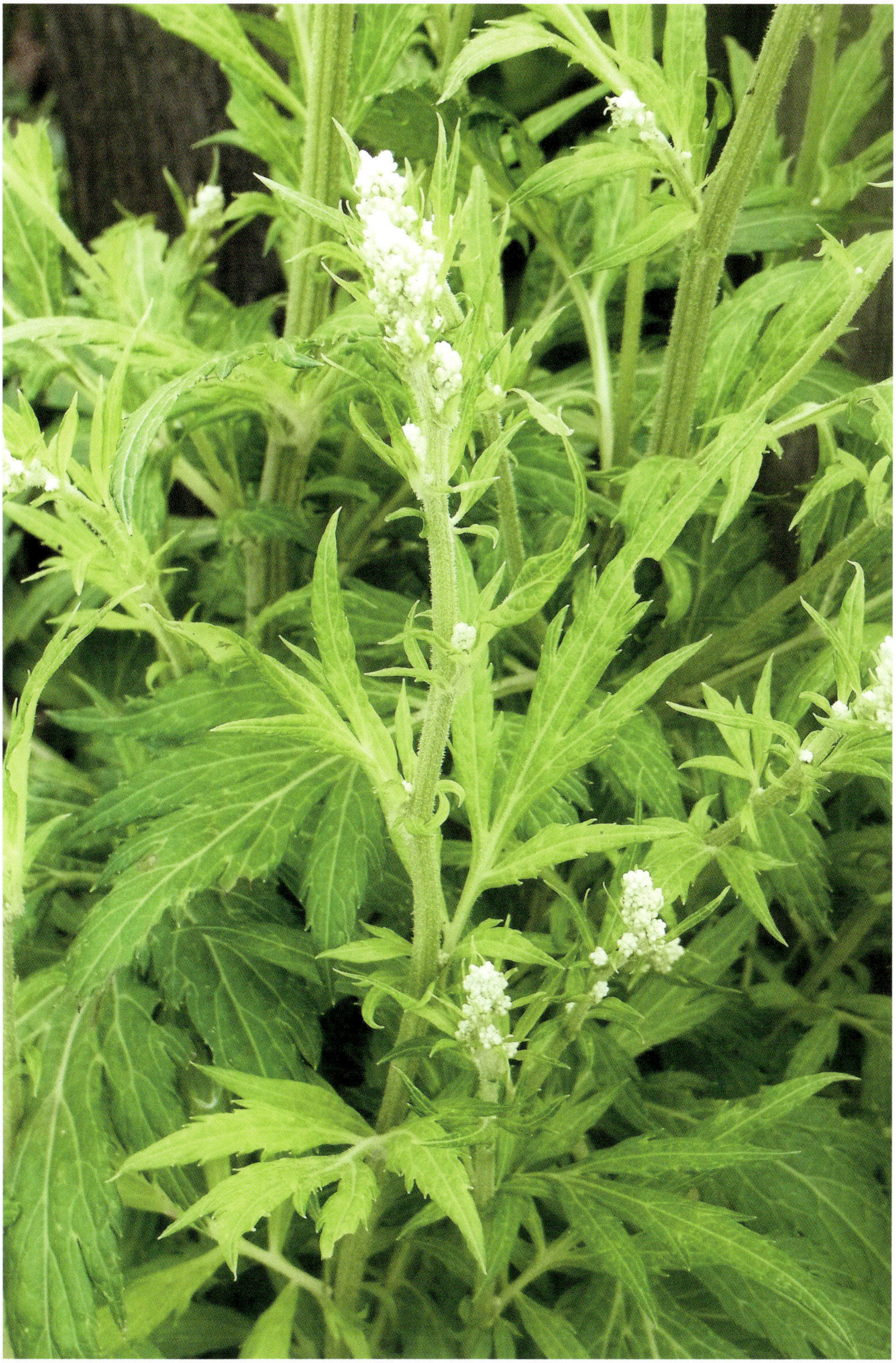

Artemisia lactiflora, K. J.

Artemisia ludoviciana NUTT.

Silber-Wermut

Botanische Synonyme

Artemisia brittonii RYDB., Artemisia cuneata RYDB., Artemisia diversifolia RYDB., Artemisia falcata RYDB., Artemisia gnaphalodes NUTT., Artemisia gnaphalodes var. diversifolia (RYDB.) A.NELSON, Artemisia lindheimeriana SCHEELE, Artemisia muelleri RYDB., Artemisia pabularis (A.NELSON) RYDB., Artemisia paucicephala A.NELSON, Artemisia platyphylla RYDB., Artemisia purshiana BESSER, Cacalia runcinata KUNTH und viele weitere mehr.

Unterarten

Artemisia ludoviciana ssp. albula (WOOTON) KECK, Artemisia ludoviciana ssp. candicans (RYDB.) KECK, Artemisia ludoviciana ssp. incompta (NUTT.) KECK, Artemisia ludoviciana ssp. ludoviciana, Artemisia ludoviciana ssp. mexicana (WILLD.) KECK, Artemisia ludoviciana ssp. redolens (A.GRAY) KECK, Artemisia ludoviciana ssp. sulcata (RYDB.) KECK

Volkstümliche Trivialnamen

Edel-Raute, Ludwigs-Beifuß, Prärie-Beifuß, Silber-Wermut, Silbriger Beifuß, Silberraute, Hohe Silberraute, Steppenbeifuß, Weißer Beifuß (dt.) Badlands sage, Chihuahua sagewort, Cudweed sagewort, Dakota sage, Darkleaf mugwort, Garfield tea, Gray sagewort, Lobed cudweed, Louisiana wormwood, Man sage, Native wormwood, Prairie Sage, Silver wormwood, Western mugwort, White sage, White sagebrush (engl.), Altamisa de la casa, Estafiate, Romerillo (span.), Hopeamaruna (fin.)

Wie auch die anderen als Steppenbeifuß bekannten Artemisien, ist der Silber-Wermut eine der wichtigsten Heil- und Zeremonialpflanzen der nordamerikanischen Ureinwohner. Eingesetzt wird sie einerseits als schamanisches Sakralgewächs für zeremonielle Reinigungen, daneben dient sie der Linderung zahlreicher Krankheitssymptome. Bei den Cheyenne und einigen anderen Stämmen wird *Artemisia ludoviciana*, im Gegensatz zum Frauenbeifuß (*Artemisia frigida*) und anderen Beifuß-Arten, explizit den männlichen Prinzipien zugeordnet, obschon auch diese Pflanze ethnopharmakologisch als Frauenkraut bekannt ist.

In Europa ist der Silber-Wermut als einfach zu kultivierende und strukturgebende Gartenzierde beliebt. Im Beet bildet das silbrige Laub einen hübschen, äußerst dekorativen Farbkontrast zu anderen Pflanzen und ist somit nicht nur etwas für die Nase, sondern auch für das Auge.

Der botanische Artname *ludoviciana* steht für Louisiana, hat also keinen Bezug zum Vornamen Ludwig, wie es aufgrund des häufig gebrauchten deutschen Trivialnamens Ludwigs-Beifuß angenommen werden könnte.

Botanik

Artemisia ludoviciana wächst als robuste, mehrjährige und winterharte (bis –35 °C) Staude und erreicht eine Wuchshöhe bis 80 cm. Sie hat einen kriechenden und Ausläufer bildenden Wurzelstock. Die sommergrünen und lanzettförmigen Blätter befinden sich in wechselständiger Anordnung am Stängel, sind mit weißen oder gräulichen Härchen überzogen und erscheinen daher weißsilbrig. Die in Rispen sitzenden Blütenköpfe sind je nach Unterart oder Kulturtyp entweder gelblich oder grau-weiß: Die Unterart *A. ludoviciana* ssp. *albula* hat beispielsweise gelbliche Blüten, die Zuchtform „Silver King" hingegen weiße. Blütezeit ist von Juli bis August. Sowohl Blätter, Blüte und Stängel des Silber-Wermuts verströmen ein starkes *Artemisia*-Aroma.

Heilkunde

In der traditionellen indianischen Ethnomedizin erfährt der Silber-Wermut eine jahrtausendealte Anwendungstradition. Ebenso wie der Wüsten- (*A. tridentata*) sowie der Frauenbeifuß (*A. frigida*), wurde *Artemisia ludoviciana* von zahlreichen indianischen Stämmen – z. B. den Banock, Blackfoot, Cheyenne, Comanche, Crow, Dakota, Flathead, Kiowa, Lakota, Meskwaki, Navaho, Pawnee, Omaha und vielen weiteren mehr – als eine ihrer wichtigsten Heilpflanzen geschätzt.

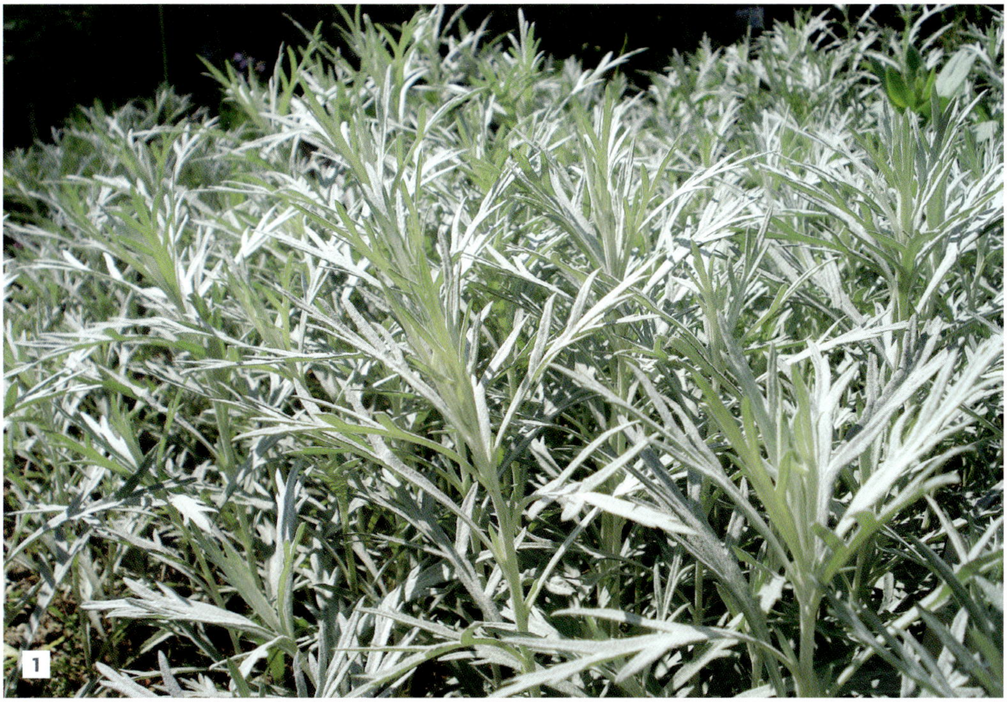

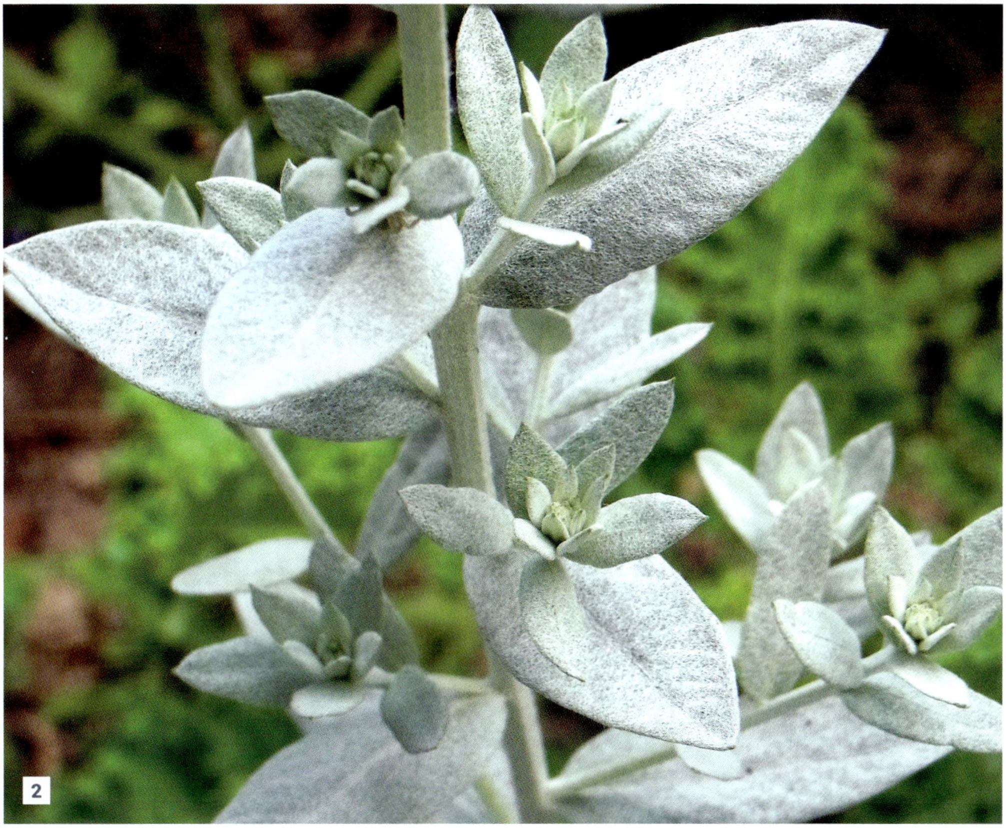

1 Artemisia ludoviciana, N. G. **2** *Artemisia ludoviciana*, K. J.

Herkunft und Vorkommen

Heimisch ist Artemisia ludoviciana im Süd-Westen der USA, in Nord-Mexiko sowie in der kanadischen Provinz British Columbia.

Inhaltsstoffe

Das ätherische Öl enthält als Hauptkomponenten diverse Mono- (1,8-Cineol, Campher, Thujon u. a.) und Sesquiterpene (Davanon u. a.) (LOPES-LUTZ 2008). Daneben gelten Sesquiterpenlactone (Arglanin, Armexefolin, Artemorin, Douglanin, Ludovicin A-B-C u. a.) und Flavonoide (Eupatilin, Luteolin, Apigenin und Hispidulin) als wirksamkeitsbestimmend (JAKUPOVIC et al. 1991; WRIGHT 2002: 90; YONG-LONG et al. 1982)

Wirkung

Adstringierend, beruhigend, insektenvertreibend, krampflösend, menstruationsfördernd, stimulierend sowie gallenfluss- und verdauungsanregend

Gartenkultur

Wird auf vorgezogene Jungpflanzen aus der Kräutergärtnerei zurückgegriffen, dann brauchen die kleinen Stauden bloß ins vorbereitete Pflanzloch gesetzt werden, denn die Kultur im europäischen Garten ist als absolut anfängersicher einzustufen. Die Pflanze benötigt lediglich einen vollsonnigen Standort mit einem durchlässigen Boden. Eine regelmäßige Wasserzufuhr ist nur in Perioden heißer Sommertage wichtig; Artemisia ludoviciana ist sehr trockenheitsverträglich. Auf eine Nährstoffzufuhr kann komplett verzichtet werden. Auch ohne Dünger gedeiht die Pflanze prächtig. Durch unterirdische Wurzelausläufer vermehrt sie sich ganz von selbst. Der Rückschnitt erfolgt nach der Blüte. Schwieriger gestaltet sich die generative Vermehrung durch Saatgut. Die winzigen,

Als Teeaufguss zubereitet wurde das oberirdische Kraut der Pflanze zur inneren Verwendung bei Bauchschmerzen, Gallenleiden, Husten, Leberbeschwerden, Lungenerkrankungen sowie als menstruationsregulierendes Frauenkraut während der Mondzeit (Monatsblutung) genutzt. Letzteres beispielsweise beim Volk der Banock, Lakota und Pawnee, deren weibliche Zugehörige in dieser besonderen Zeit der Reinigung ihre Wohnstätte verlassen haben und in spezielle „Mondhütten" eingekehrt sind (DUNBAR 1880; VESTAL/SHULTES 1939). Äußerlich wurde ein im Teeauszug getränktes Stofftuch oder eine aus den Blättern zubereitete Salbe zur Heilung von Wunden und Ekzemen sowie als kühlendes Hausmittel zur Linderung von Fieber verwendet (SMITH 1928: 211; MOERMAN 1986: 534 ff.); weiterhin wurden die aromatischen Pflanzenauszüge als Deodorant eingesetzt.

Als Zutat heißer Schwitzbäder fungierten Blätter und Zweige des Silber-Wermuts als effektive Medizin bei Gelenkschmerzen sowie zur Prävention von Erkältungskrankheiten.

In der Darreichung eines feinen Schnupfpulvers, hergestellt aus den getrockneten und gemahlenen Blättern des Silber-Wermuts, haben indianische Medizinmänner und -frauen, unter anderem jene der Cheyenne und der Omaha, Kopfschmerzen, Nasenbluten und Sinusitis (Nasennebenhöhlenentzündung) behandelt. Der medizinische Einsatz als Räucherwerk hingegen war besonders dann angezeigt, wenn eine Person an Erkrankungen der Atemwege litt.

Kult, Ritual und Zeremonie

All jene Stämme, die *Artemisia ludoviciana* als Heilpflanze nutzten, haben sie in der Regel auch als reinigend und schützend wirkende Ritualpflanze verwendet – üblicherweise als Räucherbündel („Smudge Stick") oder als Altarbedeckung.

Als Räucherwerk zur Anwendung gebracht vertreibt *White Sage* destruktive Gedanken und verschafft Klar- und Bewusstheit; weiterhin schützt der aufsteigende Rauch vor Krankheitsgeistern und Albträumen. In verschiedenen Ritualtypen wurde er zur schamanischen Reinigung von Personen, Räumen, Instrumenten, Werkzeugen, Pferden und Waffen genutzt.

Besonders beliebt ist der Einsatz der geräucherten *Artemisia ludoviciana* im Rahmen von Schwitzhüttenzeremonien – wo sie auch zur Bodenabdeckung genutzt wird –, Pow-Wows und Sonnentänzen. Dazu wird das Kraut entweder alleine oder in Kombination mit weiteren Ritualpflanzen verwendet. Ein Schwitzhüttenweihrauch der Flatheads beispielsweise enthält, neben dem Silber-Wermut, die Nadeln und Triebspitzen der Gewöhnlichen Douglasie (Syn. Douglas-Tanne; *Pseudotsuga menziesii*) (HART 1976). Andere indigene Volksgruppen haben für bestimmte Anlässe und Situationen außerdem das Christophskraut (*Actea rubra*), Sweetgrass (*Hierochloe odorata*) und/oder Wacholder (*Juniperus* spp.) in ihre *Smudge Sticks* gebunden. Daneben gibt es aber auch viele Stämme, die ihre heiligen Pflanzen grundsätzlich ungemischt verwenden.

Zwei weitere interessante Verwendungen wurden bei den Blackfoot-Ureinwohnern dokumentiert: Wenn bei Ihnen ein Gemeinschaftsmitglied ein Tabu gebrochen oder eine Straftat begangen hatte, dann wurde es so lange mit dem getrocknetem *Sagebrush* beräuchert oder abgewischt, bis es wieder zur Vernunft gekommen ist. Weiterhin ist bekannt, dass Medizinmänner dieses Stammes ihre Ritualschuhe, speziell für Zeremonien angefertigte Mokassins, nach dem Tragen mit Blättern dieser Beifuß-Art befüllten (HELLSON 1974: 17).

Kulinarisches

Die Chiracahua- sowie die Mescalero-Apachen verwendeten die bitteren Blätter als verdauungsförderndes Gewürz für deftige Fleischspeisen (CASTETTER/OPLER 1936: 47), die Blackfoot hingegen zur Herstellung süßer Konfekte (HELLSON 1974: 101).

lichtkeimenden Samenkörner sind zwar leicht zum Auflaufen zu bringen, allerdings sind die jungen Keimlinge extrem empfindlich. Ist es zu warm, zu feucht oder werden sie direkter Sonnenbestrahlung ausgesetzt, dann gehen sie häufig ein, noch bevor sie ihr erstes Blattpaar ausgebildet haben. Es lohnt sich deshalb für die Vorkultur im Haus einen Platz auszuwählen, an dem es hell ist, die Keimlinge aber keine direkte Sonne abbekommen. Die optimalen Keimtemperaturen liegen zwischen 15° und 20 ° C. Ausgepflanzt werden die jungen Pflanzen ab April. Eine Direktaussaat an Ort und Stelle ist ab März ebenfalls möglich.

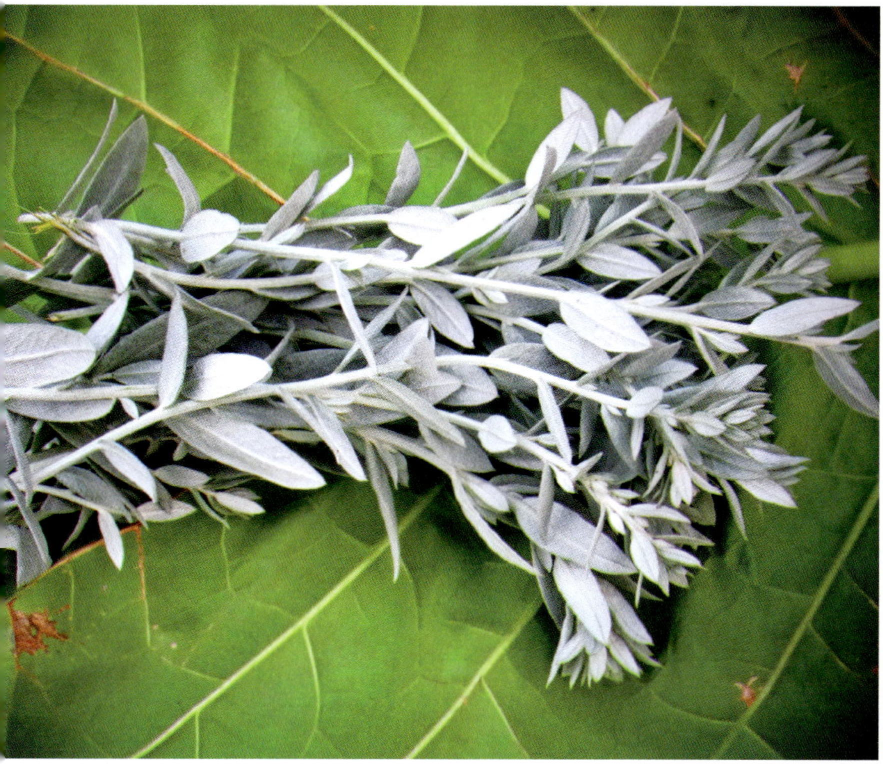

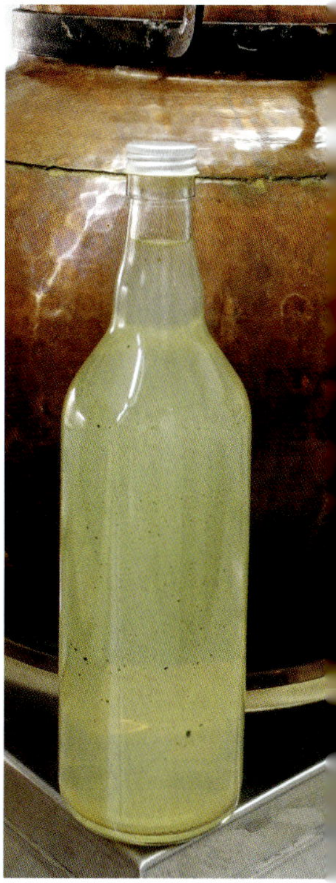

ermut-Zweige auf einem Tabakblatt. Zwei wichtige Heil- und Ritualpflanzen der Ureinwohner, Artemisia-ludoviciana-Hydrolat, K. J.

Artemisia maritima LINNÉ

Strandbeifuß

Botanische Synonyme

Artemisia brevilfolia (WALL. ex DC.), Artemisia pseudogallica (ROUY) A.W.HILL, Artemisia salina WILLD., Seriphidium maritimum (L.) POLJAKOV

Volkstümliche Trivialnamen

Aschenblatt, Flohkraut, Frauen-Weißrauch, Küstenbeifuß, Meerartemisie, Meerbeifuß, Meerwermut, Nobbekraut, Salzbeifuß, Seebeifuß, Seestrandbeifuß, Seewermut, Strandbeifuß (dt.), Absinthe de mer, Armoise maritime (franz.), Ajenjo marino, Artemisia marino (span.), Bylica nadmorska (pol.), Chauhaara, Kirmaani (sansk.), Ledinasti pelin, Primorski pelin (kroat.), Merimaruna (finn.), Old woman, Santonica, Sea wormwood (engl.), Strandmalört (schw.), Strand malurt (dän.), Zeealsem (niederl.)

Herkunft und Vorkommen

Der Strandbeifuß gedeiht auf salzhaltigen Böden in Küstennähe – an der Atlantik-, Nordsee-, Ostsee- sowie an der Mittelmeerküste. Weitere Wildbestände wurden in den Steppen und Wüsten Osteuropas, Zentralasiens sowie in der Mongolei gefunden.

Inhaltsstoffe

Ätherisches Öl mit mindestens 25 Komponenten, darunter1,8-Cineol (41 %), Campher (25 %), β-Caryophyllen (4 %), α- und β-Pinen (2 bis 3 %), Davanon (1 %) und β-Thujon (1 %) (SHAH et al. 2011: 1230). In den Blüten, Blättern, Wurzeln und Zweigen wurde außerdem Santonin nachgewiesen, allerdings in deutlich geringeren Konzentrationen als in Artemisia cina (Wurmsamen).

Wie es bereits ihr botanischer Name sowie die zahlreichen Trivialbezeichnungen andeuten, ist *Artemisia maritima* ein Freund des Meeres (lat. *maritums*, dt. „zum Meer gehörig“). Als sogenannter fakultativer Halophyt ist die unter Naturschutz stehende Pflanze allerdings nicht auf Wind und Salz angewiesen. Der Strandbeifuß gedeiht auch in Ökosystemen ohne Salzvorkommen; dies macht ihn auch als Gartenpflanze interessant. Die Anzucht sowie die Pflege gestalten sich äußerst unproblematisch. Traditionell wird der Strandbeifuß als Heilmittel, Räucherwerk, Gewürz sowie als Zutat von Kräuterschnäpsen eingesetzt.

Botanik

Ausdauernde Pflanze mit intensivem Kampfer-Aroma, zwei- bis dreifach gefiederten oder ungeteilten Blättern und einer Wuchshöhe von 30 bis 60 cm. Exemplare, die in Küstennähe gedeihen, sind mit filzigen, schneeweißen Haaren übersät – zum Schutz vor dem salzigen und windigen Meeresklima, welches die Pflanze ansonsten austrocknen würde. Daneben ist die Pflanze mit winzigen Drüsen ausgestattet, die es ihr ermöglichen, absorbiertes Salz zeitnah wieder auszuscheiden. Gedeiht die Pflanze hingegen in Gartenkultur, ohne einen salzigen Boden oder salzige Luft, ist die Laubfarbe in der Regel etwas grünlicher. Die kleinen, gelben bis orangefarbigen Blüten erscheinen von August bis Oktober.

Heilkunde

In der europäischen Volksmedizin ist die Pflanze, begründet durch das enthaltene Santonin, ein altbewährtes Hausmittel zur Behandlung von Maden- und Spulwürmern. Aufgrund der potenziellen Giftigkeit von Santonin wird heute von einem medizinischen Gebrauch allerdings abgesehen. Auf den Halligen, einer kleinen, im nordfriesischen Wattenmeer gelegenen Inselgruppe, wird die Pflanze auch „Flohkraut“ genannt und zur Abwehr parasitärer Insekten in Kleiderschränke oder Bettdecken gelegt.

Im afghanischen und pakistanischen Kulturraum werden Zubereitungen aus den Blättern von *Artemisia maritima*, über die traditionelle Verwendung als Wurmmittel hinausgehend, bei Asthma, Entzündungen, krampfartigen Magenschmerzen, Malaria und Neuralgien verordnet. Zubereitungen aus den reifen Samenkörnern hingegen sind als Therapeutikum bei Appetitlosigkeit, Durchfall, Husten, Skorpion-Stichen und Zahnschmerzen von ethnopharmakologischer Relevanz, ferner als Aphrodisiakum (HAYAT et al. 2009; GORSI/MIRAJ 2002).

In der altindischen Heilkunst des Ayurveda gilt *Artemisia maritima* als Herzstimulans und stärkendes Tonikum (KAPOOR 1990: 51).

Die für therapeutische Zwecke notwendige Dosis liegt bei einem Erwachsenen bei 3 bis 6 Gramm des getrockneten Kraut- oder Blattmaterials.

Kult, Ritual und Zeremonie

Artemisia maritima ist eine ausgezeichnete Räucherpflanze und als solche hervorragend für sämtliche rituelle oder zeremonielle Angelegenheiten geeignet – ganz besonders jedoch, um sich mit den Geistern und Göttern der Meere (Wasserdevas) zu verbinden. Eine für diesen Anlass sehr gut geeignete Räuchermischung kann beispielsweise in beliebig großen Teilen folgende Zutaten enthalten: Strandbeifuß (*Artemisia maritima*), Bernstein (*Succinit*), Seefenchel (*Crithmum maritimum*), Queller (*Arthrocnemum glaucum*) und andere Küstenpflanzen, optional das Dimethyltryptamin-haltige Schilfrohr (*Phragmites australis*).

Im nordindischen Distrikt Lahaul und Spiti wird *Artemisia maritima* häufig in synergistischer Kombination mit Zweigen und Nadeln des Wacholders (*Juniperus* spp.) geräuchert (SOOD et al. 2001). Der Duft geräucherten Strandbeifußes (blühende Sprossspitzen) ist im Vergleich zu anderen Arten ziemlich süß, ansonsten sehr *artemisia*-typisch.

Kulinarisches

Das Aroma des Strandbeifußes kann ein wenig an Kresse erinnern. Es verwundert daher nicht, weshalb die Pflanze bei europäischen Küstenbewohnern seit etlichen Generationen als Würzkraut beliebt ist, z. B. als Zutat für lokale Kräuterbutter- und Quarkrezepturen. Weiterhin ist *Artemisia maritima* das zentrale Element bei der Zubereitung des „Butjenter Wumken", einer aus der norddeutschen Gemeinde Butjadingen stammenden Kräuterspirituose.

Wirkung

Antifungal, magenstärkend, wundheilend und wurmtreibend (KHARE 2007: 64)

Gartenkultur

Die Kultur des Strandbeifußes im eigenen Garten ist nicht schwierig und sollte bei einem sandigen, nährstoffreichen und gut durchlässigen Boden sowie einem vollsonnigen Standort leicht gelingen. Es gilt: Je windgeschützter der Standort, desto zarter die Blätter. Zu beachten ist außerdem, dass die Pflanze, etwa im Vergleich mit Artemisia vulgaris, etwas langsamer gedeiht, sich dafür durch unterirdische Ausläufer mit der Zeit aber großflächig ausbreiten kann.
Ist das nicht gewollt, kann der Gärtner auf Rhizomsperren zurückgreifen und auf diese Weise der Verbreitung entgegenwirken. Ansonsten kann die Pflanze unkompliziert in großen Kübeln kultiviert werden.

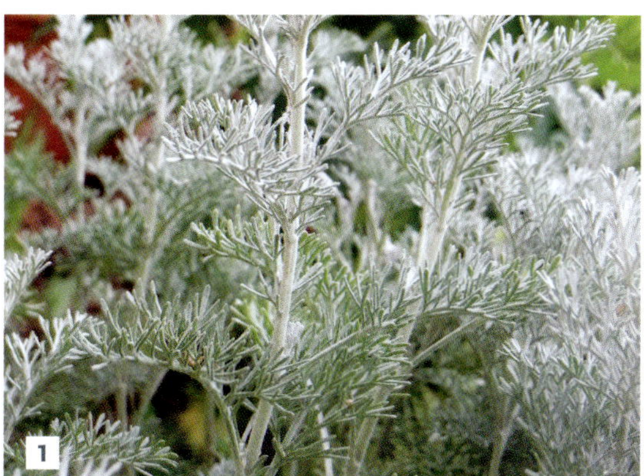

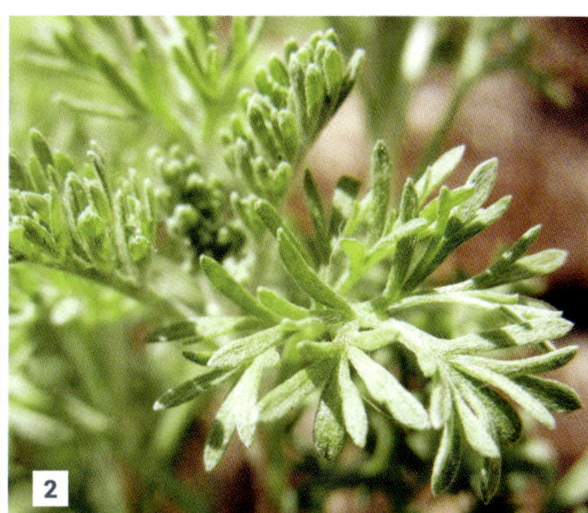

1 *Artemisia maritima*, K. J. **2** Junges Strandbeifuß-Blatt, K. J.

Artemisia mexicana WILLD. ex SPRENG.

Mexikanischer Wermut

Botanische Synonyme

Artemisia ludoviciana NUTT. ssp. mexicana (WILLD.) KECK

Volkstümliche Trivialnamen

Mexikanischer Beifuß, Mexikanischer Wermut (dt.), Green wormwood, Mexican wormwood, Mexican white sagebrush, White sagebrush (engl.), Quitee (zapotek.), Estafiate, Hierba maestro, Incense verde (span.), Ixtauhyatl (aztek., „Wasser der Göttin des Salzes"), Si'isim (maya.)

Herkunft und Vorkommen

Heimisch ist die Pflanze in den warmen und trockenen Gefilden Mexikos – beispielsweise in den Bundesstaaten Chihuahua, San Luis Potosí und Veracruz. Weitere Wildbestände können auf der Halbinsel Yucatán gefunden werden, daneben in Arizona, New Mexico und Nevada (USA).

Inhaltsstoffe

Als Hauptwirkstoffe enthält die Pflanze Santonin sowie – ein aus den Terpenen Borneol, Campher, Limonen, α- und β-Phellandren u. a. zusammengesetztes – ätherisches Öl. Weitere im Krautmaterial des Mexikanischen Wermuts nachgewiesene Inhaltsstoffe sind Azulen, Butensäurederivate, Cumarine, Flavonoide (Eupatilin, Jaceosidin) sowie Sesquiterpenlactone vom Eudesmann-Typ (3α-Hydroxyreynosin, Arglanin, Douglanin, Ludovicin A-B-C u. a.) (RUIZ-CANCINO 1993; LEE/GEISSMAN 1970; HEINRICH 2002: 90).

Schon in vorspanischen Zeiten wurde die Spezies *Artemisia mexicana*, so zum Beispiel von den Azteken sowie zahlreichen sonstigen Völkern Mittelamerikas, als Heil- und Ritualpflanze verwendet, indes ihr Gebrauch als traditionelles Heilmittel bis heute fortbesteht. Das getrocknete Kraut gehört zum Standardsortiment mexikanischer Kräuterhändler und kann auf jedem Markt zu Spottpreisen erworben werden. In Europa hingegen ist diese Pflanze – gleich ob als Kraut, Fertigarznei, Samen oder Gartenstaude – eine Rarität, die so gut wie nirgends erhältlich und folglich nur schwer zu beschaffen ist – obwohl ihre medizinischen Qualitäten bereits seit dem 16. Jahrhundert auch in Europa bekannt sind.

Entgegen einiger Beschreibungen, die *Artemisia mexicana* als Synonym für *Artemisia ludoviciana* oder *Artemisia vulgaris* beschreiben, oder als Unterart von *Artemisia absinthium* (NORDEGREN 2002, QUATTROCCHI 2012), gilt diese Spezies in der heutigen Taxonomie üblicherweise als eine Unterart des Silber-Wermut *Artemisia ludoviciana*.

Botanik

Der Mexikanische Wermut sieht seinem europäischen Bruder *Artemisia absinthium* zum Verwechseln ähnlich: Die Pflanze ist frosthart, wächst aufrecht und leicht verzweigt zu einer Größe von 50 bis 100 cm heran und hat gefiederte, weißgraue sowie ober- und unterseitig weich behaarte Blätter. Die Blüten sind gelb, kugelförmig und wachsen rispenartig an den Zweigenden. Blütezeit ist von Juli bis September.

Heilkunde

In der mexikanischen Ethnomedizin werden Zubereitungen aus dem Kraut und/oder der Wurzel zur Behandlung folgender Beschwerden verwendet: Appetitlosigkeit (Kraut), Atemwegserkrankungen (Kraut), Epilepsie (Kraut/Wurzel), Erschöpfungszustände (Kraut/Wurzel), Magenschmerzen (Kraut), Menstruationsstörungen (Kraut/Wurzel), Rheuma (Kraut/Wurzel), Spastiken (Kraut), Verdauungsschwäche (Kraut) und Wurmbefall (Kraut). Daneben kennt man in Mexiko eine Verwendung der Pflanze als Abortivum, als Marijuana-Ersatz sowie als hustenlinderndes und tonisierendes Mittel, welches als Dampfinhalationen appliziert wird.

Von den yucatekischen Maya wird das Kraut über die beschriebenen Indikationen hinausgehend auch als medizinisches Räucherwerk zur Linderung von Husten und Kopfschmerzen geschätzt (PURIDO/SERRALTA zit. in RÄTSCH 1998: 74).

Kult, Ritual und Zeremonie

Mexikanische Curanderos nutzen das getrocknete Kraut seit etlichen Generationen als rituelles Räucherwerk für Heilzeremonien, zur feinstofflichen Reinigung sowie zum energetischen Schutz des Patienten. Ob die Pflanze damals auch als rituelles Psychoaktivum eingesetzt wurde, kann in Anbetracht des Wirkprofils und einiger ethnologischer Hinweise zwar angenommen werden, wurde bis dato allerdings niemals eindeutig bestätigt.

In der aztekischen Mythologie ist der Mexikanische Wermut eine heilige Pflanze der Göttin des Salzes *Uixtociuatl*, daneben war er – genau wie die psychoaktiven Gewächse *Argemone mexicana* und *Tagetes lucida* u. a. – dem Regengott *Tlaloc* geweiht (RÄTSCH 1998: 74).

Kulinarisches

In Zentralmexiko ist die Spezies eines von insgesamt über 20 verschiedenen Zutaten zur Herstellung des *yolixpa* (dt. „im Angesicht des Herzens"), einem absinthähnlichen Kräuterschnaps, der als verdauungsfördernder Magenbitter sowie als wärmendes Tonikum getrunken wird; Letzteres vor allem von der mexikanischen Bergbevölkerung.

Wirkung

Antimikrobiell, verdauungsfördernd, wurmtreibend (NAVARRO et al. 1996). Erfahrungswissenschaftlich werden darüber hinausgehend krampflösende und menstruationsfördernde Eigenschaften bestätigt. Auf der psychoaktiven Ebene wirkt Artemisia mexicana, etwa wenn das getrocknete Kraut in einer Dosierung von ein bis drei Gramm geraucht wird, beruhigend, stimulierend und leicht euphorisierend (RÄTSCH 1998: 74).

Gartenkultur

Die größte Schwierigkeit bei der Anzucht des Mexikanischen Wermuts bereitet das Auftreiben von Saatgut. Hierzulande ist es beinah ausgeschlossen, über den konventionellen Handel an welches zu gelangen (anders in Mexiko). Sollte es aber dennoch gelingen, dann erfolgt die Kultivierung der Pflanze auf gleiche Weise wie jene von Artemisia absinthium.

Artemisia nilagirica (CLARKE) PAMP.
Indischer Beifuß

Botanische Synonyme
Artemisia vulgaris var. nilagirica C.B.CLARKE

Volkstümliche Trivialnamen
Indischer Beifuß, Indischer Wermut (dt.), Damanaka, Nagadamani („Feind der Schlangen") (sansk.), Davana, Jingli bhang, Kunjaa, Nagdona (hind.), Fleabane, Indian wormwood (engl.), Makkippu (tam.), Nagadana (beng.), Nan ya hao (chin.), Titepati (nep.)

Herkunft und Vorkommen
Heimisch ist die Pflanze in Indien, wo sie in Gebirgshöhen bis zu 3500 Metern vorkommt, zum Beispiel im Himalaya (Himachal Pradesh, Uttarakhand, Sikkim u. a.), den Western Ghats (Kerala) oder in Mount Abu (Rajasthan). Weitere Verbreitungsgebiete liegen in Afghanistan, Pakistan, China, Nepal und Japan.

Inhaltsstoffe
Hauptinhaltsstoffe des ätherischen Öls sind α-Thujon (36,3 %), β-Thujon (9,4 %), Germacren D (6,3 %), Terpinen-4-ol (6,3 %), Camphen (5,5 %), β-Carophyllen (5,4 %) und Borneol (4,1 %) (SATI et al. 2013).
Die chemische Zusammensetzung des ätherischen Öls kann starken Schwankungen unterliegen. Das Öl jener Exemplare, die in hohen Gebirgsregionen gedeihen, weist üblicherweise andere Inhaltsstoffe oder zumindest andere Konzentrationen auf als solches von Pflanzen aus niedrigeren Gebirgslagen.

Diese in Indien heimische Artemisie ist eine Unterart des Gewöhnlichen Beifußes (*Artemisia vulgaris*). In älterer Botanik-Literatur werden *A. nilagirica* und *A. vulgaris* häufig als synonym beschrieben; heute werden sie taxonomisch voneinander getrennt. Ihre traditionelle Verwendung ist jedoch sehr ähnlich, bisweilen sogar identisch. Indische Kräuterkundige machen zwischen diesen beiden Pflanzen keinen Unterschied.

Botanik
Artemisia nilagirica gedeiht mehrjährig und erreicht eine Höhe von 1 bis 2 Meter. Der Stängel wächst aufrecht, ist im oberen Abschnitt üblicherweise verzweigt und am Fuße häufig verholzt – an ihm wachsen die dreifach gefiederten oder ungeteilten, lanzettförmigen, sowie oberseitig fein behaarten Blätter in wechselständiger Anordnung. Sie haben eine Größe von 5 bis 15 cm und sind unterseitig weißgrau gefärbt. Das Farbspektrum der kleinen, unscheinbaren und in Rispen angeordneten Blüten reicht von rötlich-braun bis hin zu gelblich-grün.

Heilkunde
Zubereitungen aus den Blättern und/oder Blüten werden in der Ayurveda sowie der indischen Volksmedizin zur Behandlung von Asthma, Brustschmerzen, Entzündungen, Fieber, Gehirnerkrankungen, Haarproblemen, Kopfweh, Nasenbluten, Unterleibsschmerzen, Vergiftungen, (Schnitt-) Wunden sowie bei Wurmbefall empfohlen, außerdem zur Fruchtabtreibung. Wurzelauszüge werden traditionell als Antispasmodikum, Antiepileptikum sowie als kräftigendes Tonikum verwendet (QUATTROCCHI 2012: 415).

Aus den getrockneten Blättern wird ein medizinisches Räucherwerk hergestellt, das traditionell als beruhigende Einschlafhilfe (dazu muss der aufsteigende Rauch tief inhaliert werden) sowie zur Desinfektion der Raumatmosphäre verwendet wird. Hingegen wird das aus den frischen Blättern gepresste Öl – so zum Beispiel beim Stammesvolk der indischen *Santal* – zur lokalen Betäubung appliziert (PAL/JAIN 1989).

Kult, Ritual und Zeremonie
Für die indischen *Adivasis* (Eingeborene, „erste Menschen", „erste Siedler") ist *Artemisia nilagirica* (genau wie *Artemisia vulgaris*) eine ausgesprochen wichtige Sakral- und Zauberpflanze, deren rituelle Verwendung in vielen Regionen bis heute fortbesteht – meist in der Darreichung als Räucherwerk im Rahmen religiöser und spiritueller Zeremonien, Pujas und Hochzeiten.

Genau wie im alten Europa, ist man auch in Indien davon überzeugt, dass der Beifuß die schutzmagische Kraft besitzt, Dämonen, Krankheitsgeister und andere unliebsame Wesen zuverlässig vertreiben zu können. Auch solche, die für gewöhnlich ausschließlich in Träumen erscheinen. Der Brauch, Beifuß vor Eingangstüren oder Fenster zu hängen oder ihn sich unter das Kopfkissen zu legen, ist daher auch in Indien bekannt.

Für die Teilnehmer einer indischen Feuerbestattung ist es im Anschluss an die Zeremonie in vielen Fällen eine Selbstverständlichkeit, ein mit Beifuß angereichertes Schutz- und Reinigungsbad zu nehmen. Eine rituelle Praktik, die auf der Idee davon gründet, dass sich die Seele des Verstorbenen, wenn sie noch zu sehr an ihrer Mensch-Inkarnation haftet und es ihr schwerfällt sich von dieser zu lösen, möglicherweise im feinstofflichen Körper einer noch lebenden Person verfängt.

Von den Oraon (Kurukh) wird die Pflanze auch als rituelles Psychoaktivum verwendet. Die getrockneten Blätter werden geraucht, um veränderte Bewusstseinszustände zu induzieren (PAL/JAIN 1989).

BOM SHANKAR – EIN HEILIGES KRAUT SHIVAS

Shivoham – Die Essenz meines Seins, die Tiefe meiner Seele, das ist Shiva.

In Indien gilt der Beifuß als eine heilige Pflanze der Hindu-Gottheit Shiva und wird entsprechend ihm zu Ehren geräuchert oder als Altarbedeckung verwendet. Die häufig dreigliedrigen Beifuß-Blätter werden in der indischen Mythologie mit Shivas magischem Dreizack assoziiert, der einerseits *Trimurti* (*Brahma*/Schöpfer, *Vishnu*/Erhalter, *Shiva*/Zerstörer) sowie die drei *Gunas* (*Sattva*/Klarheit, *Rajas*/Aktivität, *Tamas*/Trägheit) symbolisiert, anderseits steht er für den zur geistigen Vollkommenheit führenden Sieg über das Ego (siehe Seite 27).

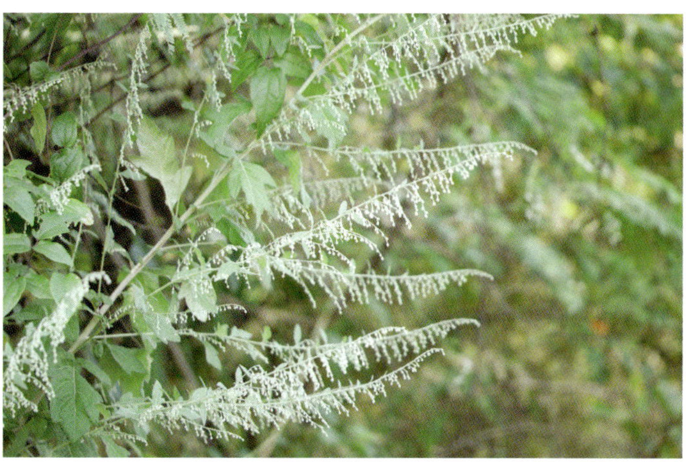

Artemisia nilagirica, Wikipedia © Dinesh Valke

Wirkung

Antiasthmatisch, antimikrobakteriell, antioxidativ, insektenabwehrend, pilztötend, wurmtreibend (SURESH et al. 2011)

Gartenkultur

Die Kultur von Artemisia nilagirica im eigenen Garten erfolgt auf identische Weise wie jene von Artemisia vulgaris. Die Samen dieser Unterart befinden sich allerdings nur selten im Handel.

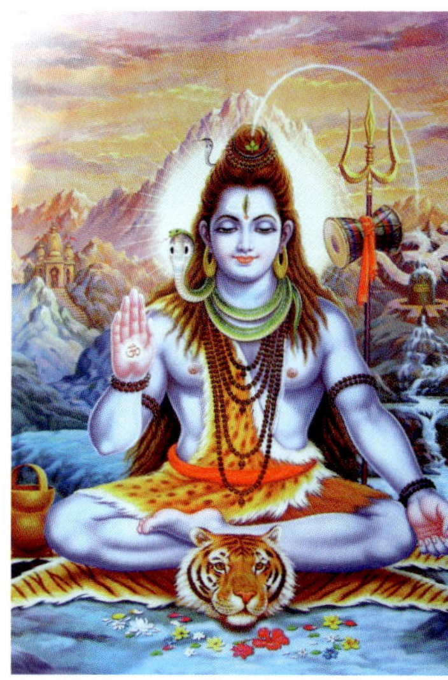

Genau wie auch andere geistbewegende Ritualpflanzen, ist der Beifuß in Indien ein heiliges Shiva-Kraut. (Urheber unbekannt)

Artemisia pallens WALL. ex DC.
Fahlblättriger Beifuß

Botanische Synonyme
Artemisia absinthii HOOK.f., Artemisia orientalis HERB.MADR. ex DC., Artemisia paniculata ROXB.

Volkstümliche Trivialnamen
Fahlblättriger Beifuß (dt.), Armoise à balais, Armoise aurone (franz.), Davana, Marikolunthu (hind.), Davanam (sansk.), Davanamu (Telugo)

Herkunft und Vorkommen
Heimisch ist Artemisia pallens in Südindien. Kommerzielle Davana-Plantagen zur Gewinnung des ätherischen Öls befinden sich in Tamil Nadu und Andhra Pradesh. Als Wildpflanze ist Artemisia pallens sehr selten.

Inhaltsstoffe
Die wichtigsten Inhaltsstoffe des ätherischen Davana-Öls sind Davanon (25–52 %), Fenchylalkohol, Cinnamyl cinnamate, Caryophyllen, Cadinen, Linalool, Terpinen-4-ol, Isodavanon, Nordavanon, Artemon, Davanafuran, Nerol sowie Geraniol u. a. (PETER 2007: 83).

Wirkung
Antibakteriell, antidiabetisch, antimikrobiell, antiseptisch, angstlindernd, entzündungshemmend, schleimlösend, wundheilend (ACTON et al. 2012: 275; RUIKAR et al. 2009; ZIMMERMANN 2008: 87).

Artemisia pallens ist der Lieferant des weltweit geschätzten, per Wasserdampf-Destillation aus Blättern und Stängeln gewonnenen Davana-Öls. Die orangefarbige Essenz hat einen sehr intensiven, süßlich-fruchtigen Duft und wird neben ihrer Verwendung in der traditionellen Ethnomedizin als Aromatherapeutikum sowie als Kosmetik- und Parfumzusatz verwendet. Außerdem zur Aromatisierung von Lebensmitteln und Tabakwaren. Erstmalig destilliert wurde Davana-Öl im Jahre 1921 in der Nähe des südindischen Mysore. Der botanische Beiname *pallens* („blass") bezieht sich auf die Färbung der Pflanzenhärchen, die der eigentlich grünen Pflanze einen gräulich-weißen Farbschimmer geben.

Botanik
Aufrecht und verzweigt wachsend mit starkem Aroma. Die Wuchshöhe liegt zwischen 40 und 60 cm. Die Blätter sind grün, gefiedert und mit winzigen grau-weißen Haaren überzogen. Die Farbe der Blütenköpfchen ist gelb.

Heilkunde
In der Ayurveda, der indischen sowie der irakischen Volksmedizin ist *Artemisia pallens* eine ausgesprochen wichtige Heilpflanze und das aus ihr gewonnene ätherische Davana-Öl ein weitläufig anerkanntes Heilmittel. Traditionell eingesetzt wird es zur Behandlung von Depressionen, Durchblutungsstörungen, Erkältungssymptomen, Husten, Infektionen, Masern, Menstruationsstörungen, Muskelkrämpfen, nervöser Unruhe, Wechseljahresbeschwerden sowie bei Wurmbefall. Wie im Rahmen einer 1996 veröffentlichten Studie herausgefunden wurde, wirkt das Öl antihyperglykämisch, Blutzucker senkend und Alloxan induzierend (SUBRAMONIAM et al. 1996, SUBRAMONIAM 2016: 75), wodurch sich das positive und erfahrungswissenschaftlich vielfach bestätigte Potenzial bei *Diabetes mellitus* erklärt.

Wegen seines sehr angenehmen, süßlich-mangoartigen Geruchs und der unterschiedlichen Wirkqualitäten, ist Davana-Öl auch in der modernen Aromatherapie von hohem Interesse. Empfohlen wird eine aromatherapeutische Davana-Anwendung bei Angstzuständen, emotionalen und körperlichen Anspannungen, Depressionen, Herzblockaden und Nervenschwäche oder schlicht zur entspannenden oder inspirativen Rekreation am Abend.

Als Zutat für (ayurvedische) Kosmetik- und Heilmittelprodukte, etwa für Seifen, Körperlotionen, Massageöle und Cremes, eignet sich Davana-Öl in zweierlei Hinsicht: einerseits wegen des entzündungshemmenden und wundheilfördernden Wirkprofils, zum anderen verleiht es dem Produkt ein angenehmes Aroma.

Kult, Ritual und Zeremonie

Ebenso wie auch die anderen in Indien vorkommenden Beifuß-Arten (*Artemisia nilagirica, Artemisia vulgaris*) ist *Artemisia pallens* eine heilige Pflanze Shivas. Die frisch gesammelten und zu einem Kranz gebundenen Blütenrispen fungieren im Rahmen religiöser oder spiritueller Zeremonien als Dankopfer zu Ehren des großen *Mahadeva*.

Kulinarisches

Ätherisches Davana-Öl wird als Aroma für Backwaren, Desserts und Getränke verwendet.

ANWENDUNGSBEISPIEL FÜR DAVANA-ÖL:

Duftlampe „Shiva“

Benötigt werden folgende ätherischen Öle:

- *3 Tropfen Davana (Artemisia pallens, altern. Artemisia vulgaris)*
- *2 Tropfen Hanf (Cannabis sativa)*
- *1 Tropfen Sandelholz (Santalum album)*
- *1 Tropfen Kampfer (Cinnamomum camphora)*

Und so geht's:

Die Duftlampe wird zunächst mit etwas Wasser befüllt, worauf im Anschluss die ätherischen Öle eingeträufelt werden. Die „Shiva-Kombination“ wirkt sehr beruhigend, geistöffnend und -klärend, wodurch sie sich hervorragend für die Meditation oder spirituelle Rituale eignet; ferner zur Erleichterung kopflastiger Arbeiten und stressiger Situationen.

Gartenkultur

Aufgezogen wird die Pflanze meist generativ, mittels des winzigen Saatguts, das in Mitteleuropa im Haus unter geschützten Bedingungen zur Keimung gebracht wird. Eine Freiland-Aussaat ist nicht zu empfehlen. Junge Pflanzen können ab Mai, sobald die „Eisheiligen“ vorüber sind, ins Freiland gesetzt werden. Zu beachten ist die extreme Empfindlichkeit der Pflanze gegenüber starken Regenfällen und Staunässe. Daher braucht es für eine erfolgreiche Gartenkultur unbedingt einen geschützten, möglichst trockenen Standort mit einem durchlässigen Boden, der eine schnelle Entwässerung zulässt.

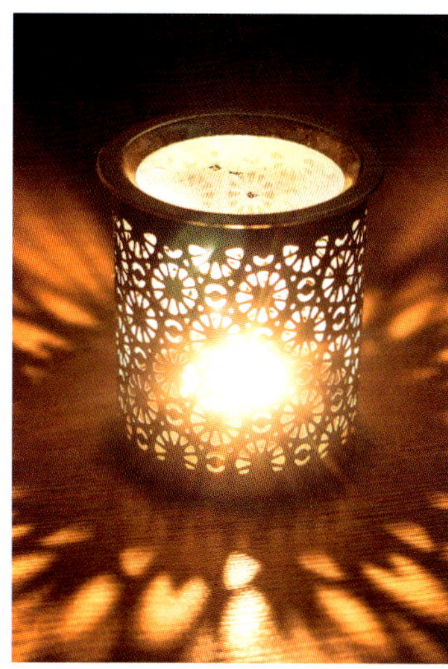

Artemisia pontica LINNÉ

Pontischer Beifuß

Volkstümliche Trivialnamen

Allkraut, Frauenwermut, Pontischer Absinth, Pontischer Beifuß, Kleiner Wermut, Pontischer Wermut, Römischer Wermut (dt.), Armoise pontique, Petite absinthe (franz.), Assenzio pontico (ital.), Little absinthe, Roman wormwood, Small absinthe (engl.), Silkkimaruna (fin.)

Herkunft und Vorkommen

Heimisch ist Artemisia pontica in Südost-Europa, rund um das Schwarze Meer. Weitere Verbreitungsgebiete liegen in Kasachstan sowie in Sibirien. In Italien, Frankreich, der Schweiz sowie im Osten Nordamerikas gilt der Pontische Beifuß als eingebürgerte Wildpflanze, die am Acker- oder Wegesrand, auf Geröllflächen oder Wiesensteppen gefunden werden kann. In Spanien sowie in Litauen wird der Pontische Beifuß mancherorts für kommerzielle Zwecke kultiviert.

Inhaltsstoffe

Das getrocknete Blattmaterial enthält 0,31 % ätherisches Öl, dessen Hauptkomponente α-Thujon (22 %) ist (DERWICH et al. 2009). In anderen Untersuchungen hingegen wurden 1,8-Cineol und Campher (jeweils 14 %) als die im Öl dominierenden Verbindungen bestimmt, daneben Terpinen-4-ol (3 %) sowie verschiedene Sabinen- und Silphiperfol-Derivate (BOS et al. 2005).

Wirkung

Nur selten stand diese Pflanze im Fokus klinischen und pharmazeutischen Interesses. Bis dato wurde von

Der Pontische Beifuß, dessen Name sich auf seine ursprüngliche Heimat bezieht (lat. *pontica* = „Schwarzes Meer“, pontisch = zum Schwarzen Meer gehörig), ist das kleine Geschwisterchen des Absinthkrauts *Artemisia absinthium*. Der wesentliche Unterschied zwischen diesen beiden Spezies ist, dass *Artemisia pontica* ein deutlich kompakteres Wuchsverhalten hat und im Geschmack weniger bitter und somit angenehmer ist. Der Pontische Beifuß eignet sich deshalb besonders gut für die Küche und wurde außerdem als Heilpflanze sowie zur Abwehr von Motten verwendet.

Botanik

Mehrjährige, frostharte Staude mit starkem Aroma, einer Höhe von 40 bis 80 cm sowie feinen, mehrfach gefiederten und graufilzig behaarten Blättern. Die Blüten sind eiförmig und grünlich. Sie sitzen in einer schmalen, traubenförmigen und mit kleinen Laubblättern versehenen Rispe. Blütezeit ist von Juli bis September. Seinen Fortbestand sichert der Pontische Beifuß durch unterirdische Ausläufer.

Heilkunde

In der traditionellen Pflanzenheilkunde gilt der Pontische Beifuß als wirksames Mittel bei Nervenschwäche (MÜLLER-EBELING et al. 1998: 147). Daneben kennt die Volksmedizin Zubereitungen aus der Pflanze zur Behandlung von Magen- und Darmbeschwerden. Allerdings wurde der Pontische Beifuß meist nur dann als Digestivum verwendet, wenn das diesbezüglich stärker wirksamere Absinthkraut (*Artemisia absinthium*) nicht vorrätig war. Der deutsche Trivialname Frauenwermut weist darauf hin, dass die Pflanze anzunehmenderweise – *artemisia*-typisch – gegen Frauenleiden eingesetzt wurde.

Kult, Ritual und Zeremonie

Einen rituellen Gebrauch, meist jedoch ausschließlich hedonistischer und rekreationaler Natur, erfährt *Artemisia pontica* seit vielen Generationen als Additiv berauschender (entsprechend dosiert auch heilsamer) Kräuterliköre.

Als rituelles Räucherkraut zu Zwecken der Reinigung scheint die Pflanze, zumindest im Vergleich mit einigen ihrer Verwandten, keine besondere Rolle zu spielen, auch wenn wir davon ausgehen können, dass der Pontische Beifuß gelegentlich auch als Räucherwerk eingesetzt wurde. Erfahrungsgemäß eignet er sich jedenfalls hervorragend als solches.

Kulinarisches

Zum einen sind die Blätter von *Artemisia pontica* ein beliebter Zusatz traditioneller Absinth- und Vermouth (dt. Wermut) -Rezepturen. Daneben werden sie – entweder frisch, getrocknet oder gefroren und grundsätzlich vor der Blüte geerntet – als Gewürz für fettige und schwer verdauliche Speisen sowie zur Aromatisierung von Kräuterbutter und Salatsoßen verwendet.

wissenschaftlicher Seite ausschließlich eine insektizide Wirkung bestätigt (DERWICH et al. 2009).

Gartenkultur

Die Anzucht im eigenen Garten ist unkompliziert. Jungpflanzen können über den gut sortierten Pflanzenhandel problemlos bezogen werden. Grundvorraussetzung für eine erfolgreiche Gartenkultur ist ein Standort in der vollen Sonne sowie ein durchlässiger Boden. Im Vergleich zu anderen Artemisien gibt sich die Pflanze notgedrungen auch mit „schweren" Lehmböden zufrieden, jedoch sollte dann etwas Sand untergemischt werden. Die Wasserzufuhr erfolgt in mäßigen Mengen. Auf Dünger kann zwar prinzipiell verzichtet werden, über eine gute Portion frisch gesiebten Kompost – ein Mal im Frühjahr und ein Mal im Sommer – freut sich die Pflanze aber dennoch. Vermehrt wird in der Regel durch eine Teilung des Rhizoms. Alternativ kann der Pflanze aber auch etwas Zeit gelassen werden, dann vermehrt sie sich durch unterirdische Ausläufer ganz von alleine. Aufgrund seiner Frosthärte kann der Pontische Beifuß den Winter über im Freiland verbleiben.

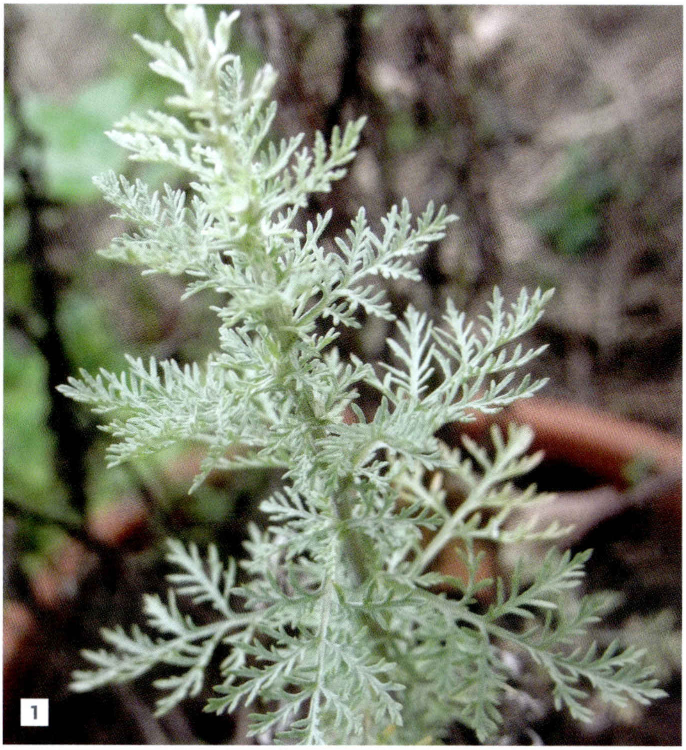

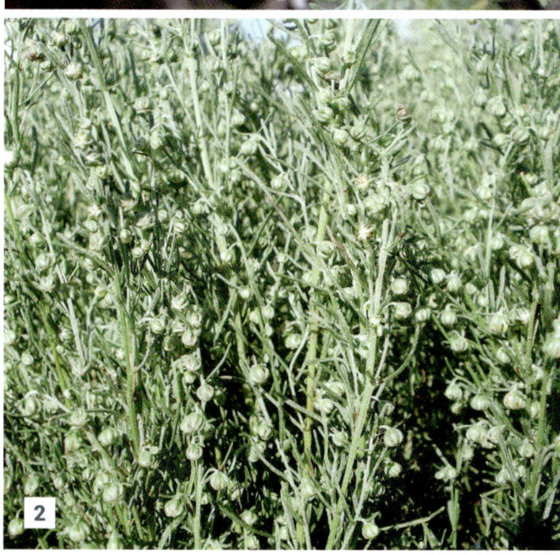

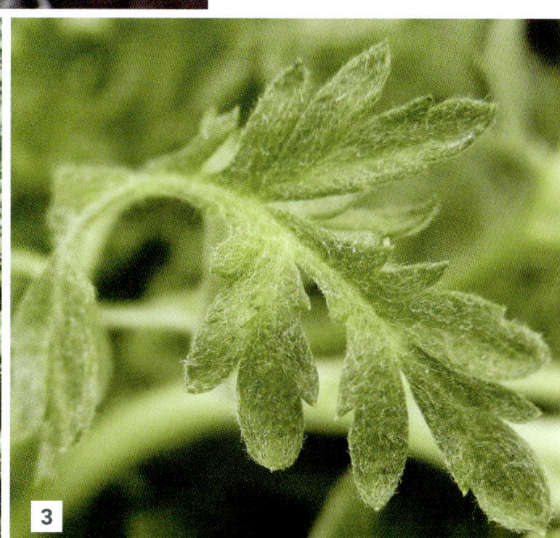

1 Junger *Artemisia-pontica*-Trieb, K. J. **2** *Artemisia pontica*, cf.Arche. Noah, N. G. **3** Junger *Artemisia-pontica*-Blatt, K. J.

Artemisia princeps PAMPANINI
Japanischer Beifuß

Botanische Synonyme
Artemisia montana var. nipponica (NAKAI) PAMP., Artemisia parvula PAMP.

Volkstümliche Trivialnamen
Japanischer Beifuß, Japanisches Moxakraut (dt.), Huanghua ai (chin.), Japanese mugwort, Korean mugwort, Korean wormwood, Moxibustion grass (engl.), Kui hao (chin.), Maguwato, Mogusa, Yomogi (jap.), Tarae ssuk (kor.)

Herkunft und Vorkommen
Die Heimat von Artemisia princeps liegt in China, Japan, Korea, der Mongolei und Taiwan. Die Pflanze gedeiht sowohl in bergigen Regionen als auch in der Ebene, meist am Feld- oder Wegrand.

Inhaltsstoffe
Das ätherische Öl enthält zahlreiche Verbindungen vom Terpen-Typ (1,8-Cineol, α-Terpineol, α-Cedren, Camphen, Carvone u. a.), außerdem α- und d-Phellandren sowie Cadinene. Daneben wurden Adenin, Cholin, Flavonoide (Eupatilin u. a.), Mineralstoffe, Polysaccharide, Sesquiterpenlactone (Chrysartemin A u. B, Isoridentin u. a.), Tannin sowie Vitamine in der Pflanze gefunden.

Wirkung
Antiatherogen, antiinfektiös, antimalarisch, antioxidativ, entzündungshemmend, gerinnungshemmend, insektizid, lipidsenkend (RYU et al. 2013).

Gartenkultur

Im japanischen Volksglauben heißt es, dass auf der Yomogi-Pflanze der Segen des Himmels ruht. Naheliegend, dass diese Beifuß-Art ein wichtiges Element im Leben zahlreicher Japaner ist – einerseits als Heil- und sakrale Ritualpflanze, andererseits als delikates Gewürz zur Herstellung traditioneller Köstlichkeiten. Eine weitere Einsatzmöglichkeit erfährt der Japanische Beifuß als naturbelassenes Färbemittel für Seiden- und Baumwollstoffe.

Botanik
Charakteristisch für den Japanischen Beifuß ist sein rasches Wuchsverhalten. Rein optisch ist die Pflanze der verwandten Spezies *Artemisia vulgaris* zum Verwechseln ähnlich: *Artemisia princeps* ist mehrjährig und frosthart, erreicht eine Höhe von 80 bis 120 cm und hat grüne und fiederteilige Blätter, die unterseitig mit weißen Drüsenhaaren besetzt sind. Die rispenförmig angeordneten Blüten sind rotbraun und erscheinen in den Monaten von Juli bis Oktober. Unterirdische Wurzelausläufer sorgen dafür, dass sich die Staude schnell und zuverlässig ausbreitet.

Heilkunde
Am bekanntesten ist die medizinische Verwendung von *Artemisia princeps* als Moxakraut (siehe Seite 36). Kleine, aus Yomogi-Blättern geformte Kugeln werden auf bestimmten Körper- respektive Meridianpunkten abgebrannt und verhelfen dem Patienten auf diesem Wege zur Heilung. In der japanischen Ethnomedizin ist die Moxa-Behandlung besonders bei Menstruationsbeschwerden, Bluthusten und hämorrhoidalen Blutungen bewährt. Im Rahmen klinischer Forschungen konnte herausgefunden werden, dass Rauch-und Wasserextrakte aus *Artemisia princeps* bestimmte Typen an Brustkrebszellen in ihrem Wachstum hemmen können (LEE et al. 2011).

In der Darreichung eines Aufgusses werden Yomogi-Blätter in der japanischen Ethnomedizin bei Asthma, Hautentzündungen (Dermatitis u. a.), Husten und Infektionskrankheiten empfohlen. Äußerlich angewendet, etwa als Umschlag, Salbe oder als Badezusatz, helfen sie bei Ekzemen, Gelenkerkrankungen sowie bei Ischiasschmerzen.

AINU-HEILZEREMONIE
Für die Ainus (jap. Ureinwohner) war diese Pflanze eine wichtige Zauberpflanze zur Heilung psychogener Erkrankungen, von denen man ausging, dass Dämonen ihre Ursache seien. War eine Person von einem solchen Krankheitsdämon befallen, wurde er von einem

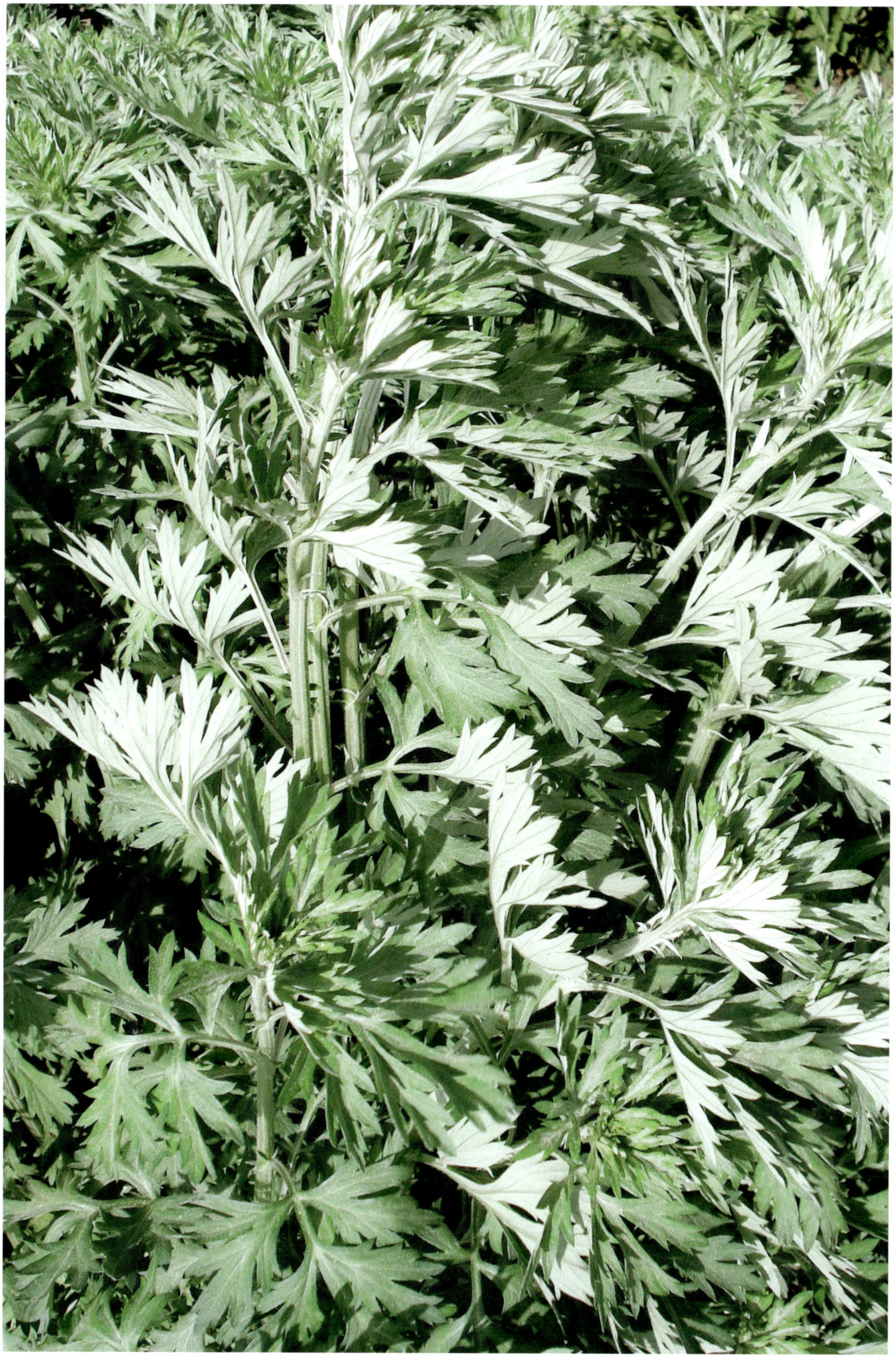

Artemisia princeps, Japan-B.,Yomogi.Jap.Chin.Korea.Wies, N. G.

Da Artemisia princeps im Handel fast ausschließlich als Saatgut erhältlich ist, erfolgt die Anzucht der Pflanze bei erstmaliger Kultur üblicherweise auf generativem Weg. Dazu werden die kleinen Samenkörner ab Februar auf eine mit Anzuchterde gefüllte Saatschale gestreut, hauchdünn mit Sand bedeckt und anschließend sanft angedrückt. Alternativ ist es möglich, die Samen ab Mai direkt ins Freiland zu säen und sobald sie aufgelaufen sind, werden sie auf etwa 20 x 40 cm vereinzelt.

Als Standort benötigt die Pflanze unbedingt einen Ort in der vollen Sonne, daneben einen durchlässigen Boden. Eine Zufuhr von Dünger ist im Grunde genommen nicht von Nöten, vorausgesetzt, dass der Erde ausreichend Nährstoffe zur Verfügung stehen. Ist das nicht der Fall, wird der Boden im Frühjahr oder Sommer mit etwas Kompost angereichert.

Aufgrund seiner Frosthärte kann der Japanische Beifuß den ganzen Winter über im Freien verbringen. Jedoch sollte die Pflanze sicherheitshalber, falls die Kahlfrost-Temperaturen unter −15 °C fallen können, mit einer dicken Laubschicht geschützt werden. Dann übersteht sie selbst eisige Winter ohne Probleme.

Wichtig: Bei der Kultur dieser Spezies muss unbedingt berücksichtigt werden, dass sich die Pflanze durch unterirdische Ausläufer rasch vermehren kann. Wo dieses Jahr noch eine Pflanze bzw. ein Austrieb gewachsen ist, stehen im nächsten Jahr möglicherweise schon ein halbes Dutzend. Daher wird der Pflanze im Idealfall direkt ausreichend Fläche zur Verfügung gestellt, sodass sie sich ungestört ausbreiten kann.

Heiler zunächst gründlich, von oben nach unten, mit Beifuß abgeräuchert. Danach musste er 12 Mal ein Beifuß-Feuer passieren, gleichzeitig einige Beifuß-Zweige auf dem Kopf tragen und dabei diverse Zauberformeln rezitieren. Der Dämon hat daraufhin von der Seele des Patienten abgelassen und ist verschwunden.

Kult, Ritual und Zeremonie

In Japan ist Yomogi eine unerlässliche Ritual- und Zauberpflanze und kommt als solche auf mannigfaltige Weise zum Einsatz; im Besonderen jedoch dann, wenn es um spirituelle Schutz- und Reinigungsaspekte geht. Zur Vertreibung von Dämonen und Krankheitsgeistern aus Wohnstätten wird Yomogi meist als Räucherwerk verwendet, außerdem – wie auch in Europa und anderen Teilen der Erde – als zusammengebundener Strauß oder Kranz über Hauseingängen und Fenstern befestigt.

Ein uralter japanischer Brauch, der vielerorts bis heute fortbesteht, ist der Einsatz von Yomogi als rituelles Ahnenopfer. Dazu werden *Kusa-Mochis* (Yomogi-Reiskuchen) gekocht und den Verstorbenen hübsch dekoriert auf einem Teller serviert.

5. MAI – DER JAPANISCHE KINDERTAG – EIN BEIFUSS-RITUAL

Jährlich zum 5. Mai wird in Japan der Kindertag (*kodomi no hi*) gefeiert, ein nationaler Feiertag, dessen Ursprung einige Jahrtausende zurückreicht. Eltern beten an diesem Tag für den Schutz und den Segen ihrer Kinder, auf dass sie sich gesund und wohlbehalten entwickeln werden, und legen dazu Bündel aus Yomogi und Kalmus (*Acorus calamus*) ums Haus.

Kulinarisches

In Japan sind Yomogi-Blätter (seltener auch die Keimlinge) ein wichtiger Bestandteil traditioneller Gerichte, bevorzugt als Gewürz für Suppen, Salate und Reisspeisen, etwa des *Kusa-Mochi*, einem klebrig-süßen Reiskuchen, dem die Blätter Aroma und Farbe verleihen. Ebenfalls für Süßspeisen werden die Blätter in der koreanischen Volksküche verwendet. Des Weiteren kennt man sie in der Zubereitung als Spinat sowie als Pfannkuchen.

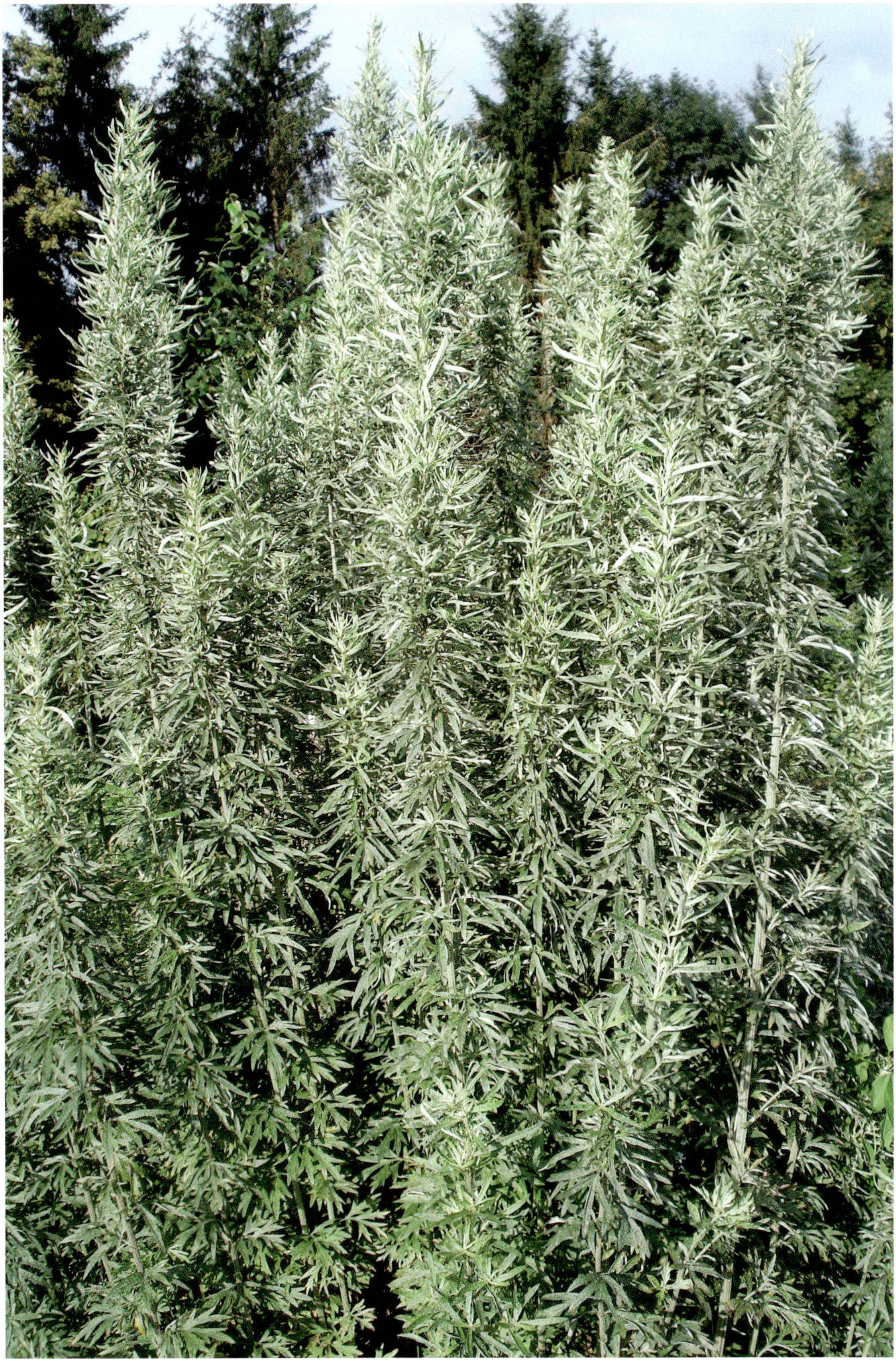

Artemisia princeps, Japan-B.,Yomogi.Jap.Beifuß.O-Asien. Wies, N. G.

Artemisia scoparia WALDST. & KIT.

Besen-Beifuß, Yin Chen

Botanische Synonyme

Artemisia capillaris MIQ., Artemisia capillaris var. scoparia (WALDST. & KIT.) PAMP., Artemisia elegans ROXB., Artemisia gracilis L'HÉR. ex DC., Artemisia hallaisanensis var. formosana PAMP., Artemisia kohatica KLATT, Artemisia piperita PALL. ex LEDEB., Artemisia sachaliensis TILESIUS ex BESSER, Artemisia scoparia var. scoparia, Artemisia scoparioides GROSSH., Artemisia trichophylla WALL. ex DC., Draconia capillaris (THUNB.) SOJÁK, Draconia scoparia (WALDST. & KIT.) SOJÁK, Oligosporus scoparius (WALDST. & KIT.) LESS

Volkstümliche Trivialnamen

Artemisiae scopariae herba, Besen-Beifuß, Haarförmiger Beifuß (dt.), Capillary wormwood, Oriental wormwood, Redstem wormwood, Virgate wormwood (engl.), Siromaruna (fin.), Yin chen, Yin chen hao (chin.)

Herkunft und Vorkommen

Heimisch ist Artemisia scoparia in China, Korea und Japan, indes sich ihr Verbreitungsgebiet inzwischen auch über weite Teile Russlands, die Türkei, Ägypten sowie die osteuropäischen Balkanstaaten erstreckt. Als Neophyt gedeiht der Besen-Beifuß vereinzelt auch in Deutschland, Österreich sowie in Frankreich.

Inhaltsstoffe

Hauptinhaltsstoffe des ätherischen Öls sind 1,8-Cineol (21,5 %), Campher (11 %) und β-Caryophyllen (6,8 %) (CHA 2005: 186). Weitere im Öl verfügbaren Verbindungen sind α- und β-Pinen, Myrcen, 1,8-Cineol,

Artemisia scoparia ist eine alte chinesisches Medizinalpflanze, deren Kultur sich aufgrund des filigranen und frisch grünen Laubs gleichermaßen als dekorative Gartenzierde eignet. Der Artenname *scoparia* (dt. „Besen") bezieht sich – genau wie bei anderen mit diesem Art-Epitheton versehenen Spezies (z. B. *Bassia scoparia* [Besen-Radmelde], *Cytisus scoparius* [Besen-Ginster], *Festuca scoparia* [Bärenfellgras]) – auf den markanten Habitus der Pflanze.

Der Besen-Beifuß gehört zu jenen TCM-Pflanzen, die in den letzten Jahren vom Bayerischen Landesamt auf ihre Zuchttauglichkeit in Deutschland getestet wurden. Seither wird die Pflanze vereinzelt auch in Europa für kommerzielle Zwecke angebaut.

Botanik

Krautige, aromatische Staude mit dünner Hauptwurzel und einem Lebensalter von ein bis zwei Jahren, nur selten wächst die Pflanze ausdauernd. Die Höhe der aufrechten, im oberen Abschnitt meist verzweigten und bräunlich farbigen Stängel des Besen-Beifußes reicht von 40 bis 100 cm. Die grünen Grundblätter sind lang gestielt, mehr oder minder stark mit gräulich-gelben Haaren übersät und zwei- bis dreifach gefiedert. Hingegen sind die fadenförmigen Stängelblätter im mittleren und oberen Bereich nicht nur durch einen kürzeren Stiel gekennzeichnet. Sie sind im Gesamten signifikant kleiner, länglich und haben außerdem eine filigranere Fiederung. Die kurz- oder ungestielten sowie gelben (seltener rötlich oder weiß) Blütenköpfchen befinden sich in einem rispenförmigen, bis zu 50 cm langen Gesamtblütenstand. Blütezeit ist von Juni bis Oktober.

Heilkunde

Die naturheilkundliche Anwendung von *Artemisia scoparia* ist in der TCM weitestgehend identisch mit der ebenfalls als *yin chen* bezeichneten Spezies *Artemisia capillaris*. Klassische Krankheitsbilder und -symptome, die seit langen Zeiten erfolgreich mit Zubereitungen aus der Pflanze behandelt werden, sind ausbleibender Appetit, hohe Cholesterinwerte, Gallenentzündung, Gelbsucht, Geschwüre, Grippe, Harnverhalt, Hepatitis, Juckreiz, Kopfschmerzen, schmerzhafte Menstruation, Ohrenschmerzen, Schüttelfrost und Wechseljahresbeschwerden. Eingenommen wird das Kraut üblicherweise als bitter schmeckender Teeaufguss. Die Ziehzeit variiert abhängig von der gewünschten Potenz und reicht von 5 bis 20 Minuten. In der Darreichung eines medizinischen Räucherwerks werden die Zweige des Besen-Beifußes traditionell zur Beschleunigung von Wundheilungsprozessen verwendet.

Kulinarisches

Im chinesischen Kulturkreis gelten gekochte *Scoparia*-Blätter als leckeres Blattgemüse.

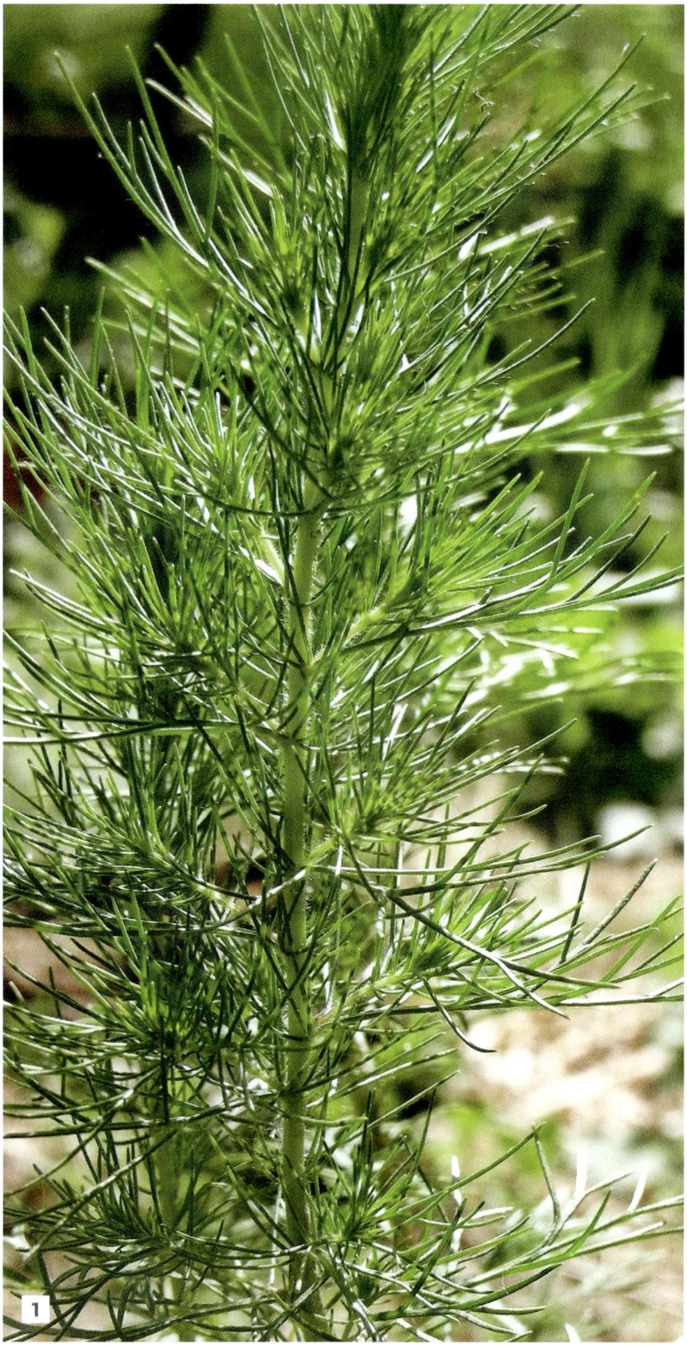

p-Cymol, Carvone, Thujon, Isoeugenol, Vanillin, Capillin sowie Apiol. Im Pflanzenmaterial wurden diverse Flavone (Eupalitin u.a), Cumarinderivate (Scopoletin, Capillarin u. a.) sowie Chlorogensäure nachgewiesen (HÄNSEL et al. 1992: 372; WRIGHT 2002: 60).

Wirkung

Antibakteriell, antiseptisch, blutdruck- und cholesterinsenkend, diuretisch, fiebersenkend, gallensafttreibend, gefäßerweiternd, krampflösend, serotoninhemmend (QUATTROCCHI 2012: 418; YEUNG 1985)

Gartenkultur

Der Besen-Beifuß ist in mitteleuropäischen Gärten leicht kultivierbar. Er ist sehr anspruchslos, schnellwüchsig und bedarf kaum eines Pflegeaufwands. Das Saatgut der Pflanze kann über den ethnobotanischen Samenhandel bezogen werden.
Es ist lichtkeimend und wird ab März an einer hellen Stelle im Haus zur Keimung gebracht. Die Keimdauer beträgt ein bis drei Wochen. Alternativ können die Samen ab April ins Freiland gesät werden. Es gilt: Je länger mit der Aussaat gewartet wird, desto später die Blüte.

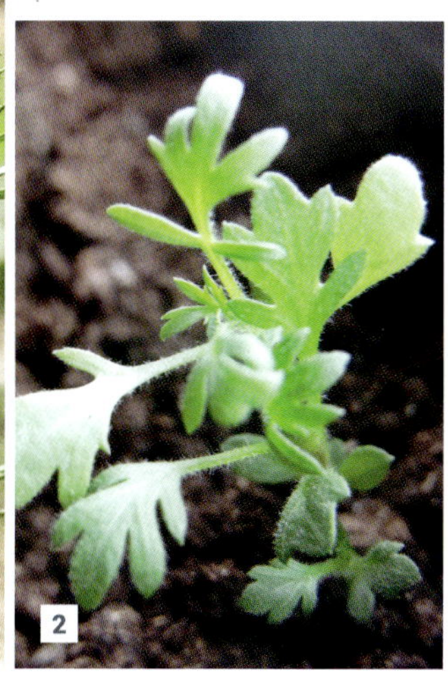

1 Der Besen-Beifuß lässt sich anhand seiner fadenförmigen Blätter leicht von anderen Artemisien unterscheiden und botanisch bestimmen, K. J. **2** *Artemisia-scoparia*-Keimling, K. J.

Artemisia thuscula CAVANILLES

Kanarischer Beifuß

Synonyme

Absinthium canariense BESSER, Artemisia argentea BUCH, Artemisia canariensis (BESSER) LESS.

Volkstümliche Trivialnamen

Kanaren-Beifuß, Kanarischer Beifuß, Falscher Weihrauch, Wilder Weihrauch (dt.), Armoise de canaries (franz.), Canarian sagebrush (engl.), Incienso (span.), Kanarianmaruna (fin.)

Herkunft und Vorkommen

Das Verbreitungsgebiet des Kanarischen Beifußes erstreckt sich über die Inseln Teneriffa, La Palma, La Gomera, Gran Canaria und El Hierro. Auf Lanzarote sowie auf Fuerteventura wächst die Pflanze hingegen nicht. Gefunden wird sie in erster Linie in trockenen Zonen mit nährstoffarmen Böden und viel Sonne.

Inhaltsstoffe

Insgesamt enthält das ätherische Öl des Kanaren-Beifußes über 45 gesicherte Inhaltsstoffe, indes die Konzentration der jeweiligen Komponenten starken Schwankungen unterliegt. So wurde herausgefunden, dass im ätherischen Öl von Pflanzen aus Teneriffa als Hauptkomponente das Sesquiterpen Davanon (38–60 %) überwiegt, bei Pflanzen von der Insel El Hierro hingegen das Monoterpen Campher (37 %) (BELLOMARIA et al. 1993).

Wirkung

Antibakteriell, antifungal, diuretisch, magenberuhigend (BENJUMEA et al. 2005; COSOVEANU et al. 2012)

Artemisia thuscula ist ein sogenannter Endemit der Kanarischen Inseln. Das bedeutet, dass Wildbestände dieser Art ausschließlich auf den Kanaren gefunden werden können. Wer schon einmal dort im Urlaub war und durch die sonnig trockenen Sukkulentenbüsche gewandert ist, wird möglicherweise ein sehr intensives Aroma wahrgenommen haben: den Duft des Kanaren-Beifußes. Ihrem besonderen Aroma sowie ihrem traditionellen Gebrauch als Räucherwerk hat diese Pflanze, die erstmalig durch den spanischen Botaniker Antonio José Cavanilles beschrieben und benannt wurde, auch ihren Artennamen zu verdanken. Das aus dem lateinischen stammende Wort *thus* bedeutet „Weihrauch".

Botanik

Artemisia thuscula gedeiht als krautige, holzige (fortgeschrittenes Lebensalter) und verzweigte Staude, die bei guten Standortbedingungen eine Wuchshöhe von etwa 1 Meter erreicht. Die fiederteiligen Blätter sind graugrün, bei lang andauernden Trockenheitsperioden häufig auch silbrig weiß, und befinden sich in wechselständiger Anordnung am Stängel. Im Zeitraum von Mai bis August hat die Pflanze ihre Blütezeit. Dann wird sie von zahlreichen kleinen, rundlichen sowie gelbfarbigen Blüten geschmückt. Es gilt: Je mehr Sonne und je höher die Temperaturen, desto intensiver das wermutartige Aroma.

Heilkunde

In der traditionellen kanarischen Pflanzenheilkunde wird diese Beifuß-Art zur Linderung von Atemwegserkrankungen, Blähungen, Durchfall, Harnwegserkrankungen, Husten, Magenkrämpfen sowie bei innerlicher Unruhe verwendet, ferner war der Kanaren-Beifuß zu früherer Zeit ein beliebtes Entwurmungsmittel (BETHENCOURT 1985: 361).

Eine weitere traditionelle Verwendung obliegt dem Einsatz als effektvolles Stechmücken- und Insektenschutzmittel. Dazu werden Menschen, aber auch von Schädlingen (Läuse, Wanzen etc.) heimgesuchte Erntepflanzen, großzügig mit dem getrockneten Kraut dieser Artemisie beräuchert (JAÉN 1989: 82).

Kult, Ritual und Zeremonie

In der kanarischen Mythologie war *Artemisia thuscula* dem Sonnengott *Magec* geweiht. Der Einsatz dieser lichtvollen Spezies als rituelles Räucherwerk hat eine uralte Tradition; bereits von den Guanchen, den kanarischen Ureinwohnern, wurde diese „Sonnenpflanze" rituell geräuchert, indes ihr Einsatz als solches bis heute fortbesteht: zur energetischen Reinigung, für Sonnenmeditationen und -zeremonien oder um sich mit dem Geist der Guanchen zu verbinden.

Weitere auf den Kanaren vorkommende und bereits seit vielen Generationen für sakrale und medizinische Zwecke verwendete Ritualpflanzen sind zum Beispiel: *Aloe ferox* (Kap-Aloe), *Aloe vera* (Echte Aloe), *Cedronella canariensis* (Balsamstrauch, Kanarischer Zitronenstrauch), *Euphorbia canariensis* (Kanaren-Wolfsmilch) sowie *Sideritis canariensis* (Kanaren-Gliedkraut).

Gartenkultur

Der Kanaren-Beifuß ist nur bedingt frosthart (bis −7 °C) und wird daher in Mitteleuropa als Kübelpflanze gepflegt. Zur Überwinterung wird die Pflanze an eine helle und warme Stelle im Haus gestellt. Die Vermehrung erfolgt entweder durch Samen (generativ) oder es werden Stecklinge geschnitten, die zur Bewurzelung lediglich in ein sandiges Substrat gesteckt zu werden brauchen.

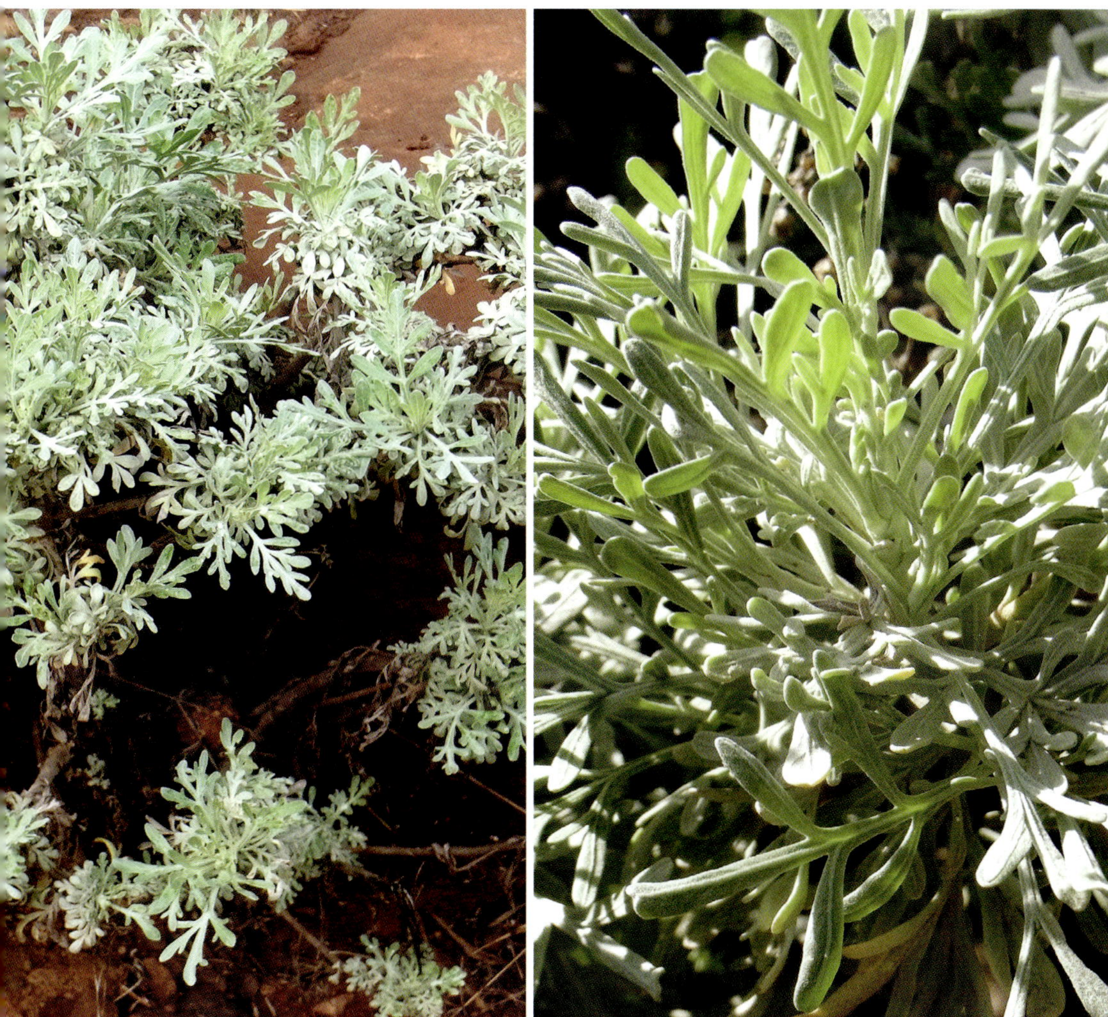

Artemisia thuscula, La Gomera, K.J

Artemisia tilesii LEDEB.

Tilesius' Wermut

Synonyme

Artemisia aleutica HULTEN, Artemisia elatior (TORR. et A.GRAY) RYDB., Artemisia gormanii RYDB., Artemisia hookeriana BESSER, Artemisia hultenii M.M.MAXIMOVA, Artemisia tilesii var. aleutica (HULTÉN) S.L.WELSH, Artemisia tilesii var. arctica BESSER, Artemisia tilesii subsp. elatior (TORR. et A.GRAY) HULTÉN, Artemisia unalaskensis RYDB., Artemisia vulgaris var. minor LEDEB., Artemisia vulgaris subsp. tilesii (LEDEB.) H.M.HALL et CLEM. und viele weitere mehr.

Volkstümliche Trivialnamen

Tilesius' Wermut (dt.), Alaska sagebrush, Aleutian mugwort, Caribou leaves, Kamtschat's wormwood, Northern sage, Stinkweed, Tilesius' wormwood (engl.), Armoise de tilesius (franz.), Caiggluk, Riiglluk (Yupik)

Herkunft und Vorkommen

Heimisch ist Artemisia tilesii in Alaska, Kanada und Sibirien. Weitere Wildbestände kommen in Japan vor.

Inhaltsstoffe

Als Hauptkomponente des ätherischen Öls wurde ein Gemisch bestehend aus Thujon und Isothujon identifiziert (OVERFIELD al. 1980), geringspurig sind 1,8-Cineol, Campher und Artemisiaketon enthalten. Im Krautmaterial ist Santonin verfügbar (GARIBALDI 1999: 70).

Wirkung

Klinische Studien sind rar. In der traditionellen nordamerikanischen Volksmedizin wird die Wirkung als abführend, antirheumatisch, desinfizierend,

Für die Ureinwohner des US-amerikanischen Bundesstaates Alaska – etwa die Aleut, die Inupiat, die Tanana Athabaskans und die Yupik u. a. – ist *Artemisia tilesii* eine der wichtigsten pflanzlichen Verbündeten. Nicht viele der in den kargen, arktischen Landschaftszügen von Alaska heimischen Pflanzen erfahren ein solch vielseitiges Anwendungsspektrum und sind derart ins alltägliche Leben der Inuits integriert wie der Tilesius' Wermut. Die Pflanze wird zur Behandlung zahlreicher Krankheitssymptomatiken als Heilmittel, zum Kochen sowie zum Vertreiben unangenehmer Gerüche verwendet. Daneben obliegt der Pflanze die besondere Qualität, dass sie einerseits eine saure Atmosphäre toleriert, andererseits den pH-Wert saurer Böden neutralisiert (ADAMS et al. 1984). *Artemisia tilesii* eignet sich daher hervorragend zur Rekultivierung von saurem Regen betroffener Landschaften sowie zur Verbesserung der Bodenqualität im Allgemeinen. Benannt wurde diese Pflanze nach dem deutschen Arzt und Naturforscher Wilhelm Gottlieb Tilesius von Tilenau.

Botanik

Mehrjährige Staude mit mehr oder minder intensivem Aroma und einer Wuchshöhe von 20 bis 80 cm. Die aufrechten Stängel sind üblicherweise mit kleinen weißen Wollhaaren überzogen, können aber auch unbehaart sein. Ähnlich variabel verhält es sich bei Blättern und Blüten der Pflanze; daher auch die Aufteilung dieser Art in verschiedene Varietäten und Unterarten. Meist sind die mehrteiligen und wechselständig angeordneten Blätter grün, häufig aber auch grün-weiß. Der rispenartige Blütenstand kann kompakt und klein sein, möglicherweise aber auch offen, breit und verzweigt. Die Blütenfarbe ist gelb. Blütezeit ist von Juni bis September.

Heilkunde

In der arktischen Ethnomedizin werden zahlreiche Leiden mit *Artemisia-tilesii*-Zubereitungen behandelt. Innerlich eingenommen, meist in der Zubereitung eines Tees, werden Blätter, Kraut und Blütenrispen bei Arthritis, Bronchitis, Fieber, Infektionskrankheiten (Tuberkulose u. a.), Kraftlosigkeit, Krebs, Magenschmerzen, Mund- und Rachenentzündungen sowie bei Verstopfung. Als Blattumschlag äußerlich zur Anwendung gebracht, hilft *Artemisia tilesii* bei Akne, Hautinfektionen, Gelenkschmerzen, Schwellungen und blutigen Wunden. Weitere Anwendungsmöglichkeiten sind z. B. das Kauen der Blätter bei Husten, wie es von den Tanana bekannt ist, eine Dampfinhalation bei Verstopfungen und Entzündungen der Nasennebenhöhlen, eine psychotherapeutisch aktive Räucherung bei seelischen Schmerzen oder das Auspeitschen schmerzender und rheumatischer Gelenke mit Beifuß-Zweigen im Anschluss an ein Dampfbad (SMITH 1973: 326/329; AGER/AGER 1980: 38; KARI 1985: 17; OVERFIELD et al. 1980).

Kult, Ritual und Zeremonie

Artemisia tilesii ist in Alaska eine wichtige Pflanze für rituelle Dampfbäder und Schwitzhütten, gleichzeitig wird sie als Kautabak-Additiv sowie als aromatischer und desodoranter Räucherstoff verwendet (WILSON 1978: 186; OSWALT 1957: 33).

Aufgrund der hohen Quantität an Thujon hat die Pflanze auch ein psychoaktives Potenzial; sie eignet sich für geistklärende, stimulierende und oneirogene Zwecke. Über einen traditionellen Gebrauch als rituelles Psychoaktivum liegen allerdings keine verlässlichen Informationen vor.

Kulinarisches

Die Inuit verwenden die Blätter zum Aromatisieren von Reisknödel. Die Wurzel wird geschält und zusammen mit Robbenöl verspeist. Falls die Hände nach dem Kochen unangenehm nach Fisch riechen, zerreibt man in Alaska die Blätter zwischen den Händen.

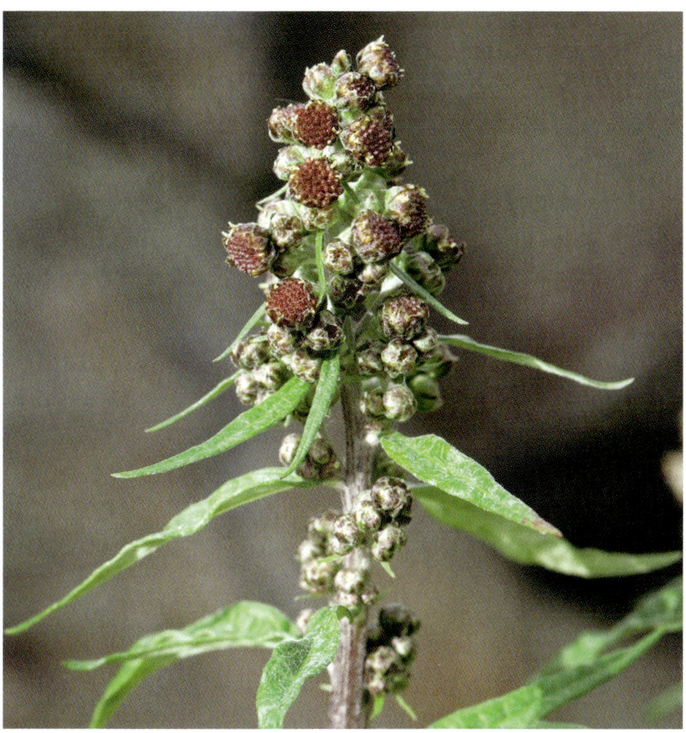

Artemisia tilesii, Wikipedia © NPS / Jacob W. Frank: Denali National Park and Preserve

fiebersenkend, krebslindernd, magenstärkend, selbstregulierend, tonisierend und verdauungsfördernd beschrieben (MOERMAN 2009).

Gartenkultur

Für eine erfolgreiche Gartenkultur benötigt Artemisia tilesii einen sonnigen bis halbschattigen Standort sowie einen sandigen und durchlässigen Boden, dessen pH-Wert sowohl sauer, neutral oder basisch sein kann. Die Wasserzufuhr erfolgt in sehr mäßigen Rationen. Die Pflanze mag es lieber etwas trockener als zu feucht. Im europäischen Handel ist das Saatgut dieser Artemisie sehr selten.

Artemisia tournefortiana REICHENB.
Armenischer Beifuß

Botanische Synonyme
Die ebenfalls unter der Trivialbezeichnung Armenischer Beifuß angebotenen Spezies Artemisia armeniaca WILLD. ex LEDEB., Artemisia canescens WILLD. und Artemisia pinnatifida JAQUEM. ex DC. sind andere, deutlich niedriger gedeihende Arten, keine Synonyme.

Volkstümliche Trivialnamen
Armenischer Beifuß, Armenischer Wermut (dt.), Armenian wormwood (engl.), Armoise bisannuelle (franz.), Burnak, Burtse, Tatwen (ladakh./punjab.), Pelyněk tournefortův (tschech.), Полынь Турнефора (russ.) Anmerkung: In Indien sind die Bezeichnungen burnak und tatwen auch für andere Beifuß-Spezies geläufig, z. B. für Artemisia nilagirica und Artemisia sacrorum (TORKELSON 1999: 1651).

Herkunft und Vorkommen
Das zentrale Verbreitungsgebiet von Artemisia tournefortiana umfasst die Länder Afghanistan, Armenien, Iran, Kasachstan, Pakistan, Nordindien, Sibirien, Türkei, Turkmenistan, Usbekistan und Westchina. In Deutschland und anderen mittel- sowie südeuropäischen Ländern gilt der Armenische Beifuß als eingebürgerter Neophyt. Gelegentlich anzutreffen ist er hierzulande auf Äckern und kurzlebigen Unkrautfluren, z. B. auf dem Grünstreifen von Autobahnen.

Diese anhand ihrer Wuchshöhe leicht zu bestimmende Artemisie hat ihren botanischen Ursprung in Zentralasien, als sogenannter Neophyt wird sie seit über einhundert Jahren allerdings auch in Mitteleuropa gefunden. In der Ethnobotanik ist der Armenische Beifuß vorrangig als Heilpflanze sowie als geistbewegende Ingredienz eines in Nordindien verbreiteten und rituell genutzten Alkoholikums bekannt.

Botanik
Die Wuchshöhe dieser einjährigen, mehr oder minder aromatischen Artemisie reicht bei artgerechten Standortbedingungen bis 2,5 m, in Einzelfällen wächst die Pflanze noch höher. Die grünen Stängelblätter sind zweifach fiederteilig mit elliptischen Endabschnitten. Die Blütenköpfchen erscheinen in den Monaten von Juni bis September, haben einen Durchmesser von 2–3 mm und sitzen dicht auf einer langen Rispe. Die Blütenfarbe ist grünlich-gelb.

Heilkunde
In der chinesischen Volksmedizin werden Zubereitungen aus *Artemisia tournefortiana* als Antioxidans, Fiebermittel sowie als Antidot bei Vergiftungen empfohlen, außerdem zur Behandlung von Hautkrankheiten und Infektionen (QUATTROCCHI 2012: 419; WRIGHT 2002: 125).

Kult, Ritual und Zeremonie
Für zeremonielle Zwecke (Hochzeit, Geburt, Feiertage u. a.) wird *Artemisia tournefortiana* im nordindischen Ladakh in der Form eines psychoaktiven Gerstenbierzusatzes verwendet. Hergestellt wird das *chhaang* genannte Gebräu in den Haushalten der einheimischen, buddhistischen Ladakhi (bhoto), ausnahmslos für den lokalen Inlandsverbrauch. Verkauft wird es auf den Märkten von Leh (KUNZES/BHALLA 2014: 347; NAVCHOO/BUTH 1990: 319).

Kulinarisches
In Nordindien ist die Pflanze eine beliebte Zutat alkoholischer Getränke (siehe voriger Punkt).

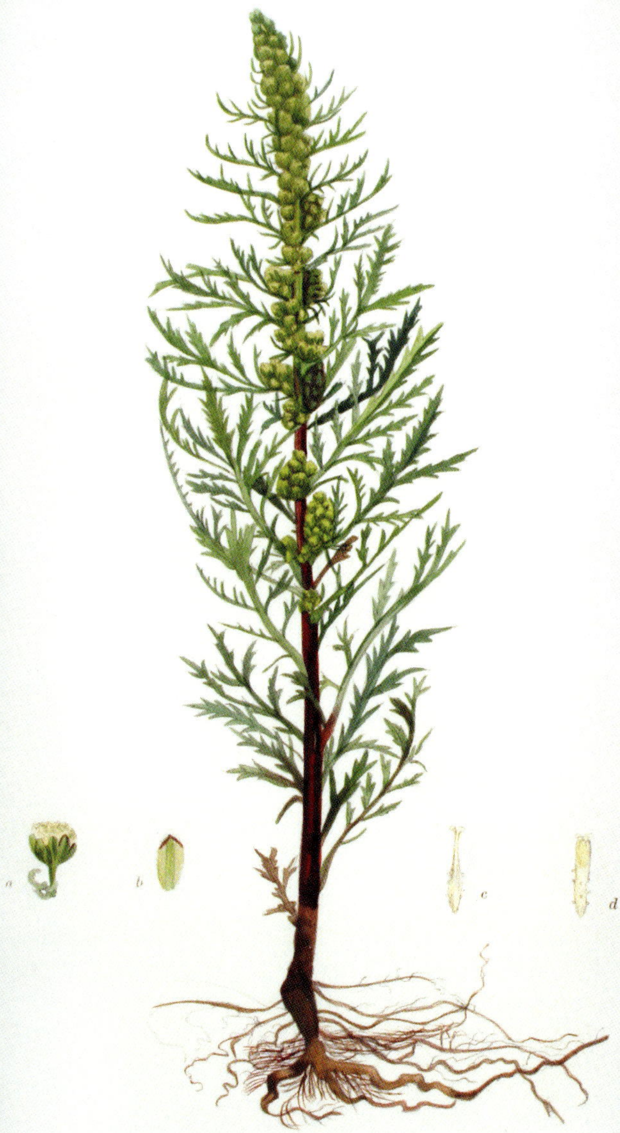

ARTEMISIA TOURNEFORTIANA RCHB. 1702.

Inhaltsstoffe

Das ätherische Öl der Pflanze verfügt über β-Thujon (47 %), Sabinen (16,5 %) und β-Pinen (8,3 %) als Hauptkomponenten, daneben wurden die Sesquiterpene Z-Nerolidol und β-Caryophyllen sowie das Monoterpen Santolina-Trien identifiziert. Im Pflanzenmaterial ist das Sesquiterpenlacton Tourneforin enthalten (KAZEMI et al. 2010; KAZEMI/AKHAVANI 2013, TALZHANOV et al. 2007).

Wirkung

Antioxidativ, entzündungshemmend, wurmtötend

Gartenkultur

Die Garten-Kultur dieser Pflanze ist nicht schwierig und bedarf kaum eines Pflegeaufwandes. Es muss lediglich ihre Wuchshöhe berücksichtigt sowie darauf geachtet werden, dass die Pflanze in der vollen Sonne und einem sand- oder kieshaltigen Lehmboden wächst. Eine Wasserzufuhr ist nur in Phasen heißer und trockener Sommertage vonnöten. Das schwierigste Unterfangen ist das Beschaffen von Saatgut, das – im Gegensatz zu Artemisia armeniaca – im Handel nur selten verfügbar ist. Wer die Pflanze im Garten kultivieren möchte, der besorgt sich am besten einen Steckling oder gräbt eine Wildpflanze behutsam aus und pflanzt sie im Garten wieder ein.

Artemisia tridentata NUTT.
Wüstenbeifuß

Botanische Synonyme
Artemisia angusta RYDB., Seriphidium tridentatum (NUTT.) W.A.WEBER

Unterarten
Der Tridentata-Komplex umfasst nach derzeitigem taxonomischem Stand insgesamt 6 Unterarten mit unterschiedlicher Morphologie, Geographie und Topographie: Artemisia tridentata ssp. parishii (GRAY) HALL et CLEMENTS – Parish's Big Sagebrush, Artemisia tridentata ssp. spiciformis (OSTERHOUT) KARTESZ et GANDHI – Subalpine Big Sagebrush, Artemisia tridentata ssp. tridentata NUTT. – Basin Big Sagebrush, Artemisia tridentata ssp. vaseyana (RYDB.) BEETLE – Mountain Big Sagebrush, Artemisia tridentata ssp. wyomingensis BEETLE et YOUNG – Wyoming Big Sagebrush, Artemisia tridentata ssp. xericensis (WINWARD) ROSENTRETER et KELSEY – Scabland Big Sagebrush

Volkstümliche Trivialnamen
Dreizähniger Wermut, Indianischer Beifuß, Präriebeifuß, Präriesalbeistrauch, Steppenbeifuß, Wüstenbeifuß (dt.), Basin sagebrush, Big Sagebrush, Como sagebrush, Desert sage, Sagebrush (engl.) Chamisona, Chamizo hediondo, Yerba de San Juan (span.), Salviamaruna (fin.), Ts'ah (Navajo)

Herkunft und Vorkommen
Heimisch ist der Wüstenbeifuß in den Steppen- und Wüstenlandschaften im Südwesten der USA; bevorzugt wächst er auf sandigen Böden, seltener auf

Es ist die Nationalblume des US-Bundesstaates Nevada und zweifelsohne eine der wichtigsten Heil-, Ritual- und Nutzpflanzen der indigenen Bevölkerung Nordamerikas – der Wüstenbeifuß. Eingesetzt wird diese Spezies im Rahmen sämtlicher schamanischer Zeremonien als reinigend und kräftigend wirkendes Räucherwerk. Als Heilpflanze kann *Artemisia tridentata* innerlich und äußerlich zur Anwendung gebracht werden und bei zahlreichen Leiden zur Linderung beitragen. Aus der Faserrinde haben die indigenen Stämme Matten, Körbe und andere nützliche Haushaltsutensilien erzeugt und in der traditionellen Küche finden die Blätter dieser höchst aromatischen Beifuß-Art als Gewürz Verwendung. Naheliegend und in Anbetracht der mannigfaltigen Einsatzmöglichkeiten sowie der besonderen, dem Pflanzengeist innewohnenden Qualitäten leicht nachzuvollziehen, weshalb der Wüstenbeifuß für die nordamerikanischen Ureinwohner eine ihrer wertvollsten Sakralpflanzen ist.

Der botanische Beiname *tridentata* bedeutet „three toothed" und bezieht sich auf die drei kleinen Blattlappen am oberen Blattrand – ein nahezu einzigartiges Merkmal, das eine unkomplizierte und sichere Bestimmung ermöglicht.

Botanik
Der Wüstenbeifuß wächst und verbreitet sich zwar nicht sonderlich schnell, kann sich bei optimalen Standort- und Klimabedingungen allerdings zu einem stattlichen, stark verholzenden und sehr robusten Strauch oder gar zu einem kleinem Baum mit einer Wuchshöhe bis zu 2 Metern entwickeln, benötigt dafür aber mehrere Jahrzehnte Wachstumszeit. Die Pflanze ist mehrjährig – sie kann bei guten Bedingungen ein erstaunliches Lebensalter von 100 Jahren und mehr erreichen –, frosthart (bis –15 °C), sehr trockenheitsbeständig und immergrün. Pflanzen, die in europäischen Gärten kultiviert werden, verlieren zum Herbst jedoch häufig einige ihrer keilförmigen, leicht behaarten und am oberen Ende häufig dreifach gezähnten Blätter. Das Laub der Pflanze ist silbrig-grau und verströmt ein intensives Aroma. Die gelben, radförmigen Blüten sitzen in einer losen und langen Blütenrispe und erscheinen im Hochsommer, von Juli bis August.

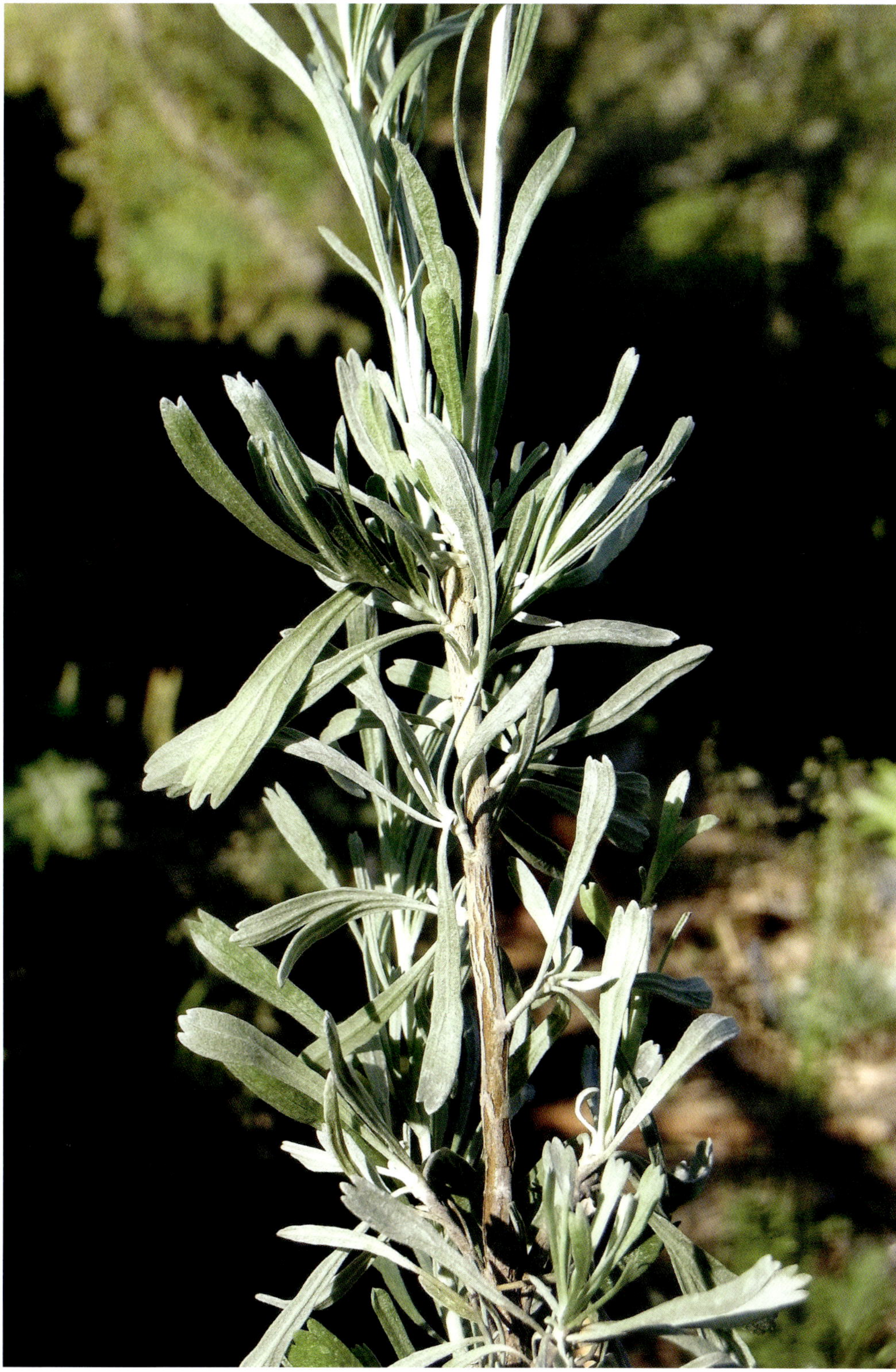

Artemisia tridentata, K. J.

trockener Lehmerde. Die größten Populationen gedeihen in der Sierra Nevada sowie im Großen Becken (Great Basin). Kleinere Wildbestände können auch im Osten der USA sowie in Kanada (z. B. British Columbia) gefunden werden.

Inhaltsstoffe

Ätherisches Öl mit Kampfer (40 %), Pinen, 1,8-Cineol, Methacrolein sowie α-Terpinen u. a. als Hauptkomponenten (SHAKHNOZA et al. 2012: 844)

Wirkung

Adstringierend, antirheumatisch, antiseptisch, beruhigend, blutstillend, fiebersenkend, milchtreibend, verdauungsfördernd (ZAVALETA 2012: 221)

Gartenkultur

Vorgezogene Jungpflanzen eignen sich für die Anzucht am besten. Eine generative Vermehrung durch das Aussäen der winzigen Samenkörner ist zwar möglich, gestaltet sich aufgrund der hohen Empfindlichkeit der Keimlinge allerdings weitaus schwieriger. Als Standort sollte ein Platz in der vollen Sonne gewählt werden, der über einen kiesigen oder sandigen sowie tendenziell eher trockenen Boden verfügt. Schwere sowie nasse Lehmböden sind für die Kultur ungeeignet. Ideal ist ein pH-Wert zwischen 6 und 8. Gegossen werden muss der Wüstenbeifuß nur in Perioden lang anhaltender Trockenheit. Schließlich handelt es sich um einen Wüstenbewohner, der es lieber trocken als zu nass mag. Eine Zufuhr von Dünger ist für gewöhnlich nicht notwendig. Der Wüstenbeifuß eignet sich gleichermaßen als Beet- und Kübelpflanze.

Heilkunde

In den traditionellen Medizinsystemen nordamerikanischer und mexikanischer Ureinwohnerstämme hatte *Artemisia tridentata* einen festen Platz. Die frischen oder getrockneten Blätter wurden als Teeaufguss oder Dekokt zubereitet und in dieser Darreichung zur Behandlung von Bauchschmerzen, Bronchitis, Fieber, Halsschmerzen, Lungenentzündung und Verdauungsstörungen appliziert (BARROWS 1967: 78; HINTON 1972: 220; HART 1976: 45). Äußerlich, üblicherweise in der Zubereitung eines wässrigen Blatt-Auszugs, wurde der Wüstenbeifuß bei Akne, entzündlichen Augenerkrankungen, rheumatischen Gelenkschmerzen und Wunden angewendet (WEBER/SEAMAN 1985: 246; COVILLE 1897: 105). Bei den Gosiute-Ureinwohnern galt die Pflanze als universelles Allheilmittel und wurde entsprechend zur Therapie sämtlicher Erkrankungen genutzt (CHAMBERLIN 1911: 351).

Kult, Ritual und Zeremonie

Wie auch andere als Steppenbeifuß bekannte Artemisien ist der Wüstenbeifuß eine der bedeutsamsten Pflanzen der indianischen Räucherkultur. Die zu „Smudge Sticks" gebundenen Zweige werden zum Vertreiben disharmonischer Energien, schädlicher Geister, destruktiver Gedanken und Gefühle geräuchert bzw. zur rituellen Reinigung von Personen, Wohnstätten, Ritualplätzen und heiligen Objekten (z. B. Rauchpfeifen) verwendet. Auch der als rituelles Entheogen verwendete Peyote-Kaktus (*Lophophora williamsii*) wird in traditionellen schamanischen Settings nicht selten vor Verzehr mit Wüstenbeifuß beräuchert.

Weiterhin ist die Pflanze ein wichtiges rituelles Element im Rahmen nordamerikanischer Schwitzhüttenzeremonien – als Räucherwerk sowie zur Abdeckung des Bodens. Zwecks Reinigung wird sich mit den ausgelegten Zweigen während des Schwitzens gründlich der Körper abgerieben.

Kulinarisches

Für kulinarische Zwecke wurde der Wüstenbeifuß von den indigenen Völkern Nordamerikas als Gewürz- sowie als Teekraut verwendet. Weiterhin wurden mit den Zweigen dieser Beifuß-Art Lebensmittel abgedeckt, um sie vor Insekten zu schützen. Die Blätter von *Artemisia tridentata subsp. vaseyana* verfügen im Vergleich zu den anderen Unterarten über das mildeste Aroma, das ein wenig an Minze erinnert. Die anderen Unterarten sind mitunter sehr bitter und für den genussvollen Einsatz in der Küche eher ungeeignet.

Weitere traditionelle Einsatzgebiete des Wüstenbeifußes

Die Verwendung des Wüstenbeifußes obliegt in Nordamerika nicht ausschließlich medizinischen oder rituellen Absichten. *Artemisia tridentata* ist eine Nutzpflanze par excellence – das wussten die indigene Bevölkerung bereits vor Jahrhunderten. Die Zweige wurden zusammengebunden und als Besen genutzt, indes die zerkleinerten Fasern der äußeren Rinde als Zunder bzw. Brandbeschleuniger und die gelben Blüten als Färbemittel verwendet wurden. Weiterhin diente die Pflanze als Stopfmaterial für Kissen und Decken und wurde zwecks Isolation bzw. zum Schutz der Füße im Winter auch in Schuhen getragen. Wirft man die Samen ins Feuer, kommt es zu kleinen „Explosionen". Dieser Effekt war ein fester und beliebter Bestandteil indianischer Feierlichkeiten.

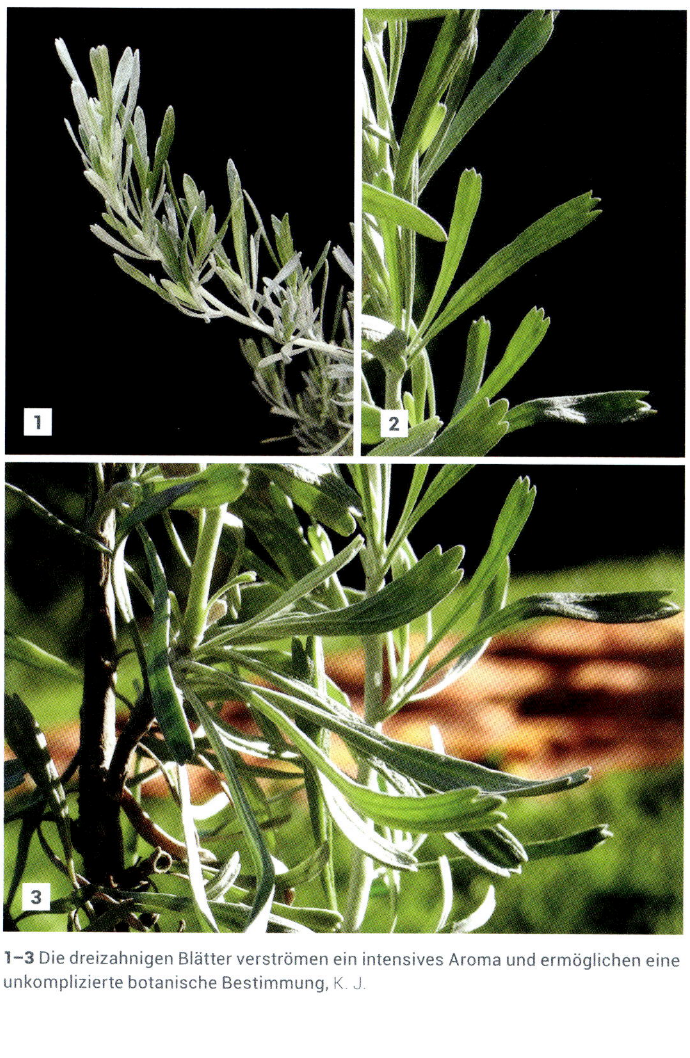

1–3 Die dreizahnigen Blätter verströmen ein intensives Aroma und ermöglichen eine unkomplizierte botanische Bestimmung, K. J.

Artemisia umbelliformis LAMARCK
Echte Edelraute

Botanische Synonyme
Absinthium laxum LAM., Absinthium mutellina STEUD., Artemisia delphinensis BESSER, Artemisia gabriellae BRAUN-BLANQ., Artemisia laxa (LAM.) FRITSCH, Artemisia laxiflora ST.-LAG., Artemisia mutellina VILL., Artemisia oligantha MIÉGEV., Artemisia rupestris ALL., Artemisia wulfenii SCHLEICH.

Volkstümliche Trivialnamen
Echter Bergwermut, Echte Edelraute, Genipikraut, Schneppi, Silber-Edelraute, Silberraute, Weißer Beifuß, Wildniskraut (dt.), Alpine wormwood, Genepi blanco, Mountain wormwood, Silver alp wormwood, White genepi (engl.), Génépi blanc, Génépi mutellin (franz.)

Herkunft und Vorkommen
Heimisch ist die Pflanze in den Alpen, den Pyrenäen sowie den Karpaten, wo sie in Höhen zwischen 1300 und 3500 Meter auf steinigen Böden gedeiht, auch in Felsrissen und steilen Geröllhängen.

Inhaltsstoffe
Ätherisches Öl mit α-Thujon (63 %), β-Thujon, Sabinylisovalerat und Spathulenol als Hauptkomponenten (BICCHI et al 1982). In anderen Untersuchungen wurden als wesentliche Inhaltsstoffe 1,8-Cineol, Borneol und β-Pinen identifiziert (RUBIOLO 2009). Daneben sind im Pflanzenmaterial Flavonoide (Eupatilin u. a.) und Sesquiterpenlactone (Germacranolid u.a) verfügbar (GIANGASPERO 2009).

In den Alpen hat die Verwendung von *Artemisia umbelliformis* als Heil-, Schmuck- und Aromapflanze eine lange Tradition. Leider hat ihre große Beliebtheit dafür gesorgt, dass Wildbestände dieser duftenden Alpenpflanze sehr rar geworden sind. Um die letzten Wildexemplare zu schützen und die Art vor dem Aussterben zur retten, wurde die Echte Edelraute 2001 unter Naturschutz gestellt und das Sammeln sämtlicher Pflanzenteile strengstens untersagt.

Der botanische Artenname *umbelliformis* bedeutet „dolden- sowie schirmförmig" und beschreibt die Erscheinung des gelben Blütenstands.

Botanik
Mehrjährige Staude mit graufilziger Behaarung und angenehmem Aroma. Die Wuchshöhe der bodennah gedeihenden Pflanze beträgt 5 bis 20 cm. Der Stängel ist bei den meisten Exemplaren ungeteilt. Typisch für die Echte Edelraute sind die unterschiedlich geformten Blätter: die doppelt bis mehrfach geteilten Grundblätter sind gestielt und wachsen in wechselständiger Anordnung am Stängel; hingegen sind die oberen Stängelblätter oft linealisch und ungestielt. Die Röhrenblüten strahlen in einem auffälligen gelb und bestehen aus einer Traube aus mehreren runden Blütenköpfen mit einem jeweiligen Durchmesser von 3 bis 5 mm. Die Hüllblätter der Blüten sind filzig und braun. Blütezeit ist von Juli bis September.

Heilkunde
In der alpenländlichen Volksheilkunde wird die Echte Edelraute als Mittel zur Behandlung von Menstruationsstörungen, als verdauungsförderndes Digestivum sowie als stärkendes Tonikum verwendet. Sprich: Sie erfährt einen identischen Gebrauch wie der Wermut (*Artemisia absinthium*) oder die anderen Edelrauten (z. B. *Artemisia glacialis*). Weiterhin ist ein traditioneller Gebrauch der Pflanze bei Fieber sowie entzündlichen Lungen- und Rippenerkrankungen bekannt. Von Alpen-Bauern und -Hirten werden Zubereitungen aus *Artemisia umbelliformis* zur Erstversorgung verletzter Tiere auch veterinärmedizinisch verwendet.

Kulinarisches
Die Echte Edelraute ist sehr beliebt zum Würzen und Aromatisieren von Likören und Kräuterschnäpsen, etwa des im Alpenraum bekannten *Génépi* (siehe Seite 112).

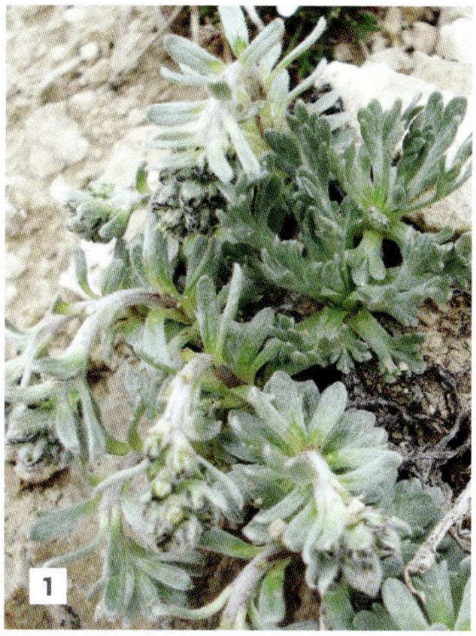

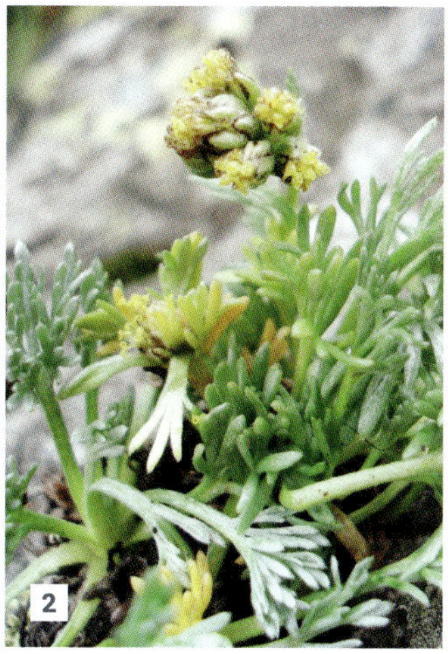

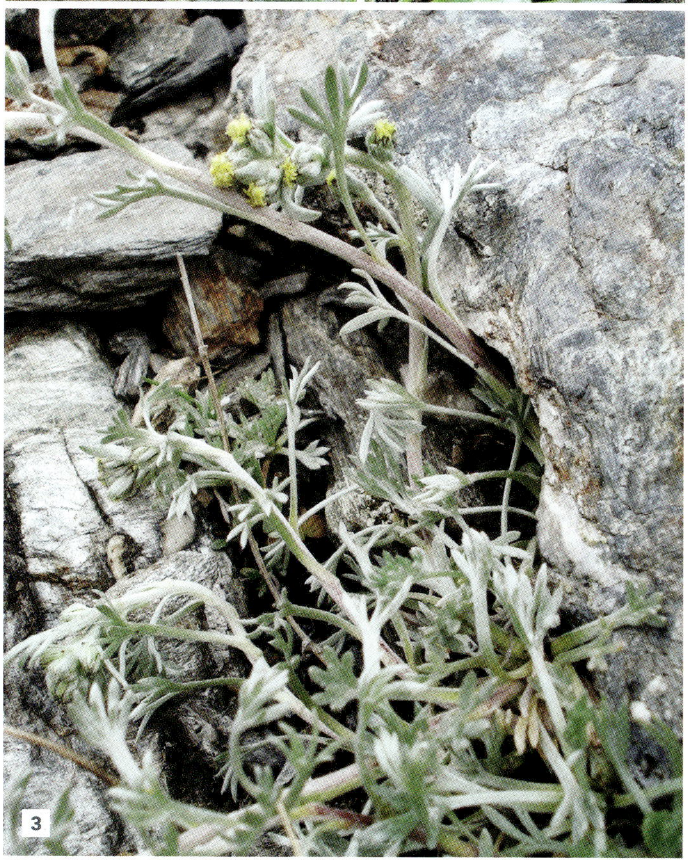

1–3 Artemisia umbelliformis, N. G.

Wirkung

Entzündungshemmend (GIANGASPERO 2009). In der Volksmedizin werden weiterhin appetitanregende, magenstärkende, menstruationsregulierende, schweißtreibende, tonisierende, verdauungsfördernde und wundheilende Wirkeigenschaften beschrieben.

Gartenkultur

Von den drei bekannten Edelrauten ist Artemisia umbelliformis vergleichsweise am einfachsten zu kultivieren; schwierig ist eine erfolgreiche Gartenkultur dennoch. Angezogen wird durch Samen, die über den gut sortierten Saatguthändler bezogen werden können. Die winzigen Samenkörner keimen am besten, wenn sie eine Kälteperiode (ca. 5 °C) von mindestens 3 Wochen durchlaufen. Die Stratifikation lässt sich entweder im Kühlschrank durchführen oder die Saatschalen werden ab Januar an eine geschützte Stelle ins Freiland gestellt. Eine Direktaussaat ins Steinbeet ist ebenfalls möglich, führt in der Praxis jedoch nur selten zum gewünschten Erfolg. Sobald die zarten Keimlinge im Frühjahr ihre Köpfchen zeigen, brauchen sie einen offenen Platz in der vollen Sonne. Daneben sind ein durchlässiger und steiniger Boden vonnöten – ideal ist ein Platz im Steingarten oder sonnigen Steinhang. Die Wasserzufuhr erfolgt täglich in mäßigen Mengen.

Artemisia vulgaris LINNÉ

Gewöhnlicher Beifuß

Botanische Synonyme

Absinthium spicatum (WULFEN ex JACQ.) BAUMG., Artemisia affinis HASSK., Artemisia coarctata FORSELLES, Artemisia javanica PAMP., Artemisia officinalis GATERAU, Artemisia opulenta PAMP., Artemisia vulgaris subsp. coarctata (FORS ex BESSER) AMELIJCZ, Artemisia vulgaris var. coarctica BESSER

Volkstümliche Trivialnamen

Bärenkraut, Echter Beifuß, Gemeiner Beifuß, Gewöhnlicher Beifuß, Beinwechkraut, Besenkraut, Bibiskraut, Biboz, Buschenkraut, Dianakraut, Fliegenkraut, Frauenwurz, Gänsekraut, Gewürzbeifuß, Gürtlerkraut, Hüterin des weiblichen Schoß, Johannisgürtelkraut, Johannishaupt, Jungfernkraut, Kraut der Venus, Machtwurz, Moxakraut, Mugwurz, Mutter aller Kräuter, Schoßkraut, Sonnenwendgürtel, Sonnenwendkraut, Stabkraut, Thorwurz, Una, Weiberkraut, Weibergürtelkraut, Wilder Wermut, Werzwisch, Wisch (dt.), Ai-yeh, Ngai-yé (chin.), Amarella, Assenzio selvatico (ital.), Armoise, Armoise commune, Couronne de San Jean, Herbe de feu, Tabac de Saint Pierre (franz.), Artemisan, Yerba de San Juan (span.), Bijvoet (niederl.), Bricumum (kelt.), Burot (nor.), Bylica (pol.), Bynke (dän.), Chernobylnik (rus.), Cmi pelin (kroat.), Cronewort, Mugwort, Common wormwood, Motherwort, Sailors tobacco, Wild wormwood (engl.), Damana, Damanaka, Nagadamani (sansk.), Dha ma na ga (tib.), Gråbo (schwed.), Habaq ar-Rahi, Shaweela (arab.), Ilwydlys (wal.), Maguwato, Nishi Yomogi (jap.), Meo-geu-weo-teu (kor.), Misk otu (türk.), Palin (alb.), Pelin

Erinnere dich, Beifuß, was du verkündetest,
was du anordnetest in feierlicher Kundgebung.
Una heißest du, das älteste der Kräuter;
Du hast Macht gegen 3 und gegen 30,
Du hast Macht gegen Gift und Ansteckung,
Du hast Macht gegen das Übel, das über das Land dahinfährt.

Auszug aus dem angelsächsischen Kräutersegen

Artemisia vulgaris ist die in Mitteleuropa am häufigsten vorkommende Artemisie und zweifelsohne eine der ältesten heimischen Heil- und Zauberpflanzen, deren Verwendung schon in den ersten Heilkräuterbüchern beschrieben wurde, sich anhand archäologischer Entdeckungen aber noch sehr viel weiter zurückverfolgen lässt – bis hinein in die frühe, paläolithische Menschheitsgeschichte. Naheliegend, dass sich der Beifuß im Laufe der Geschichte zu einer höchst symbol- und legendenträchtige Pflanze entwickelte, die von einer Vielzahl volkstümlicher Bräuche umrankt wurde – dies spiegelt sich letztlich auch in den vielen unterschiedlichen Trivialbezeichnungen wieder.

Mythologisch wird *Artemisia vulgaris*, wie auch die meisten ihrer Artverwandten, den weiblichen Mysterien zugeordnet und entsprechend seit langen Zeiten, weltweit und sehr erfolgreich, als Frauenkraut verwendet. Gleichzeitig ist der Beifuß einer der ältesten Räucherstoffe, dessen Verwendung als ebensolcher möglicherweise nur unwesentlich jünger ist als die Entdeckung des Feuers.

Seinen Namen trägt der Beifuß vermutlich aufgrund einer Angabe bei Plinius sowie der damals weit verbreiteten Vorstellung, dass die Pflanze bei langen Märschen die Füße des Wanderers stärkt, etwa indem man ihn sich ums Bein bindet oder in die Schuhe steckt, sprich, ihn „bei Fuß" trägt. Genauso wahrscheinlich ist aber auch die Vermutung, dass der Ursprung der Bezeichnung Beifuß im mittelhochdeutschen Wort Biboz (schlagen, stoßen) zu finden ist, was auf den traditionellen Gebrauch dieser Pflanze als Mittel für Geistervertreibungen hinweisen könnte. Zur Etymologie des englischen Namens *mugwort* existieren ebenfalls unterschiedliche Ideen: Einerseits wird spekuliert, dass die Vorsilbe „mug" aus dem keltischen *miegle* (dt. wärmen) abgeleitet wurde, was auf die wärmende Qualität des Beifußes sowie auf seine traditionelle Verwendung als Räucher- und Moxakraut hinweisen könnte. Einer anderen Theorie zufolge ist der Begriff *mugwort* als gleichbedeutend mit *midgewort* (dt. Mückenkraut) anzusehen, was dem deutschen Trivialnamen Fliegenkraut entsprechen würde und sich möglicherweise auf den einstmaligen Einsatz der Pflanze als

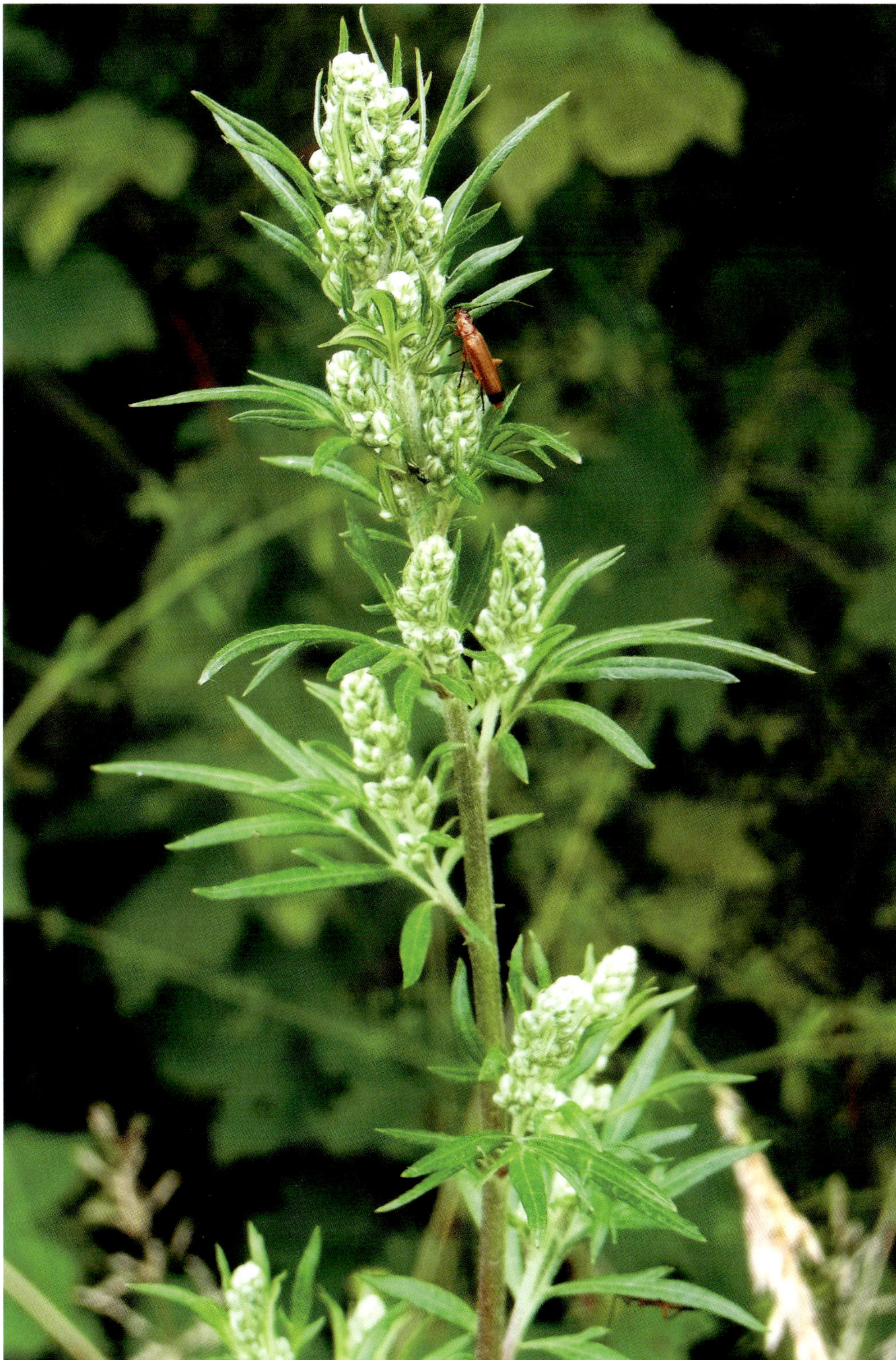

Artemisia vulgaris, K. J.

negru (rom.), Pujo (fin.), Titepati (nepal.) und viele weitere mehr.

Herkunft und Vorkommen

Die ursprüngliche Heimat des Beifußes kann aufgrund der frühen Verbreitung durch den Menschen nicht mehr exakt bestimmt werden. Heute wächst die Pflanze auf der gesamten Nordhalbkugel; in Europa besonders häufig auf Brachlandflächen, an Flussufern, auf Schutthalden sowie am Wegesrand.

Inhaltsstoffe

Ätherisches Öl mit über 100 terpenoiden Komponenten, unter anderem Sabinen (15,8 %), Myrcen (13,7 %) und 1,8-Cineol (9,8 %), ferner α-Phellandren, Campher, Thujon, α-Pinen, Limonen sowie zahlreiche weitere (MICHEAELIS et al. 1982: 154f.). Im Pflanzenmaterial sind Carotinoide, Cumarinderivate (Aesculetin, Umbelliferon u. a.), Flavonoide (Quercetin, Rutin u. a.), Hydroxyzimtsäurederivate (Ferulasäure, Kaffeesäure u. a.), Vitamine, Mineralstoffe, das Glykosid Prunasin sowie Sesquiterpenlactone vom „Eudesman-Typ" bzw. Eudesmanolide (Vulgarin u. a.) enthalten.

Wirkung

Appetitanregend, antimikrobiell, bronchienerweiternd, gallenflussanregend, krampflösend, leberstärkend, menstruationsfördernd, nervenberuhigend, schweißtreibend, schlaffördernd, verdauungsfördernd und wärmend (BÄUMLER 2012: 88; PUHLE et al. 2013: 63)

Gartenkultur

Die Aussaat des Beifuß-Saatguts erfolgt ab Februar in Saatschalen oder ab April direkt ins Freiland, alternativ lässt er sich durch Stecklinge oder Wurzelteilung vegetativ vermehren. Als häufig vorkommende Wildpflanze ist Artemisia vulgaris

„Fliegenfänger" bezieht. Anderen Spekulationen entsprechend, handelt es sich beim Namen *mugwort*, genau wie bei der deutschen Bezeichnung Mugwurz, um ein Synonym für Machtwurz. Schließlich galt der Beifuß unseren germanischen Ahnen als eine ihrer mächtigsten und stärksten Zauberpflanzen. Der botanische Artenname *vulgaris* (dt. „allbekannt", „alltäglich", „gewöhnlich") hingegen bezieht sich auf das häufige Vorkommen und die allgemeine Bekanntheit der Pflanze.

Botanik

Artemisia vulgaris ist eine ausdauernde, mehrjährige und frostharte Spezies. Sie gedeiht aufrecht zu einer Wuchshöhe von ein bis zwei Metern heran. Der Stängel ist rotbraun, hart, verzweigt und im unteren Abschnitt üblicherweise verholzt. An ihm wachsen in wechselständiger Anordnung grüne, unterseitig leicht filzige, fiederteilige sowie abhängig vom Wachstumsstadium variabel geformte Blätter mit lanzettförmigen und tief eingeschnittenen Abschnitten. Diese sind oberseitig dunkelgrün, unterseitig sind sie mit silbrig-weißen Härchen versehen. Im Gegensatz zu vielen anderen Artemisien verströmen die Blätter von *Artemisia vulgaris* allerdings nur ein sehr schwaches Aroma. Signifikant intensiver duften die körbchenförmigen Blüten, die sich *artemisia*-typisch in rispigen Blütenständen befinden. Dabei ist das filzig behaarte Körbchen nicht mit der Blüte selbst zu verwechseln. Die schmalen, weiblichen als auch zwittrigen Röhrenblüten sind gelblich und von rot-braunen Kronblättern umgeben. Für die Bestäubung der Blüten ist in erster Linie der Wind verantwortlich und sobald die Befruchtung eingeleitet wurde, beginnen sich die dunkelbraunen Achänen (Früchte) zu bilden. Die Wurzel des Beifußes hat etwa die Dicke eines Daumens und befindet sich bis zu einem Meter tief im Erdreich.

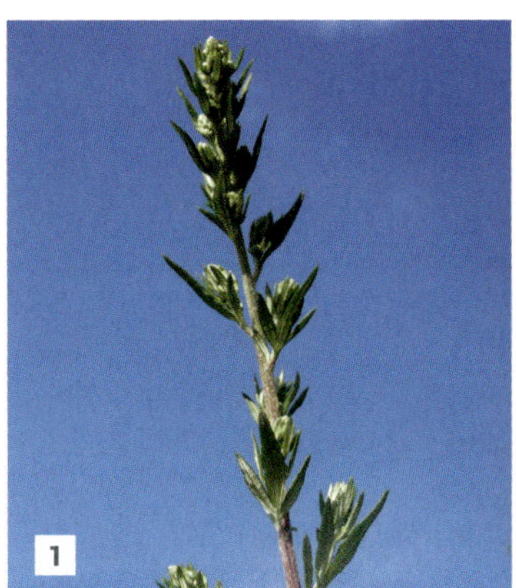

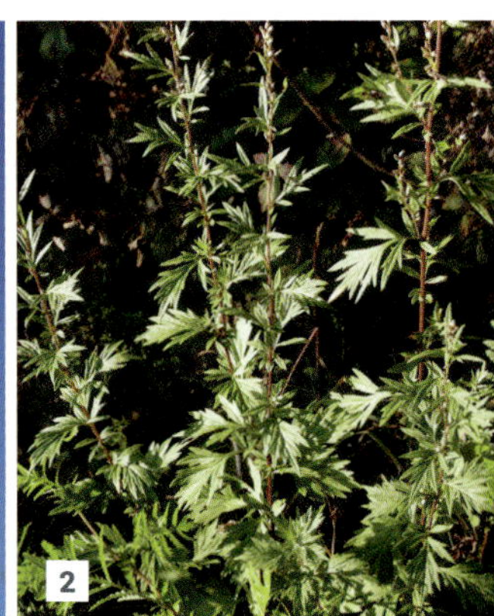

1 Von unten betrachtet erinnert die Pflanze an eine Art Himmelsleiter. Eine Signatur für die geistbewegende Wirkung dieser Pflanze?, K. J. **2** Am liebsten gedeiht der Gewöhnliche Beifuß am Wegesrand, K. J.

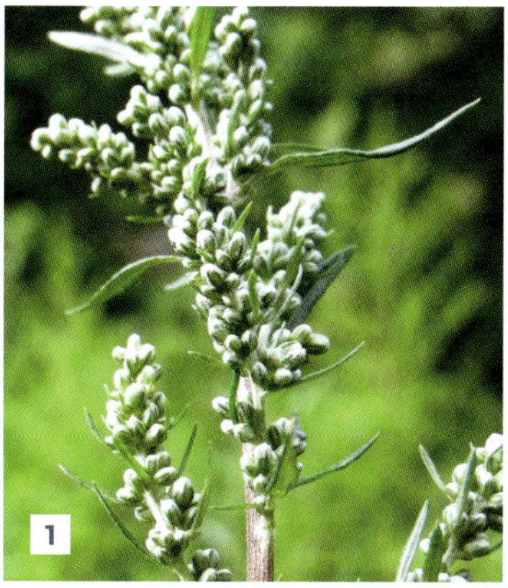

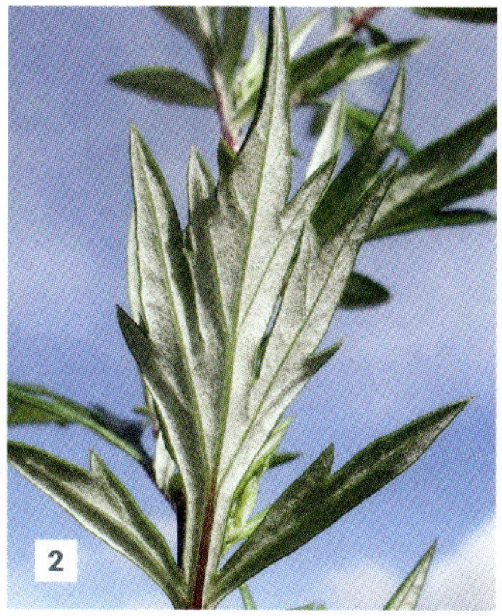

1 Geschlossene *Artemisia-vulgaris*-Blütenrispe, K. J. **2** Silbrig-weiße Härchen auf der Blattrückseite, N. G.

Heilkunde

Ihr lasst sterben das Mädchen in Eurer Hand,
und doch blüht die Mugwurz rings im Land.
Aus einer schottischen Sage

Zahlreiche Ärzte und Kräuterkundige, von der Antike über das Mittelalter bis zur Gegenwart, beschreiben den Beifuß als ausgesprochen heilkräftige Pflanze, warnen allerdings aufgrund seines abortiven Wirkpotenzials vor einer Verwendung in der Schwangerschaft. Unabhängig davon gilt *Artemisia vulgaris* weltweit als Frauenkraut par excellence, wird sie doch seit jeher für ihren erfolgreichen Einsatz als sogenanntes Periodenkraut gelobt. Als solches wirkt sie einerseits blutflussanregend und -regulierend, gleichzeitig erwärmt sie angenehm die weibliche Beckenregion, regt den Eisprung an und lindert krampfartige Unterleibsschmerzen. Weiterhin wurden wässrige Beifuß-Auszüge frauenheilkundlich bei Eierstockentzündungen, Unfruchtbarkeit, zur Austreibung der Nachgeburt sowie als Aphrodisiakum bzw. „zur Förderung der Lendenkraft" empfohlen.

Ihrem deutschen Namen entsprechend, war die Pflanze damals in vielen Fällen das Mittel der ersten Wahl, wenn es um die Behandlung ermüdeter und geschwollener Füße und Beine ging. Dazu wurde das Kraut üblicherweise in der Darreichung eines Öl-Auszugs oder als Fuß-Bad zur Anwendung gebracht. War das nicht möglich, weil man sich beispielsweise auf einer langen Wanderung befand, wurde sich die Pflanze zur Linderung einfach in die Schuhe gesteckt oder ans Bein gebunden.

Die berühmte Äbtissin, Mystikerin und Naturheilerin Hildegard von Bingen empfahl den Beifuß als gekochtes und breiig zerstampftes Gemüse bei Magenleiden und erkrankten Eingeweiden,

sehr pflegeleicht und extrem anspruchslos, auch was das Bodenmaterial betrifft. Der Beifuß wächst in trockener und sandiger Erde genauso wie in schweren Lehmböden. Wird die Pflanze in Gartenkultur gepflegt, sollte jedoch darauf geachtet werden, dass der Boden locker und durchlässig ist, der Pflanze genug Raum eingeräumt wird und sie einen Standort in der vollen Sonne bekommt – dann gedeiht sie zu einer prächtigen und majestätischen (Solitär-) Staude heran.

Tipp: Wer möchte – das ist aufgrund des häufigen Vorkommens dieser Spezies bedenkenlos möglich –, der kann im April eine junge Wildpflanze behutsam ausgraben und im Garten wieder einpflanzen.

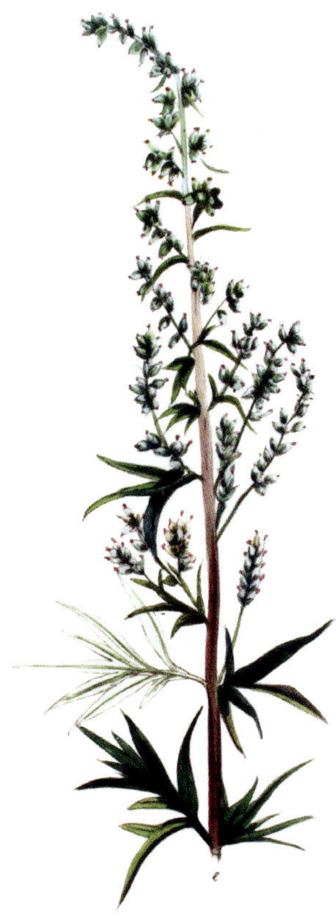

das getrocknete Kraut hingegen als Kopfkissenfüllung bei Schlafstörungen (Physica). Der naturheilkundliche Einsatz des Beifußes als effektvolles Magenmittel wurde allerdings nicht nur in der *Physica* beschrieben, sondern ebenfalls in zahlreichen sonstigen historischen Werken, meist in der Zubereitung des Beifußkrautes als Tee oder alkoholische Tinktur.

Dass *Artemisia vulgaris* angeblich auch gegen die Schwindsucht (Tuberkulose) hilft, können wir einer alten schottischen Sage entnehmen, in der es heißt, dass ein junges Mädchen aus Galloway sterbenskrank am Ufer des Flusses Clay lag, als aus den Wellen plötzlich eine Meerjungfrau auftauchte und folgende Worte sang: „Ihr lasst sterben das Mädchen in eurer Hand, und doch blüht die Mugwurz rings im Land." Daraufhin gaben jene Menschen, welche die gesungene Heilanweisung vernommen hatten, dem erkrankten Mädchen etwas Beifuß, worauf es gemäß der Erzählung binnen kürzester Zeit vollständig genas. Als ein anderes Mädchen an der Schwindsucht bereits gestorben war und tot um Uferrand lag, erhob sich die Meerjungfrau ein weiteres Mal aus dem fließenden Gewässer. Dieses Mal sang sie: „Wenn sie Nesselsaft tränken im März und Mugwurz äßen im Mai, so ginge noch manch fröhliche Maid munter am Ufer des Clay" (PERGER 1864: 124).

Pharmakologische oder klinische Studien zur Effektivität des Beifußes bei Tuberkulose fehlen jedoch bisweilen und auch erfahrungswissenschaftlich liegen diesbezüglich nur wenige Informationen vor. Anders jedoch bei *Artemisia annua*, dessen volksmedizinisches Indikationsspektrum, begründet durch das enthaltene Sesquiterpenlacton Artemisinin (siehe Seite 49), auch Tuberkulose und andere bakterielle Infektionen umfasst.

HOMÖOPATHIE

Artemisia vulgaris ist – wie auch die Eberraute (*Abrotanum*) und der Wermut (*Absinthium*) – ein beliebtes und im Besonderen zur Therapie von Nervenleiden empfohlenes Homöopathikum. Typische Indikationen für homöopathische Beifuß-Applikationen sind Augenleiden, Epilepsie, Krämpfe, Magenschmerzen, ausbleibende Menstruation, Verdauungsstörungen sowie Wurmkrämpfe (STAUFFER 2002: 73).

TRADITIONELLE CHINESISCHE MEDIZIN (TCM)

Die TCM kennt *Artemisia vulgaris* als wärmend wirkendes Heilmittel und empfiehlt Pflanzenzubereitungen (z. B. Beifuß-Granulat) zur Behandlung folgender Beschwerdebilder: Blutungen, durch feuchte Kälte hervorgerufene Glieder- und Knochenschmerzen, Gebärmutterentzündungen, Geschlechtskrankheiten, Hämorrhoiden, Husten, Infektionen, Kopfschmerzen, (Unterleibs-) Krämpfe, Leber- und Nierenbeschwerden, Magen- und Darmerkrankungen sowie verspätete Menstruation u. a. Zugeordnet wird der Beifuß den Funktionskreisen Magen, Milz-Pankreas (Bauchspeicheldrüse), Leber-Galle und Niere-Blase (TRAVERSIER 2014: 72). Des Weiteren ist der Gewöhnliche Beifuß eine der traditionellen chinesischen Moxa-Pflanzen.

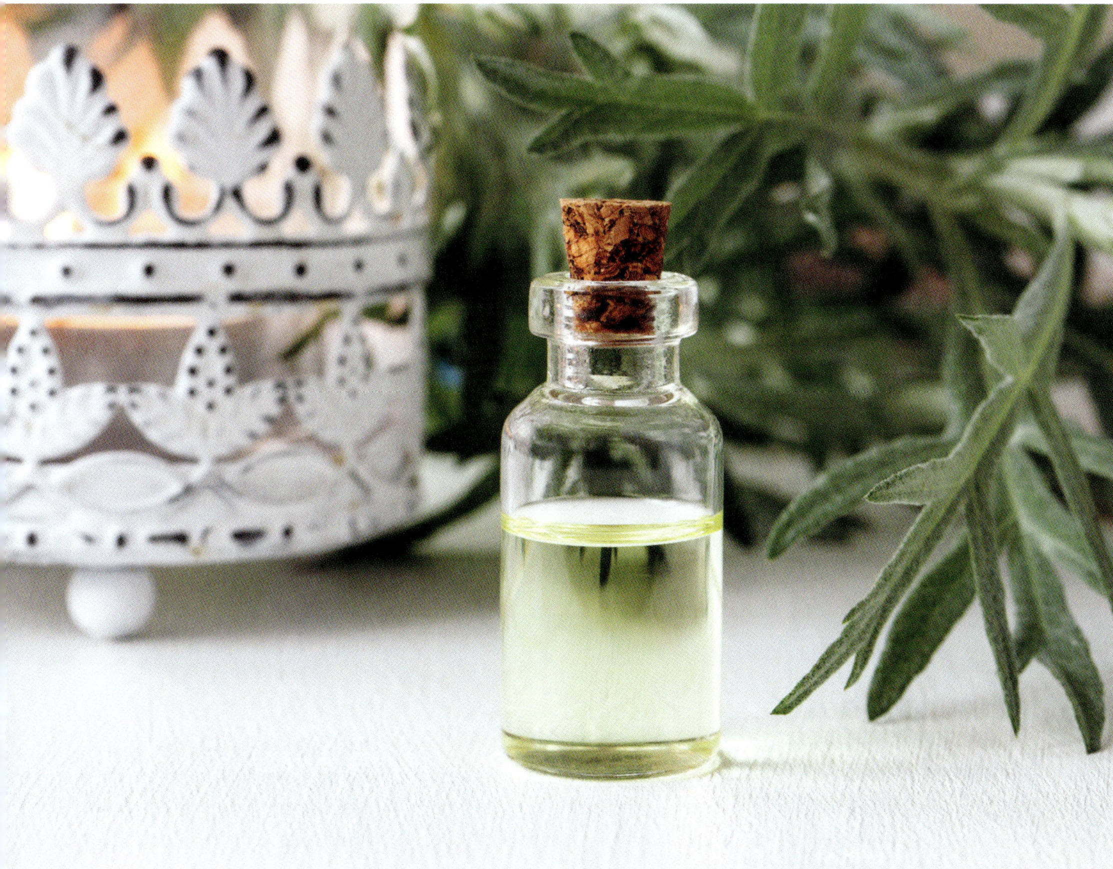

INDISCHE UND NEPALESISCHE VOLKSMEDIZIN

In der indischen und nepalesischen Volksmedizin wird *Artemisia vulgaris* verwendet wie *Artemisia nilagirica*: zur Behandlung von Asthma, Bronchitis, Appetitlosigkeit, Blähungen, Entzündungen, Epilepsie, Hautkrankheiten, Kopfschmerzen, Krämpfen und Wurmerkrankungen.

AYURVEDA

Damanaka ist adstringierend und bitter, gut für das Herz, ein Aphrodisiakum, hat einen angenehmen Geruch, heilt Krankheiten des Duodenums, Vergiftungen, Lepra und andere Hautkrankheiten, Blutkrankheiten, Juckreiz, starkes Schwitzen und gleicht alle drei Doshas aus.

Aus: Bhava Mishra: Bhava Prakasha Nighantu, 16. Jahrhundert

Die Ayurveda, nicht zu verwechseln mit der indischen Volksmedizin, ist ein uraltes auf die Ganzheit von Körper, Geist und Seele ausgerichtetes Gesundheitskonzept, welches den Beifuß ebenfalls seit langen Zeiten in therapeutische Anwendungen integriert. Er gilt als bitteres, herbes, trockenes, scharfes, erhitzendes und *Agni* (Stoffwechselenergie) förderndes Heilmittel und wird zur Behandlung folgender Symptomatik empfohlen: Erkrankungen des Nervensystems (Epilepsie, Hysterie, Krämpfe, Neuralgien, Schlafstörungen, Schmerzen u. a.), Atemwegsbeschwerden

(Asthma, Bronchitis, Husten u. a.), Blasen- und Nierenprobleme (Blasenentzündung, Harnzwang, Steinleiden u. a.), Herz-Kreislauf-Störungen (Herzschwäche u. a.), Magen- und Darmbeschwerden (Appetitlosigkeit, Blähungen, Darmwürmer, Diarrhoe, Mundgeruch u. a.), Hautkrankheiten (Ausschläge, Entzündungen, Pilze u. a.), Geschlechtskrankheiten (Genitalpilze, Unfruchtbarkeit u. a.), Immunstörungen bzw. -infektionen (Fieber, Masern u. a.) sowie Knochen- und Muskelerkrankungen (Gicht, Rheuma u. a.), außerdem Blutarmut, körperliche und geistige Erschöpfungszustände, Ödeme und Intoxikationen (SCHROTT/AMMON 2012: 159).

INDIANISCHE VOLKSMEDIZIN

Für die indigenen Ethnien Nordamerikas ist der Gewöhnliche Beifuß zwar nicht von vergleichbarer Bedeutung gewesen wie die als Steppenbeifuß bezeichneten Arten, gelegentlich wurde aber auch er für medizinische und rituelle Absichten verwendet. Die Aleuten beispielsweise nutzten den Beifuß äußerlich als Anti-Rheuma-Mittel und sahen in ihm ein effektstarkes Tonikum, das ihrer Ansicht und Erfahrung nach besonders für Sterbende gut war (BANK 1953: 426 f.). Die Kiowa gebrauchten den Beifuß als Wurm- sowie als Schmerzmittel (VESTAL/SCHULTES 1939: 57) und die Miwok als Erkältungs- und Lungenmittel sowie als vor den Geistern von Verstorbenen schützendes Apotropäum (BARRET/GIFFORD 1933: 167). Von den Paiuten wurde ein medizinischer Gebrauch des Beifußes als schmerzlindernde Heilpflanze bei (weiblichen) Rücken- und Knieschmerzen dokumentiert (STEWARD 1933), indes er von den Tlingit für medizinische Dampfbäder und den Pomo als Menstruationsmittel eingesetzt wurde. Ferner wurden die gekochten und auf angenehme Temperaturen abgekühlten Blätter, zwecks Aktivierung der Atmungs- und Lungenfähigkeit, Neugeborenen auf den Nabel gelegt (KRAUSE 1956: 283; GIFFORD 1967: 15).

Kult, Ritual und Zeremonie

Die Verwendung des Beifußes als Ritual- und Zauberpflanze ist uralt und lässt sich anhand archäologischer Funde über 70000 Jahre zurückverfolgen. Als Grabbeigabe wurde das getrocknete Kraut in Gräbern von Neandertalern gefunden – Fundort war die Höhle von Shanidar (Irak) –, was ein klarer Hinweis darauf ist, dass die rituelle Verwendung des Beifußes bis in die frühe Menschheitsgeschichte zurückreicht. Erst als der Beifuß eines Tages der Christianisierung zum Opfer gefallen ist und durch andere („christliche") Pflanzen ersetzt wurde, hat seine rituelle Verwendung sukzessive an Bedeutung verloren. Im „heidnischen Untergrund" wurde die Pflanze aber auch weiterhin als Sakralpflanze verehrt und für Zeremonien zu Ehren der Großen Göttin genutzt, trotz der ständig präsenten Angst unserer Vorfahren, für das Praktizieren sämtlicher ritueller Handlungen hingerichtet zu werden und auf dem Scheiterhaufen zu landen. Folglich sind wir unseren schamanisch-heidnischen Ahnen zu großem Dank verpflichtet. Denn wären sie damals nicht so mutig gewesen und ihrer Verbindung zu Mutter Erde treu geblieben, dann wäre wahrscheinlich sämtliches Wissen über den Beifuß als ureuropäisches Schamanenkraut unwiderbringlich und für immer verloren gegangen.

BEIFUSS ALS SCHUTZMAGISCHES APOTROPÄUM (ABWEHRMITTEL)

Überall dort, wo der Gewöhnliche Beifuß in Wildform gedeiht, wird er seit alters her als effektstarkes Apotropäum beschrieben: zur Vertreibung schadbringender Geister und negativer Energien, zur Abwehr von Schadenszaubereien und lästiger Insekten sowie als Schutzschild vor „Bösen Blicken". Weiterhin hält er sämtliche Zaubereien fern, die es auf eine Schädigung von Liebespaaren oder Eheleuten abgesehen haben; beispielsweise war *Artemisia vulgaris* früher ein wichtiges Abwehrmittel gegen das „Nestelknüpfen" (siehe Glossar). Als Schutzmittel zur Anwendung gebracht wurde es entweder als Räucherwerk oder als gebundener Strauß bzw. Büschel – auch in Kombination mit weiteren Schutz- und Reinigungspflanzen –, der über Hauseingänge, in Ställe, Krankenzimmer sowie an heiligen Plätzen platziert wurde. Es hieß, der Teufel, und mit ihm alle unheilvollen Geistwesen, machen einen großen Bogen um das Haus, wenn sich an dessen Wände einige Beifußwurzeln befinden.

HEIDNISCHE GEBURTS- UND FRUCHTBARKEITS-, STERBE- UND ÜBERGANGSRITUALE

Die kulturhistorische Relevanz des Beifußes als rituelles Geburts- und Frauenkraut ist bereits anhand seines Gattungs- sowie der zahlreichen auf diese Verwendung hinweisenden Trivialnamen ersichtlich. Bei der Niederkunft eines Neugeborenen wurde mit Beifuß geräuchert oder der werdenden Mutter ein Beifußzweig in die Hand gegeben, so dass Artemis, die Schutzgöttin der Mütter, helfenden Beistand leisten konnte. Als Salbe wurde der Beifuß dem Säugling häufig zeitnah nach der Geburt auf den Bauch, die Brust sowie die Scham aufgetragen, was, davon waren unsere Vorfahren überzeugt, seiner Seele beim Sprung über die Schwelle geholfen und ihr ermöglicht hat, gut und sicher im jungen Körper des neugeborenen Menschen zu landen. Des Weiteren fungierte getrocknetes Beifußkraut damals – genau wie Frauenmantel (*Alchemilla vulgaris*), Johanniskraut (*Hypericum perforatum*), Mariengras (*Hierochloe odorata*), Schafgarbe (*Achillea millefolium*) u. v. m. – als Bettstroh für Frauen mit einem neugeborenen Kind.

Allerdings hilft *Artemisia vulgaris* als sogenannte Schwellenpflanze der Seele nicht nur bei ihrem Eintritt in den menschlichen Körper, sondern auch dann, wenn sie diesen zu gegebener Zeit wieder verlässt. Für sämtliche indigenen Kulturen Europas war der Beifuß deshalb ein unerlässliches Element ihrer Abschieds-, Sterbe-, Trauer- und Totenriten. Über die germanischen Stämme heißt es, dass sie Beifußzweige räucherten oder diese ins Leichenfeuer gaben, um so die Seele des Verstorbenen auf ihrem Flug zurück ins Jenseits zu schützen. Beifuß ist allerdings nicht einzig im Zuge der zwei großen Übergänge und Schwellenüberschreitungen von Relevanz, sprich von Geburt und Tod. Auch im Rahmen anderer, etwas kleinerer Übergänge – z. B. dem Eintritt in die Geschlechtsreife oder ins Erwachsenenalter, der Heirat oder der jahreszeitlichen Übergänge – wurde die Pflanze geräuchert, sich ins Haar gebunden oder anderweitig verwendet.

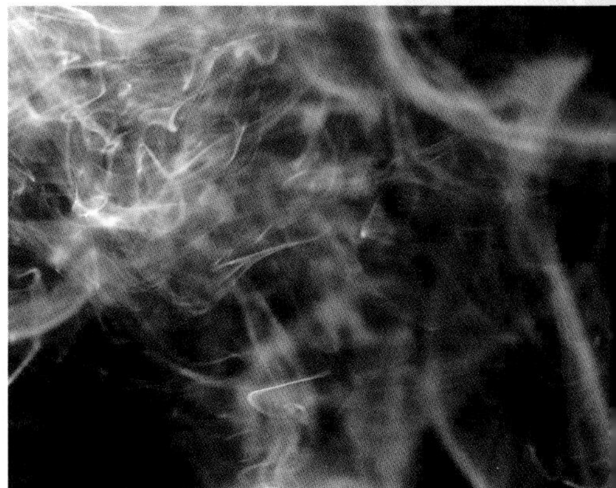

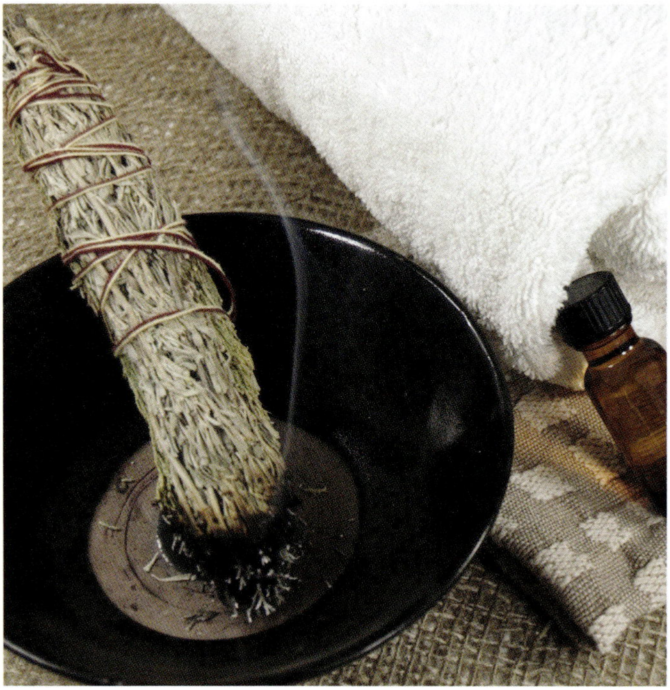

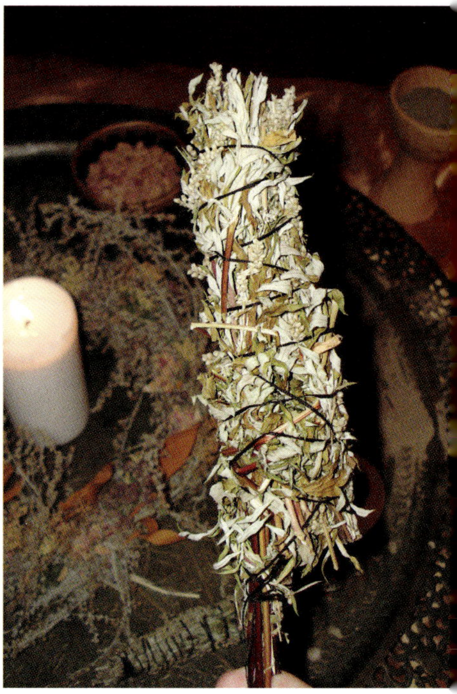

BEIFUSS ALS RITUELLES UND SAKRALES RÄUCHERWERK

Die Verwendung des Beifußes als zeremonielles Räucherwerk kann bis in die keltische und germanische Geschichte zurückverfolgt werden, wobei sie zu hoher Wahrscheinlichkeit noch sehr viel weiter zurückreicht. Grob zusammengefasst – das wissen wir heute aufgrund von Überlieferungen, lebendigen Traditionen und alten Schriftzeugnissen – erfüllte die Praxis des Beifuß-Räucherns im Leben unserer Ahnen folgende Funktionen:

» Schutz vor schädlichem, krankmachendem Zauber, „Bösen Blicken" und anderen negativen Einflüssen
» Energetische Reinigung und Harmonisierung von Personen, Krankenzimmern, Ritualplätzen und Ritualobjekten
» Desinfektion
» Öffnung eines sakralen Ritualraums
» Markierung von Übergängen und Schwellenüberschreitungen, sowohl dies- als auch jenseitiger Natur
» Segnung
» Ahnen- und Geisterkontakte
» Verbindung zur Natur (Mutter Erde)
» Dankopfer für die Geister und Götter
» Stimulierung des Dritten Auges, zur Stärkung der Intuitions- und Hellsehfähigkeit
» Erweiterung des Traumbewusstseins

DER MAGISCHE SONNENWENDGÜRTEL

Als Gürtlerkraut und Sonnenwendgürtel war der Beifuß ein elementarer Bestandteil damaliger Mittsommerfeste (24. Juni). Rituell war es üblich – in dieser Nacht des Übergangs von der einen in die andere Jahreshälfte – beim legendären Tanz um das Sonnenwendfeuer einen aus Beifußzweigen geflochtenen Gürtel zu tragen, der am Ende der Zeremonie ins Feuer geworfen wurde. Auf diese Weise wurden sämtliches Unheil sowie alle möglicherweise bevorstehenden Krankheiten an das Feuer übergeben und die Ritualteilnehmer konnten geschützt die Zeit des abnehmenden Lichtes empfangen. Aufgrund der tiefen Integration und hohen Bedeutung dieses Festes im Leben unserer Vorfahren und der zahlreichen mit dieser rituellen Feierlichkeit verknüpften Brauchtümer ist es der Kirche damals nicht möglich gewesen, ein Verbot auszusprechen. Stattdessen wurden die heidnischen Bräuche übernommen und mit christlichen Mythologien und Symboliken überlagert: aus Sommersonnenwende wurde Johannistag, aus Sonnenwendgürtel wurde Johannisgürtel, aus Neunkräutersuppe wurde Gründonnerstagssuppe und aus Sonnenwendfeuer wurde Johannisfeuer usw.

Julfest-, Wintersonnenwend- und Raunachtsräucherungen

An den Tagen des Julfestes sowie zur Wintersonnenwende und den darauffolgenden Raunächten (auch Rauh- oder Rauchnächte genannt) ist der Schleier zur Anderswelt, der Dies- und Jenseits scheinbar voneinander trennt, besonders dünn. Nicht von ungefähr heißt es, dass die Ahnen- und Geisterwelt zu keiner anderen Zeit im Jahr so nah und im menschlichen Bewusstsein so präsent ist; wie an diesen dunklen und kalten Wintertagen. Rituale, deren Intention in einer Verbindung zur jenseitigen Welt bestand, etwa um mit einem verstorbenen Ahnen oder seinem Schutzgeist zu kommunizieren, sind deshalb besonders gerne zur Wintersonnenwende oder während der Raunächte zelebriert worden. Der besagte Schleier ist in dieser Zeit aber nicht nur von dieser, sondern auch von der „anderen Seite" leichter zu durchdringen. Sowohl die guten als auch die schädlichen und früher als dämonisch bezeichneten Geistwesen, zeigen sich in dieser Zeit signifikant häufiger als sonst im Jahr. Es hieß, die Dämonen veranstalten in dieser Zeit regelrechte Umzüge und ziehen wie Wildgewordene durch das Land der Menschen. Um sich vor diesen umhertreibenden Unholden adäquat zu schützen, räucherten unsere Vorfahren großzügig die im Sommer gesammelten, getrockneten und für eine spätere Verwendung aufbewahrten Beifußzweige. Gleichzeitig wurde die Pflanze während den Raunächten als Reisewerkzeug eingesetzt. Schließlich ging es nicht nur um Schutz-, sondern vor allem auch um anderweltliche Kontakt- und Verbindungsaspekte.

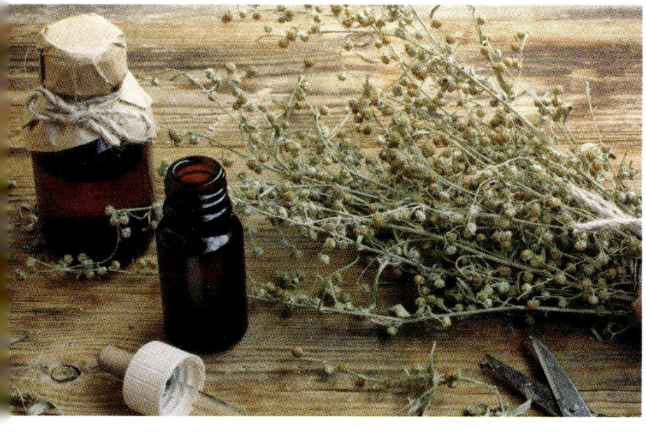

DER KRÄUTERBUSCHEN – Winterapotheke und magisches Schutzinstrument
Siehe Seite 189

Traditionelle Sammelzeiten und -regeln

Die Mittagsstunde am Tag der Sommersonnenwende galt weithin als geeignete Sammelzeit für sämtliche Mittsommerpflanzen. Pflanzen, die zu dieser Zeit gesammelt werden, so hieß es gemäß des Erfahrungswissens unserer Vorfahren, seien in ihrer Heilwirkung besonders stark. Es gibt aber auch Kräuterkundige, die ihre Heil- und Zauberpflanzen bevorzugt zwischen Maria-Himmelfahrt (15. August) und Maria-Geburt (8. September) oder ausschließlich bei Neumond oder vor Sonnenaufgang sammeln. Es existierte eine große Vielzahl unterschiedlicher Bräuche und Regeln, die sich um das Sammeln selbst rankten. So war es für die weisen Kräuterfrauen (Hexen) oftmals eine Selbstverständlichkeit, dass sie den Akt des Sammelns in einem meditativen Bewusstseinszustand vollzogen – vergleichbar mit nord- und südamerikanischen Ureinwohnern, die es genauso praktizieren. Der Pflanzengeist wurde vor dem Sammeln um Erlaubnis gebeten, im Nachhinein bedankt man sich bei ihm und es wurde ein kleines Opfer dargelegt. Sammelwerkzeuge aus Eisen oder Metall galten als tabu, es sei denn, sie waren aus Gold oder Kupfer.

BEIFUSS ALS MAGISCHER UND PHARMAKOLOGISCH AKTIVER TRAUMVERSTÄRKER

Zur Intensivierung des Traumerlebens sowie gleichzeitig als Schutzwerkzeug vor Albträumen wurde das getrocknete Kraut früher ins Kopfkissen gefüllt oder zu einem Strauß gebunden über dem Bett befestigt. Zwecks Erweiterung des Traumbewusstseins außerdem möglich und in der pharmakologischen Wirkintensität deutlich intensiver ist das Trinken eines Beifuß-Tees vor dem Zubettgehen, alternativ wird das Kraut für oneirogene Zwecke geräuchert, geraucht oder verdampft.

VOM MYTHOS DER ZAUBERHAFTEN BEIFUSS-KOHLE

Gemäß alten Erzählungen können zur Sommersonnenwende bzw. am Johannistag unter der Wurzel des Beifußes „brennende" Kohlen gefunden werden, sogenannte „Narrenkohlen" oder „Thorellensteine". Es hieß, diese mysteriöse Kohle würde von einem schwarzen, bissigen Hund bewacht und sei am heil- und zauberkräftigsten, und könne sich sogar in Gold verwandeln, wenn sie am Johannistag, zwischen elf und zwölf Uhr oder besser noch, zeitgleich zum Glockenschlag, und natürlich erst nachdem man erfolgreich den Hund vertrieben hat, unter der Rezitation bestimmter Zauberformeln gesammelt wird. Aus der materialistischen Brille heraus betrachtet würden wir heute sagen, dass es sich bei der sagenumwobenen, unter der Beifußwurzel verborgenen Kohle um nichts anderes als um abgefaulte, verrottete und teilweise humusierte Wurzelstücke handelt. Was unsere Vorfahren aber tatsächlich gesehen haben wollen und weshalb die Kohle gemäß Erzählungen gebrannt oder geglüht haben soll, bleibt unklar.

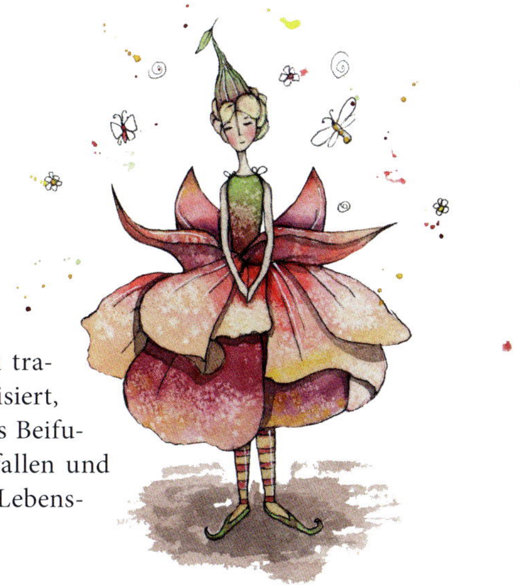

BEIFUSSBRECHEN

Der Brauch des sogenannten Beifußbrechens vollzieht sich traditionell am Johannistag und ist explizit dadurch charakterisiert, dass junge Mädchen so lange auf die blühenden Stängel des Beifußes starren, bis sie in einen dissoziativen Trancezustand fallen und sich vor ihrem geistigen Auge idealerweise ihr künftiger Lebenspartner offenbart.

GÄNSEKRAUT – WEIHNACHTSGANS UND SCHAMANENFLUG

Die volkstümliche Bezeichnung Gänsekraut verweist einerseits auf die kulinarische Verwendung des Beifußes als leber- und verdauungsanregendes Gewürz für den Gänsebraten, indes die eigentliche Bedeutung sehr viel tiefer reicht: Zu früherer Zeit war die Gans eines der heiligsten Tiere, sie galt als Verbündete und Botenvogel der großen Gänsemutter (engl. *Mother Goose*, Syn. für „Große Göttin", „Frau Holle" u. a.), der lebenspendenden Erdgöttin und Hüterin des Schamanenflugs. Wir können die Gans als mythologischen Archetypus für den feinstofflichen Körper verstehen, die fliegende Gans hingegen als Sinnbild für die schamanische Seelenreise in andere Welten und Wirklichkeiten. Naheliegend, dass die berühmt-berüchtigte und mit psychoaktiven Ingredienzien versetzte Reise- bzw. Hexensalbe Überlieferungen entsprechend präferiert auf der Basis von Gänsefett erzeugt wurde. Auch schließt sich an dieser Stelle der Kreis zum Beifuß, der seit jeher als Reisekraut sowie als rituelles Opfer für unser aller Mutter Erde eingesetzt wurde – unter anderem auch, indem eine Gans geopfert und ausgiebig mit Beifußkraut eingerieben, beräuchert und auf diese Weise geweiht wurde. Die heutzutage bekannte Martins- und Weihnachtsgans ist die moderne Version dieses uralten, heidnischen Brauchtums, wobei Mythologie und Symbolik dieser einstigen Weihegans heute leider weitestgehend in Vergessenheit geraten ist. Schlimmer noch: Aus einem alten Dankesritual zur Ehren der Großen Muttergöttin hat sich ein fragwürdiges und kapitalgeleitetes Geschäft der Tier- und Fleischindustrie entwickelt, dessen Ergebnis die unter brutalen und unwürdigen Bedingungen ihr Dasein fristende Mastgans ist.

Eine weitere mythologische Verbindung vom Beifuß zur Gans ergibt sich aus der Bedeutung der Gans als Symbol für die ab- und zunehmende Kraft des Lichtes, die sich einerseits zur Sommersonnen-, andererseits zur Wintersonnenwende ankündigt. Auch hier schließt sich der Kreis zum Beifuß, eines der wichtigsten traditionellen Sonnenwendkräuter.

Neben *Artemisia vulgaris* wurden früher auch andere Pflanzen mit der Großen Göttin und dem ihr verknüpften Gans-Totem assoziiert, zum Beispiel das weitläufig bekannte Gänseblümchen (*Bellis perennis*). Die gemeinsame Qualität dieser Pflanzen obliegt vor allem darin, dass sie den Menschen mit seiner „inneren Gans“ respektive seinem Seelenaspekt verbinden, ihm geistige Flügel schenken und ihn in andersweltliche Dimensionen führen können.

BÄRENKRAUT – EIN HEILIGES PFLÄNZLEIN DER BÄRENGÖTTIN

Der zur damaligen Zeit umläufige Trivialname Bärenkraut verbindet den Beifuß nicht nur mit dem Bär, dem heilpflanzenkundigsten aller Tiere, sondern auch mit Artemis in ihrer Manifestation als Bärengöttin, die übrigens auch in der Mythologie weiterer Kulturen auftaucht (auch als sogenannte Panthergöttin) und sehr viel älter ist als das antike Griechenland. In der keltischen Mythologie gab es beispielsweise die Bärengöttin Artio, die mit Artemis gleichzusetzen und einigen etymologischen Spekulationen zufolge ihr namentlicher Ursprung ist: Aus Artio wurde Artemis.

In der Mythologie heißt es zur Bärengöttin Artemis unter anderem, dass sie die Nymphe Kallisto aus ihren Reihen verstoßen und in eine Bärin verwandelt hatte, nachdem diese ihre Keuschheit gebrochen, von Zeus verführt und einen Sohn namens Arkas geboren hatte. In anderen Versionen ist es hingegen Zeus' eifersüchtige Gattin Hera, die in rasender Wut Kallisto in eine Bärin verwandelte. Als solche über Jahre hinweg durch die Wälder streifend, stieß Kallisto eines Tages auf ihren nun erwachsen gewordenen und zu einem guten Jäger herangereiften Sohn Arkas. Sie erkannte ihn sofort als ihren Jungen und wollte ihn umarmen. Doch Arkas sah nur den Bären, nicht aber seine Mutter, und versuchte das Tier sofort zu erlegen. Gerettet und deeskaliert wurde die Situation schließlich von Zeus, der alles mitbekommen hatte und im letzten Augenblick intervenierte. Aus Kallisto machte er das Sternbild des Großen Bären (*Ursa Major*, Syn. Großer Wagen), aus ihrem Sohn Arkas jenes des Kleinen Bären (*Ursa Minor*, Syn. Kleiner Wagen). In der arkadischen Fassung des Kallisto-Mythos ist die Figur Kallisto als Artemis-Doppelgängerin bzw. als ihre Gleichsetzung zu verstehen, die sich durch den Zauber der eifersüchtigen Hera in jene Bärengöttin zurückverwandelte, die sie schon immer gewesen ist.

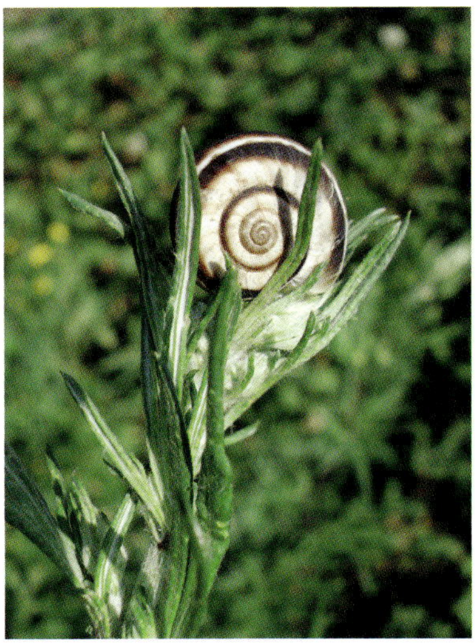

Eine weitere Beziehung vom Beifuß zum Bären findet sich in der koreanischen Mythologie: Hwanung, ein göttlichen Wesen, wurde einstmals von einem Tiger und einem Bären darum gebeten, sie in Menschen zu verwandeln. Hwanung stimmte zu und empfahl den beiden Tieren, einhundert Tage lang direktes Sonnenlicht zu meiden und sich ausschließlich von Beifuß und Knoblauchzehen zu ernähren. Der Tiger jedoch war zu hungrig und verließ bereits nach wenigen Tagen seine dunkle Höhle. Der Bär konnte die Aufgabe jedoch erfüllen. Er verwandelte sich am 100. Tag in eine hübsche Frau, wurde zur Geliebten von Hwanung und gemeinsam zeugten sie Dangun, den legendären Gründungsvater des ersten koreanischen Königsreiches Go-Joseon.

Kulinarisches

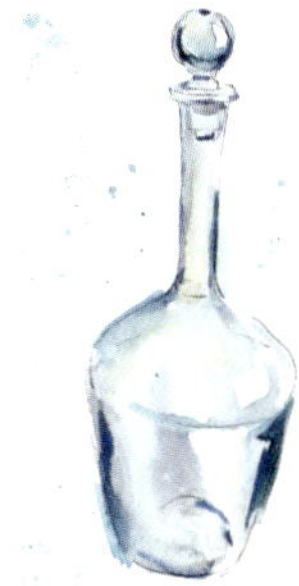

Am häufigsten werden für kulinarische Zwecke die jungen Blätter verwendet. Frisch und fein gehackt eignen sie sich gut als Salat-, Soßen- und Suppen- sowie als Teezutat, als Gewürz für fettige und schwer verdauliche Speisen sowie als Aromamittel für Liköre, Weine, Spirituosen, Essige und Öle. Des Weiteren sind sie – neben acht weiteren Pflanzen – eine beliebte Zutat der traditionell am Gründonnerstag verspeisten Neunkräutersuppe (siehe Seite 182).

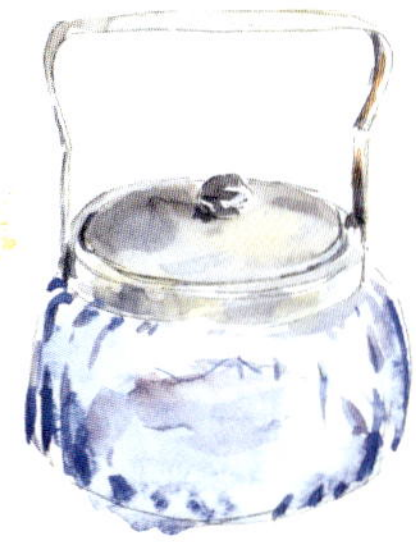

Die Haupttriebe junger Beifußpflanzen eignen sich zum Dämpfen und Dünsten; besonders schmackhaft sind sie beispielsweise in Kombination mit Zucchini- und Paprikastreifen. Im reifen Zustand der Pflanze schmecken die Triebe *artemisia*-typisch bitter, im Vergleich zur Eberraute oder zum Wermut aber deutlich weniger intensiv. Grundsätzlich gilt: Je älter die Pflanze, desto bitterer ihr Geschmack. Ältere, im (Spät-) Sommer gesammelte Exemplare können in der Küche aber ebenfalls verwertet werden: Samt holzigem Stängel und mit blühender Rispe werden sie einfach kurz mitgekocht und nach wenigen Minuten wieder entfernt. Das Gericht erhält dadurch eine leichte, bitter-würzige, aber nicht allzu intensive Beifuß-Note. Die Wurzel hat ein charismatisches Aroma und einen süßlich-scharfen Geschmack – auch sie ist essbar, beispielsweise als knackige, jedoch nur sparsam zu verwendende Salatbeigabe.

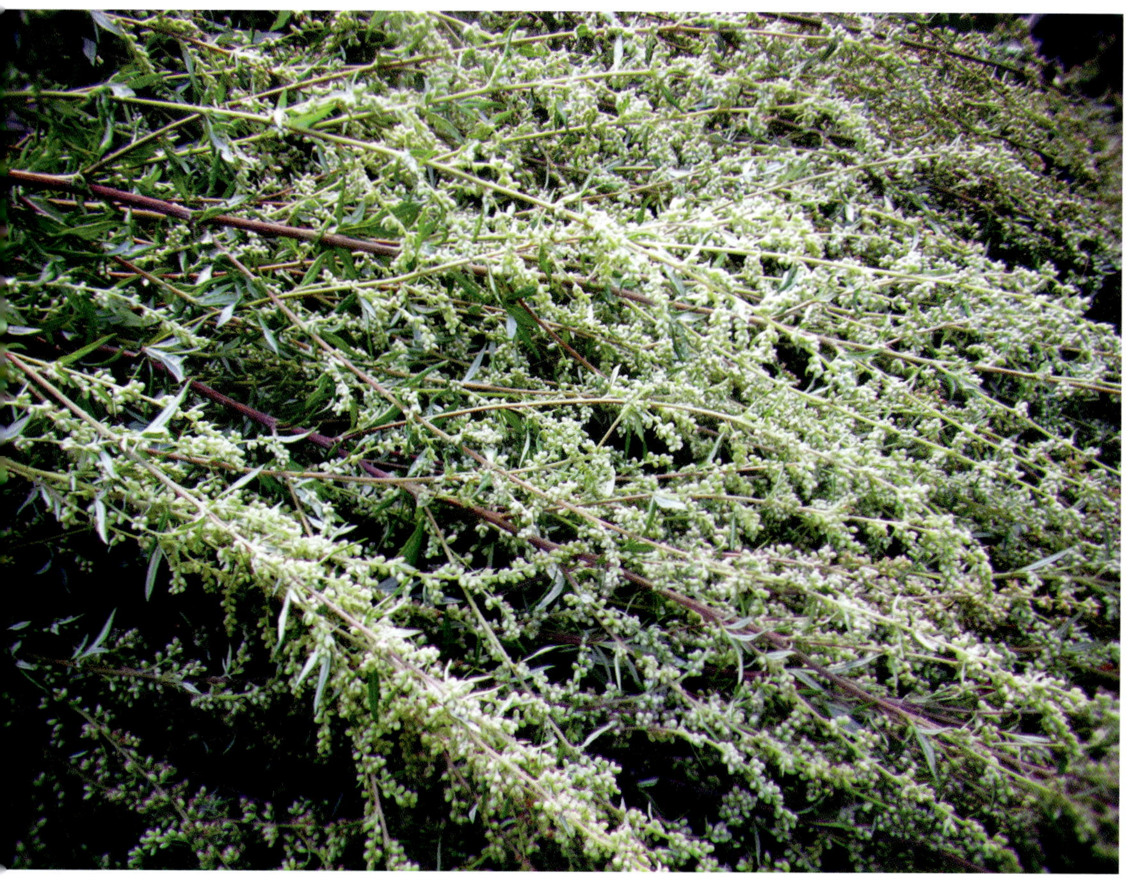

Rezepturen

und Anwendungs-möglichkeiten

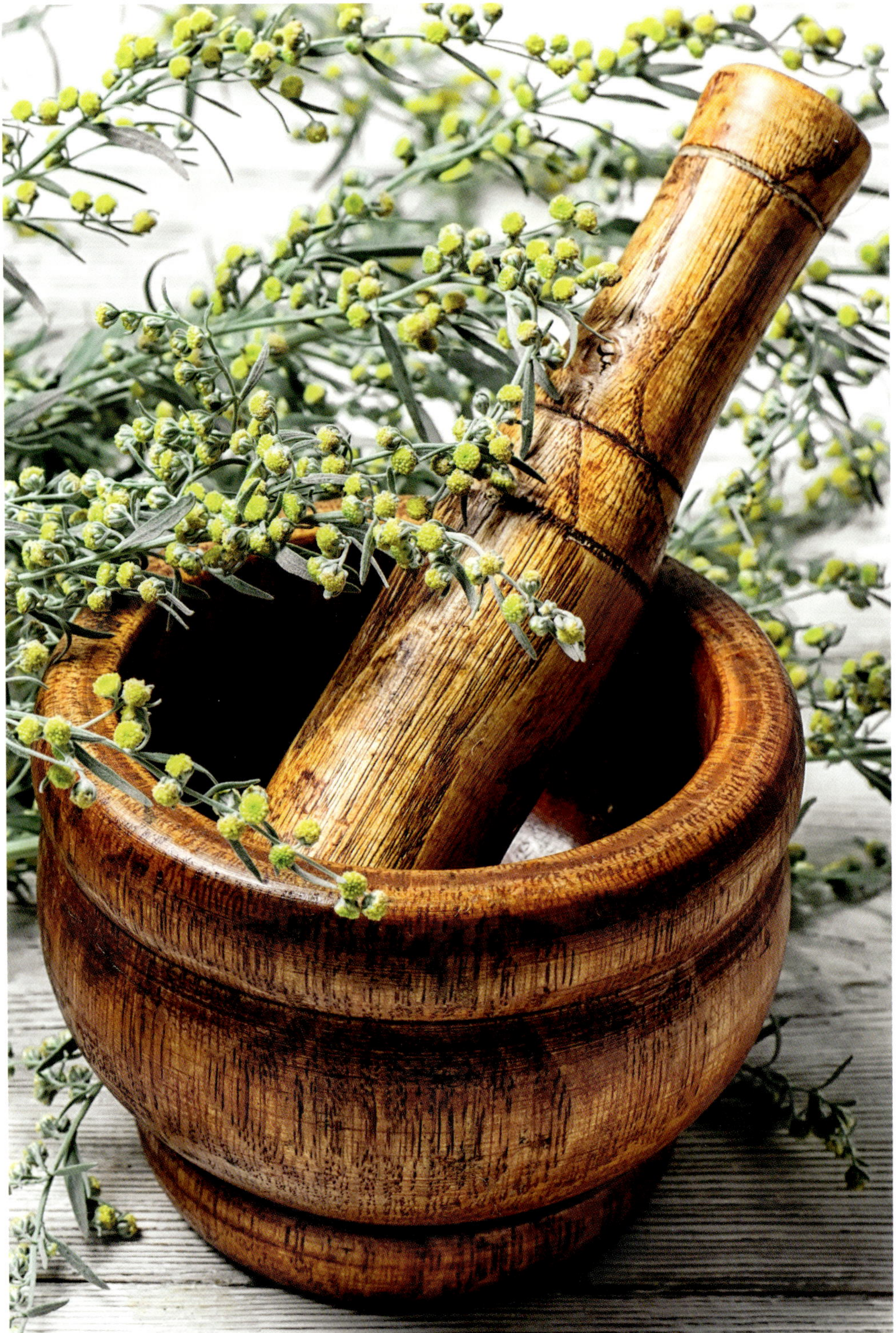

Rezepturen und Anwendungsmöglichkeiten

ARTEMISIEN IN DER HAUSAPOTHEKE

Duftsäckchen / Duftkissen

Ein Duftkissen oder -säckchen, mit dem Kraut, den Blättern oder den Blüten einer Artemisie gefüllt, kann auf unterschiedliche Weise zur Anwendung gebracht werden. Zum einen wirkt es beruhigend und kann als Einschlafhilfe fungieren, indem man es als Kopfkissen verwendet. (Besonders wohltuend ist die Kombination mit Lavendel, Hopfen, Mariengras, Zitronenmelisse und den Blüten des THC-armen Faserhanfs.) In der Volksmagie heißt es außerdem, dass ein Beifußkissen den Schlafenden vor Albträumen beschütze. Zum anderen wehrt es Motten und andere Insekten ab, wozu das Stoffsäckchen sinnvollerweise direkt zwischen den Kleidungsstücken positioniert wird.

Herstellung

1. Die Art des Beutels oder des Säckchens ist im Prinzip egal. Man kann es im Handel erwerben oder selbst nähen. Einfach zu handhaben sind zum Beispiel Säckchen mit einer Schnur zum Zuziehen. Diese werden einfach mit getrocknetem und zerkleinertem Pflanzenmaterial befüllt und verschlossen – fertig!
2. Für ein Duftkissen wird einfach etwas von dem Kraut, zusammen mit biologischer Füllwatte, in ein kleines Kopfkissen gesteckt. Die Menge an verwendetem Pflanzenmaterial richtet sich nach der gewünschten Duftintensität.

Geeignete Arten

› *besonders jene Artemisien, die ein intensives Aroma verströmen, z. B. Artemisia abrotanum (Blätter, Blüte), Artemisia absinthium (Blätter), Artemisia annua (Blätter), Artemisia cana (Blätter), Artemisia douglasiana (Blätter), Artemisia pontica (Blätter) und Artemisia vulgaris (Blüte).*

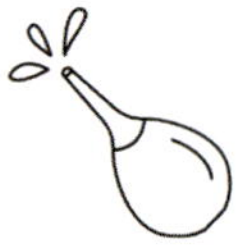

Einlauf (Klistier)

Ein Klistier aus einer *Artemisia*-Abkochung gilt volksmedizinisch als gutes Mittel zur Abtötung und Ausleitung von Darmwürmern und anderen Parasiten. Gleichzeitig eignet sich der *Artemisia*-Einlauf zur allgemeinen Darmreinigung, wie es beispielsweise häufig im Rahmen des sogenannten Heilfastens praktiziert wird.

1. Es werden 10–20 g frisches Krautmaterial in 1–2 Liter Wasser kurz aufgekocht.
2. 15 Minuten ziehen lassen, abseihen und die Flüssigkeit auf Körpertemperatur abkühlen lassen.
3. Anschließend in den Irrigator geben.

Für ein wurmtreibendes Klistier werden volksmedizinisch *Artemisia absinthium*, *Artemisia annua* sowie *Artemisia maritima* u.a. genutzt.

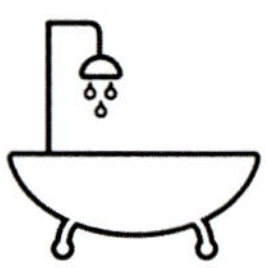

Vollbad

Ein Bad aus dem blühenden Kraut des Gewöhnlichen Beifußes wirkt krampflösend sowie wärmend und ist ein geeignetes Hausmittel bei Unterleibskrämpfen, Erkältungskrankheiten und chronisch kalten Füßen, weiterhin wird es volksmedizinisch bei Gicht, Rheuma und Rückenschmerzen empfohlen.

Herstellung

1. Benötigt wird frisches oder getrocknetes Beifußkraut, alternativ das ätherische Öl, je nach persönlicher Präferenz.
2. Das Kraut wird in einen großen Tee oder speziellen Kräuterbadbeutel gefüllt – es funktioniert aber auch mit einem Waschlappen oder Socken –, den man ins laufende Badewasser gibt und dort für zehn Minuten ziehen lässt.
3. Ebenfalls möglich und früher sicherlich am geläufigsten gewesen ist die Zugabe ganzer Zweige, also ohne Beutel, die nach mehrmaligem Rühren und einigen Minuten Ziehzeit wieder herausgenommen werden.

4. Zudem ist es möglich, einen wässrigen Auszug herzustellen. Dazu das Beifußkraut in einem Liter Wasser aufkochen, 10–20 Minuten ziehen lassen, durch ein Sieb abseihen und den Absud ins laufende Badewasser gießen.
5. Wer lieber ätherisches *Artemisia*-Öl verwenden möchte, tropft dieses adäquat dosiert ins Wasser. Zu beachten ist jedoch, dass sich das Öl nur mit dem Wasser verbindet, wenn zusätzlich ein (biologischer) Emulgator verwendet wird. Verzichtet man auf diesen, riecht es zwar trotzdem angenehm, aber das Öl schwimmt ungebunden auf der Wasseroberfläche.

Dosierung *(für 1 Vollbad):*

- *1 kleine Handvoll getrocknete oder die doppelte Menge frisches Beifußkraut.*
- *1–10 Tropfen ätherisches Beifußöl. Je aromatischer das Öl, desto weniger Tropfen werden benötigt.*
- *75 g getrocknetes oder 150 g frisches Beifußkraut für einen Absud.*

Kombinationen

- Anti-Rheuma-Bad: *1 Teil Beifuß, 1 Teil Ackerschachtelhalm,*
  1 Teil Beinwell,
  1 Teil Brennnessel, 1 Teil Kamille, 1 Teil Rosmarin
- Erkältungsbad: *1 Teil Beifuß, 1 Teil Holunder, 1 Teil Kamille*
- Frauenbad: *1 Teil Beifuß, 1 Teil Frauenmantel, 2 Teile Schafgarbe (während der Monatsblutung, nicht in der Schwangerschaft!)*
- Meditationsbad: *2 Tropfen Beifuß, 2 Tropfen Kampfer, 2 Topfen Sandelholz*

Hinweis

Die Temperatur des Badewassers sollte nicht über 38 °C liegen. Zu hohe Temperaturen können dazu führen, dass der Körper schnell ermüdet, der Kreislauf „abstürzt“ oder die Haut wertvolle Fette verliert. Die Dauer des Bades sollte sich auf ca. 20 Minuten belaufen. Kontraindikationen sind (Beifuß-) Allergien, Herz- und Kreislaufprobleme sowie Schwangerschaft.

Beifußbad-Rituale

Die Kraft eines Pflanzenbads wird seit jeher nicht nur für medizinische, sondern auch für magische und spirituelle Zwecke genutzt, zum Beispiel zur energetischen Reinigung und Harmonisierung vor oder nach einer schamanischen Zeremonie. Persönlich bin ich ein großer Freund der Kräuterbad-Meditation, die ich als eine Art Rendezvous mit sich selbst, dem Wesen der Pflanze (Beifußdeva) sowie dem Element Wasser bezeichnen würde. Meditiert wird im Grunde genommen wie immer, bloß, dass man nicht auf dem Meditationskissen, sondern in der Badewanne sitzt (oder liegt). Im Sinne einer synergistischen Verstärkung können die im Bad verwendeten Pflanzen oder Öle zeitgleich dezent geräuchert oder im Stövchen verdampft werden. Außerdem ist es schön, wenn meditative Musik und ein angenehmes Licht eingeschaltet werden.

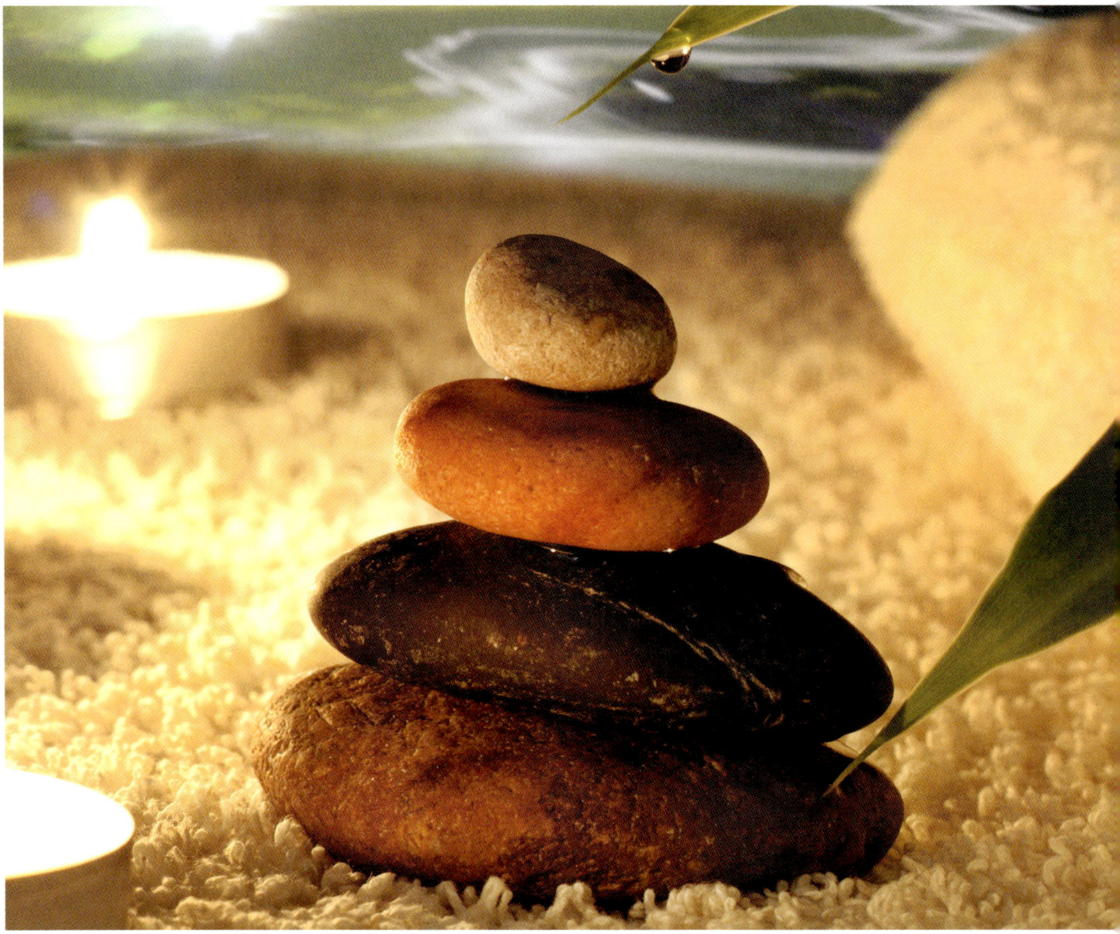

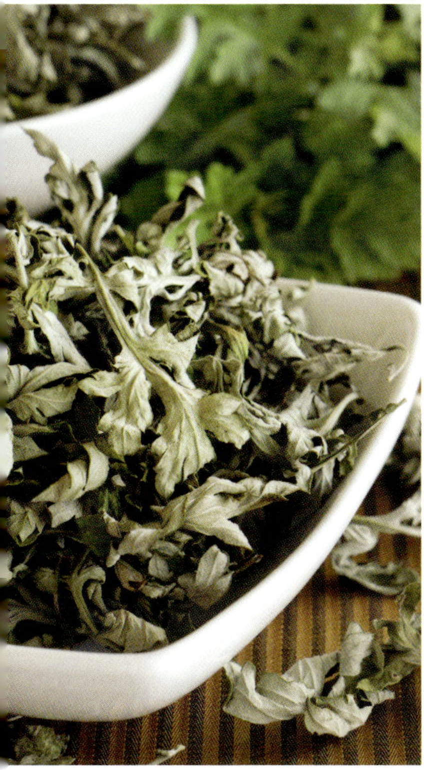

Fußbad

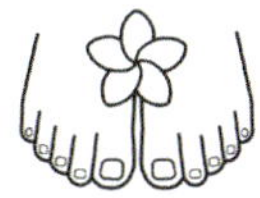

Es ist gut für die Füße und wirkt darüber hinausgehend entspannend, tonisierend und wärmend.

1. Für ein Beifuß-Fußbad werden 50 g trockenes Kraut oder getrocknete und zerkleinerte Blütenrispen in 3 Liter Wasser zum Aufkochen gebracht.
2. 15 Minuten ziehen und auf die gewünschte Temperatur abkühlen lassen.
3. Die Flüssigkeit gefiltert in eine Schüssel gießen und den Füßen eine kleine Wohltat gönnen.

Vaginal-Dampfbad (Chai-Yok)

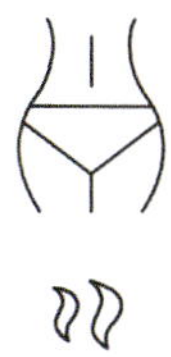

Das *Chai-Yok* (siehe Seite 70), im modernen Sprachgebrauch auch als V-*Steam* oder Yoni-*Steam* bekannt, ist ein medizinisches Vaginal-Dampfbad mit Ursprung in Korea. Ethnomedizinisch angewendet wird es vorrangig bei Uteruserkrankungen, vergrößerten Hämorrhoiden und Menstruationsstörungen. Letzteres allerdings niemals während der Mensis, sondern grundsätzlich davor oder danach. Die wichtigsten Zutaten sind Beifuß und Wermut, daneben werden traditionell eine ganze Reihe weiterer Pflanzen genutzt, auch in synergistischer Kombination.

Herstellung und Anwendung

Benötigt wird ein Stuhl, der ähnlich wie ein „Toilettenstuhl" modifiziert wurde und auf der Sitzfläche über ein ausreichend großes Loch verfügt. Auf den Boden unter das Loch wird das Dampfbad so platziert, dass der aufsteigende Dampf ungehindert auf die Intimregion stößt. Für 3 Liter Wasser werden ca. 30 g getrocknetes Krautmaterial verwendet. Die

Kräuter im Wasser kurz aufkochen, vom Herd nehmen und auf eine Unterlage unter den Stuhl stellen, dann draufsetzen und eine große Decke, die bis auf den Boden reicht und die Stuhlbeine komplett verdeckt, über den Schoß legen. Es sollte bequem und warm sein. Die Dauer beträgt 20–30 Minuten, danach sinnvollerweise entspannen oder schlafen. Kontraindikationen sind Menstruation, Schwangerschaft sowie akute Vaginalwunden.

Chai-Yok-Pflanzen (Auswahl)

- Beifuß (*Artemisia vulgaris*): *Antimikrobiell, krampflösend, menstruationsfördernd, wärmend*
- Basilikum (*Ocimum basilicum*): *Antibakteriell, entzündungshemmend, krampflösend, menstruationsfördernd, schmerzlindernd*
- Lavendel (*Lavandula angustifolia*): *Antiseptisch, entzündungshemmend, krampflösend, schmerzlindernd*
- Oregano (*Origanum vulgare*): *Antibakteriell, antimykotisch, menstruationsfördernd, schmerzlindernd*
- Ringelblume (*Calendula officinalis*): *Antibakteriell, entzündungshemmend, immunstimulierend, narben- und wundheilend*
- Rosmarin (*Salvia rosmarinus*): *Antibakteriell, antimykotisch, krampflösend, menstruationsfördernd, schmerzlindernd*
- Wermut (*Artemisia absinthium*): *Antiparasitär, entzündungshemmend, krampflösend, menstruationsfördernd*
- Weitere: *Damiana (Turnera diffusa), Johanniskraut (Hypericum perforatum), Kamille (Matricaria chamomilla), Große Klette (Arctium lappa), Krause Ampfer (Rumex crispus), Löwenzahn (Taraxacum officinale), Rose (Rosa spp.), Rot-Klee (Trifolium pratense) und Schafgarbe (Achillea millefolium)*

Heilöle

Ein Ölauszug aus den frischen oder getrockneten Blütenrispen des Beifußes gilt volksmedizinisch als gutes Hausmittel bei Blutergüssen, Muskelkater sowie bei müden, kalten, rauen, schmerzenden und überbeanspruchten Füßen.

Herstellung und Anwendung

Das Grundrezept ist bei allen Auszugsölen gleich:

1. Ein verschließbares Glas oder eine dickbauchige Weithalsflasche werden zur Hälfte mit zerkleinertem Pflanzenmaterial befüllt und vollständig mit einem hochwertigen Öl übergossen. Geeignet sind zum Beispiel kalt gepresstes Mandel-, Oliven-, Raps- oder Sonnenblumenöl.
2. Nun wird das Gefäß für etwa 3 Wochen an einen sonnigen und warmen Ort gestellt.
3. Danach das Öl durch einen Filter abseihen und in saubere Flaschen füllen.

Bei Bedarf wird es auf entsprechende Körperregionen massiert.

Kombinationen

Eine Kombination, die sich bei schmerzenden Muskeln besonders bewährt hat, ist jene aus Beifuß und Fichte (*Picea abies*). Dazu werden entweder Triebspitzen und zerkleinerte Zweige der Fichte in den Ölauszug gegeben oder es wird ätherisches Fichtenöl verwendet. Auf 0,5 Liter Beifußöl kommen 10–15 Tropen der ätherischen Fichtenessenz.

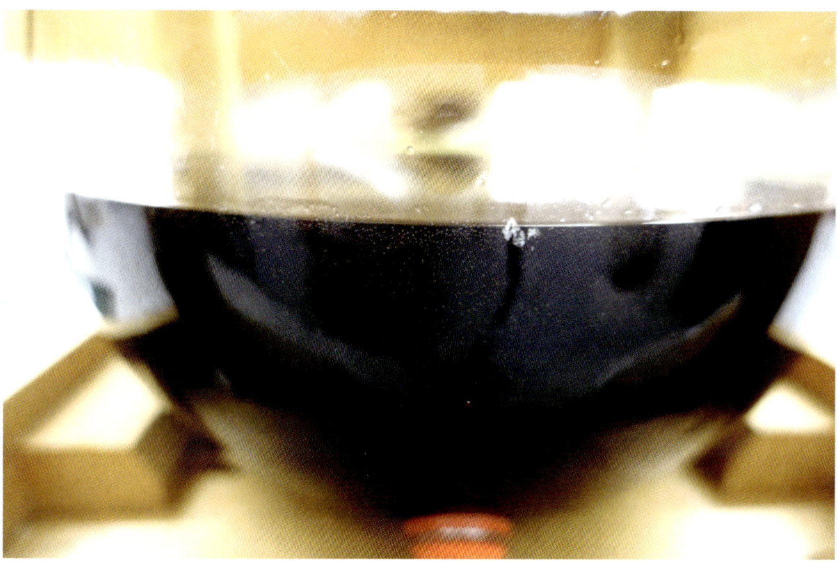

Artemisia-Öl-Mazerat aus sechs verschiedenen Artemisia-Arten.
Dieser Auszug zeichnet sich duch eine sehr dunkle Farbe aus, K. J.

Kaltwasserauszug

Ein Kaltwasserauszug aus den Blättern des Einjährigen Beifußes (*Artemisia annua*) ist in der Traditionellen Chinesischen Medizin ein beliebtes Mittel bei fiebrigen Erkältungskrankheiten und Diarrhoe. Zur äußerlichen Anwendung wird er bei Nasenbluten und Abszessen empfohlen.

1. Hergestellt wird das Mazerat, indem frische oder getrocknete Blätter mit kaltem Wasser übergossen werden.
2. Dann 15–30 Minuten ziehen lassen.
3. Abschließend die Blätter kräftig auspressen.

Als Dosis wird volksmedizinisch eine Menge von 1 bis max. 5 g des getrockneten Kraut- oder Blattmaterials empfohlen. Je akuter der Krankheitszustand, desto höher die Dosis.

Salben

Eine Salbe auf *Artemisia*-Basis ist hervorragend für die tägliche Pflege der Füße geeignet, jene Körperteile, die üblicherweise am meisten beansprucht und gefordert werden. Daneben kann sie aber auch zur bedarfsweisen Anwendung nach einer langen Wanderung eingesetzt werden und ist somit nicht nur etwas für die Haus-, sondern auch für die Reiseapotheke.

Fußpflege-Salbe:

- *40 ml Beifuß-Ölauszug (siehe Heilöle)*
- *3–5 g Bienenwachs*
- *Optional: Ätherische Öle, Propolis Tinktur, Vitamin E, Kokosöl, Kakao- oder Shea-Butter*

Anti-Pilz-Salbe:

- *20 ml Wermut-Ölauszug*
- *20 ml Beifuß-Ölauszug*
- *10 Tropfen Teebaumöl*
- *3–5 g Bienenwachs*
- *Optional: Siehe oben*

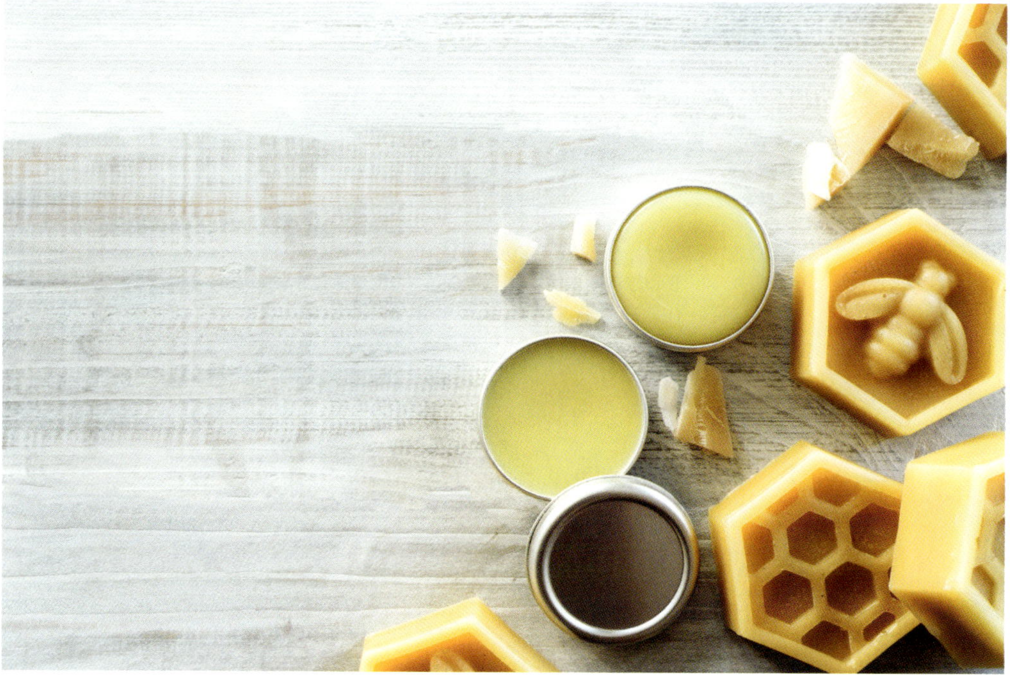

Herstellung

Es existiert eine Vielzahl unterschiedlicher Möglichkeiten der Salbenherstellung. Besonders einfach und leicht nachzumachen ist die Öl-Wachs-Methode.

1. Zunächst wird das Bienenwachs in ein Gefäß gegeben und in einem Wasserbad durch vorsichtiges Erhitzen zum Schmelzen gebracht.
2. Sobald es sich verflüssigt hat, werden der Ölauszug sowie gegebenenfalls weitere Zutaten untergerührt. Dies sehr gründlich, damit sich Öl und Wachs vollständig vermischen können.
3. Nun die Salbe in Glastiegel – bevorzugt aus Blau- oder Violettglas – gießen, abkühlen lassen und sobald sie sich verfestigt hat, gut verschließen.

Anwendung

Die Fußpflege-Salbe wird am besten abends großzügig aufgetragen und geduldig einziehen und wirken gelassen. Die Anti-Pilz-Salbe wird bedarfsweise zu Anwendung gebracht. Sie wird dünn auf die von Hautpilzen befallenen Körperregionen aufgetragen.

Tee

Die geläufigste Applikation von Heilpflanzen ist der Tee. Dazu werden die Kräuter mit siedendem oder kochendem Wasser übergossen, 5 bis 10 Minuten ziehen gelassen, danach wird durch ein Sieb abgeseiht und nach Belieben gesüßt.

Folgende *Artemisia*-Spezies eignen sich unter anderem zur Herstellung von Heiltees. **Hinweis:** *Artemisia*-Tee schmeckt sehr bitter, was ganz besonders für Wermut-Tee gilt.

Art	Dosis (trockenes Kraut-/Blattmaterial pro Tasse)	Volksmedizinische Indikationen
Artemisia abrotanum Eberraute	1–2 Gramm	Appetitlosigkeit, Erkältungen, Immunschwäche, Menstruationsstörungen, Verdauungsbeschwerden, Würmer u. a.
Artemisia absinthium Wermut	1–1,5 Gramm	Appetitlosigkeit, Menstruationsstörungen, Verdauungsbeschwerden, Würmer u. a.
Artemisia annua Einjähriger Beifuß	1–2 Gramm	Grippe, Fieber, Malaria (hochdosiert), Rheuma u. a.
Artemisia dracunculus Estragon	1–3 Gramm	Appetitlosigkeit, Darmparasiten, Gallenschwäche, Gicht, Fieber, Verdauungsbeschwerden, Vitamin-C-Mangel, Wechseljahresbeschwerden u. a.
Artemisia vulgaris Gewöhnlicher Beifuß	1–1,5 Gramm	Appetitlosigkeit, Kälte, Krampfleiden, Menstruationsstörungen, Verdauungsbeschwerden u. a.

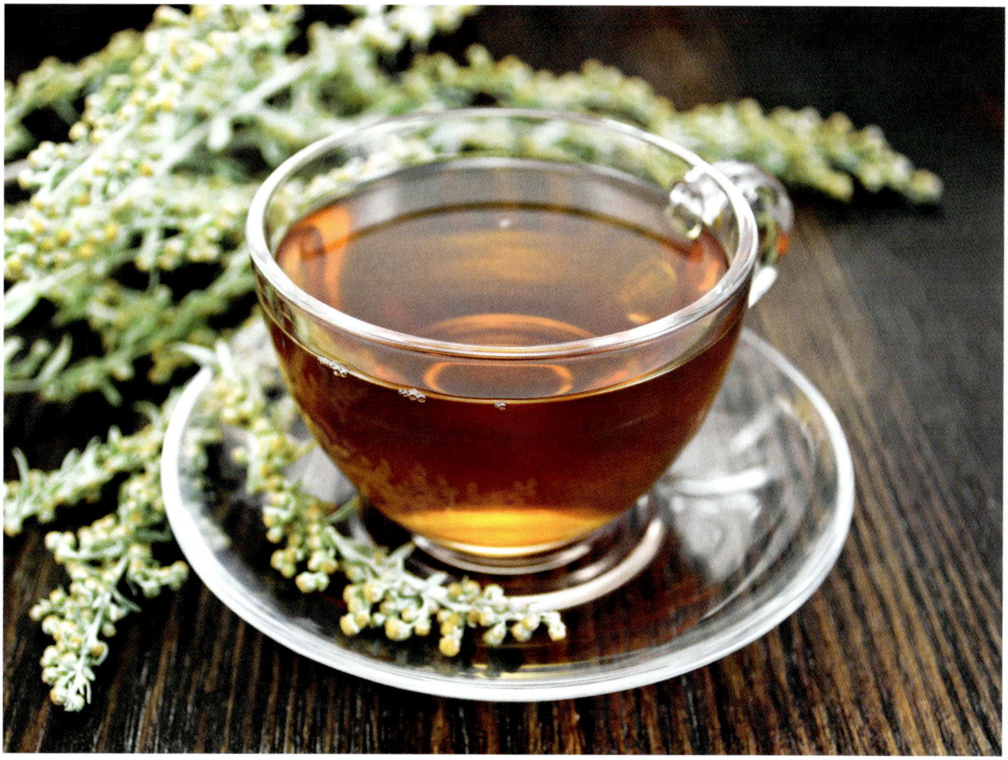

Kombinationen

Menstruationsfördernder Frauentee

- 1 Teil Beifuß (*Artemisia vulgaris*)
- 1 Teil Schafgarbe (*Achillea millefolium*)
- 1 Teil Ringelblume (*Calendula officinalis*)
- 1 Teil Thymian (*Thymus vulgaris*)
- 0,5 Teile Weinraute (*Ruta graveolens*)

Rezept: Erkältungstee

- 1 Teil Eberraute (*Artemisia abrotanum*)
- 2 Teile Holunderblüte (*Sambucus nigra*)
- 1 Teil Mädesüß (*Filipendula ulmaria*)
- 1 Teil Zitronenmelisse (*Melissa officinalis*)
- 2 Teile Thymian (*Thymus vulgaris*)
- 0,5 Teile Salbei (*Salvia officinalis*)

Rezept: Verdauungstee

- 1 Teil Estragon (*Artemisia dracunculus*)
- 1 Teil Pfefferminze (*Mentha × piperita*)
- 1 Teil Waldmeister (*Galium odoratum*)
- 1 Teil Fenchel (*Foeniculum vulgare*)
- 1 Teil Zitronengras (*Cymbopogon citratus*)

Tinkturen

Bei einer Tinktur handelt es sich um ein potentes Wirkstoffextrakt auf der Basis von hochprozentigem Alkohol. Für den Auszug der Wirkstoffe geeignet sind unvergälltes Ethanol (Weingeist) aus der Apotheke sowie diverse Spirituosen aus dem Supermarkt, deren Alkoholgehalt sich mindestens auf 38 Vol.-% beläuft, zum Beispiel Doppelkorn oder Wodka.

Herstellung und Anwendung

Die Herstellung der Tinktur verläuft auf gleiche Weise wie jene des Ölauszugs, bloß, dass kein Öl, sondern Alkohol Verwendung findet.

1. Das zerkleinerte *Artemisia*-Kraut wird frisch oder getrocknet zur Hälfte in ein verschließbares Gefäß gefüllt und vollständig mit einer Spirituose übergossen. Das Kraut muss komplett bedeckt sein!
2. Danach wird das Gefäß für 4–6 Wochen an einen dunklen Ort gestellt, täglich ein Mal kräftig schütteln.
3. Abschließend filtriert in dunkle Apothekerfläschen füllen.

Zu beachten ist, dass es sich bei einer Tinktur um einen potenten Wirkstoffauszug handelt, der nur sparsam dosiert werden sollte. Schließlich werden zahlreiche Wirkstoffe – so auch das berühmt-berüchtigte Thujon u. a. – in Alkohol um ein Vielfaches besser gelöst als in Wasser. Eine Tinktur ist in Bezug auf Wirkstoffgehälter deshalb deutlich stärker konzentriert als beispielsweise ein Teeaufguss. So sind für eine Applikation in der Regel ½–3 Teelöffel (je nach Verwendungszweck und *Artemisia*-Art) bereits völlig ausreichend. Alkoholische Tinkturen sollten grundsätzlich in Verdünnung mit etwas Wasser eingenommen werden. Bei einer äußerlichen Anwendung empfiehl es sich, die Haut zuvor dünn mit einer fetthaltigen Salbe einzucremen, damit der Alkohol diese nicht austrocknet. Bei einem äußerlichen Gebrauch ist eine Verdünnung mit Wasser allerdings nicht erforderlich.

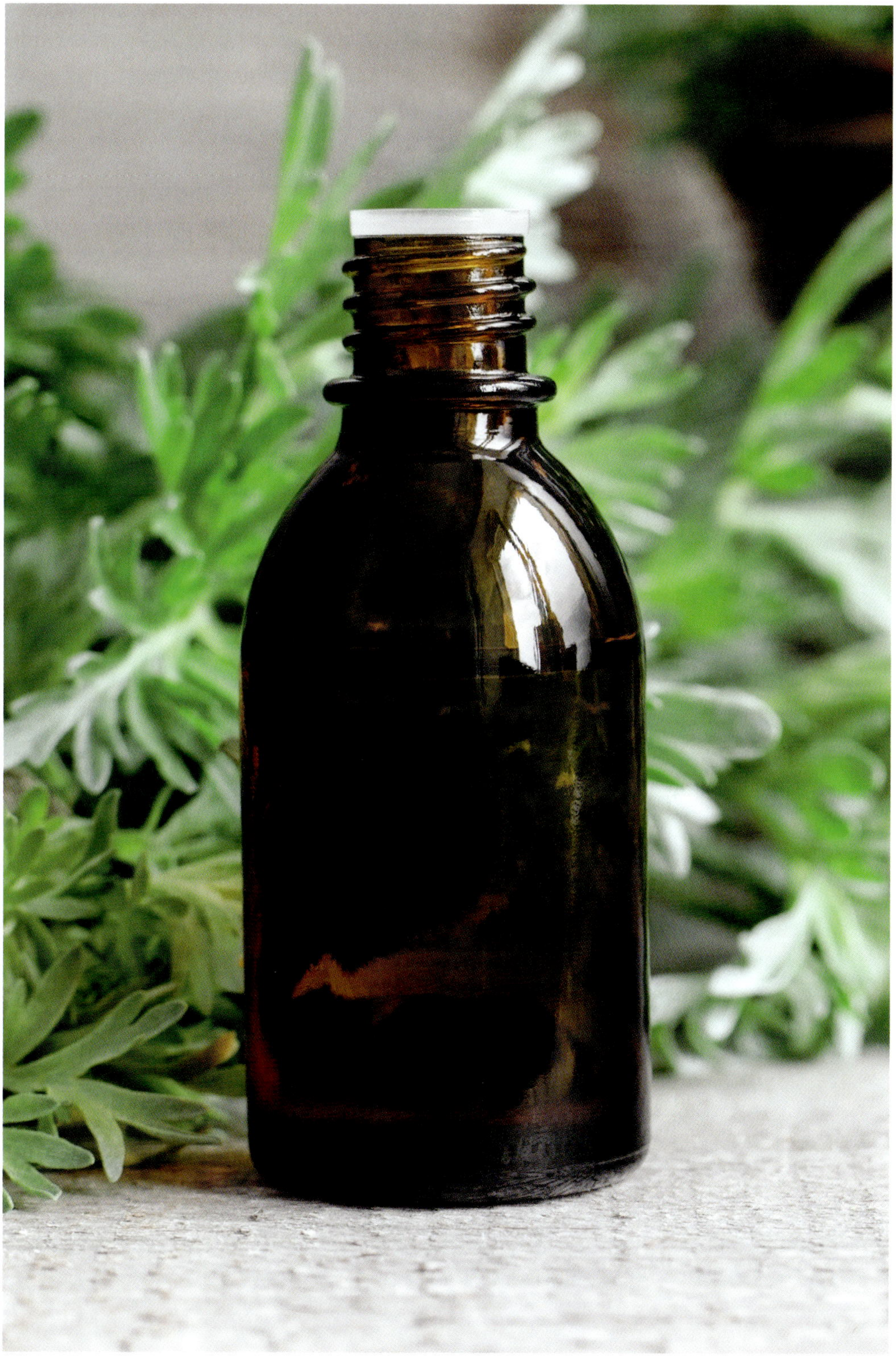

ARTEMISIEN ALS KÜCHENPFLANZEN

Neunkräutersuppe

Sie läutet den Frühling ein und ist festes Element eines uralten Fruchtbarkeitsrituals zu Ehren der großen Erdgöttin, das gefeiert wird, wenn die Natur aus ihrem Winterschlaf erwacht – die Neunkräutersuppe. Sie enthält „drei mal drei" frische Frühlingspflanzen, die ersten Kräuter des Jahres und ist ein vitaminreicher Kraftspender und Immunstärker, mit dem es problemlos gelingen mag, die Reste einer Wintermüdigkeit erfolgreich zu überwinden.

Rituell verankert war die Neunkräutersuppe bereits bei den Kelten und Germanen. Doch auch dieser Brauch wurde seinerzeit von den Christen aufgegriffen und seither ist das Gericht vielerorts als Gründonnerstagssuppe bekannt, die aufgrund ihrer leicht bitteren Note während der Fastenzeit an das Leiden Christi erinnern soll. Tatsächlich ist es in vielen europäischen Regionen jedoch so, besonders in den Mittelgebirgen, dass viele traditionell verwendete Zutaten, am Tag des Gründonnerstags (Ende März/Anfang April), noch gar nicht ausgetrieben sind.

Traditionelle Zutaten

Neben dem Beifuß (*Artemisia vulgaris*) sind folgende Pflanzen als Zutat der Neunkräutersuppe geläufig:

- *Bärlauch (Allium ursinum), Brennnessel (Urtica dioica), Brunnenkresse (Nasturtium officinale), Gänseblümchen (Bellis perennis), Giersch (Aegopodium podagraria), Gundermann (Glechoma hederacea), Guter Heinrich (Blitum bonus-henricus), Knoblauchsrauke (Alliaria petiolata), Löwenzahn (Taraxacum officinale), Melde (Atriplex hortensis), Sauerampfer (Rumex acetosa), Schafgarbe (Achillea millefolium), Behaartes Schaumkraut (Cardamine hirsuta), Spitzwegerich (Plantago lanceolata), Taubnessel (Lamium album), Thymian (Thymus vulgaris) sowie die Vogelmiere (Stellaria media) u. a.*

Zuaten:

- *Kräutermix aus neunerlei Kräutern*
- *2 EL Butter (alternativ Pflanzenöl)*
- *2 Zwiebeln*
- *1 Knoblauchzehe*
- *1 ml Wasser (alternativ Gemüsebrühe)*
- *125 ml Sahne (alternativ Soja- oder Hafercuisine)*
- *Pfeffer und Salz, ggf. Muskat*
- *Optional: 2–3 Kartoffeln als Konsistenzgeber*

Tipp: Die Kräuter erst kurz bevor sie in die Suppe gegeben werden hacken. Dann behalten sie mehr von ihrem Aroma.

So geht's:

1. Zunächst die Zwiebeln, den Knoblauch sowie eventuell die Kartoffeln in kleine Würfel schneiden.
2. Die Butter oder das Pflanzenöl in einem Topf erhitzen, Zwiebeln und Kartoffeln zugeben und einige Minuten dünsten, bis die Zwiebeln glasig sind, optional unter Zugabe eines kleinen Schusses Wasser.
3. Nun mit der Hälfte (500 ml) Wasser oder Gemüsebrühe aufgießen und das Ganze 10–15 Minuten aufkochen.
4. Danach die übrige Flüssigkeit, die Sahne sowie die Kräuter zugeben, für weitere 2 Minuten kochen lassen, den Topf vom Herd abstellen, die Suppe mit einem Stabmixer pürieren und mit Salz, Pfeffer und/oder anderen Gewürzen abschmecken.

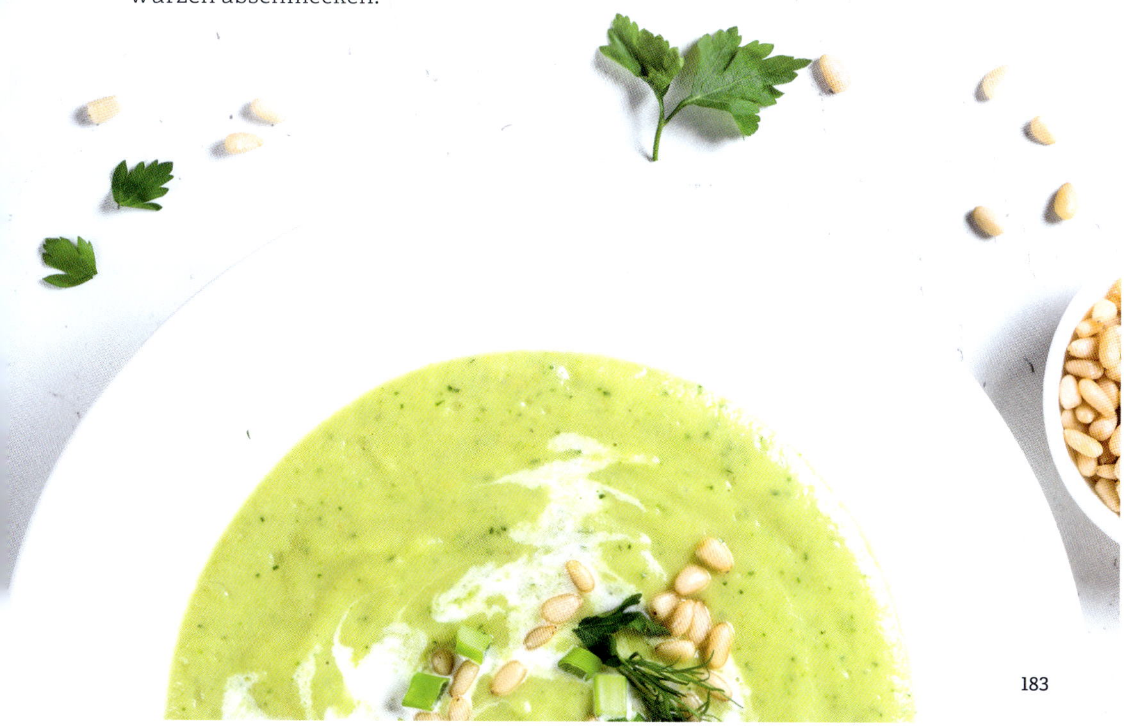

Aromatisches Frisch- und Trockengewürz

Die frischen oder getrockneten Blätter diverser Beifuß-Arten werden seit jeher als bitteres und verdauungsanregendes Gewürz für fettreiche Fleischgerichte geschätzt. Daneben können sie in niedriger Dosierung als Aroma für Speiseöle, Saucen, Kräuterbutter und -quarks, Eierspeisen, Gemüsesuppen, Pilzgerichte, Kräutersalze und -zucker sowie für Gewürzschokolade genutzt werden. Die von Blättern befreiten Stängel, besonders jene des vergleichsweise milden Beifußes (*Artemisia vulgaris*), können zudem als Einlage für Ofen- oder Dunstgemüse verwendet werden. Die Stängel anderer Artemisien sind dafür meist zu bitter.

REZEPTBEISPIEL:

Beifuß-Gewürzmischung 1

- *5 Teile Beifußblätter (Artemisia vulgaris)*
- *5 Teile Sommer-Bohnenkraut (Satureja hortensis)*
- *2 Teile Petersilie (Petroselinum crispum)*
- *1 Teil Pfeffer (Piper nigrum)*
- *Optional: Weitere Gartenkräuter*

REZEPTBEISPIEL:

Beifuß-Gewürzmischung 2

- *3 Teile Beifußblätter (Artemisia vulgaris)*
- *3 Teile Estragon (Artemisia dracunculus var. sativa)*
- *1 Teil Basilikum (Ocimum basilicum)*
- *1 Teil Liebstöckel (Levisticum officinale)*
- *1 Teil Thymian (Thymus vulgaris)*
- *0,5 Teile Salbei (Salvia officinalis)*
- *0,5 Teile Ingwer (Zingiber officinale)*
- *Optional: Salz, Pfeffer, Paprika (edelsüß)*

Beifuß-Essig

1. Ein Beifuß-Essig wird hergestellt, indem drei weiche Beifußstängel, zerkleinert oder als Ganzes belassen, in eine Flasche mit 750 ml Essig (z. B. Apfel-, Tafel- oder Weißweinessig) gegeben werden.
2. Das Gefäß für 1–2 Wochen an einen dunklen Ort stellen und der Essig ist gebrauchsfertig. Wer möchte, kann den Beifuß auch in der Flasche belassen, was bei Verwendung ganzer Stängel auch für das Auge sehr schön ist.

Genutzt wird Beifuß-Essig beispielsweise zum Würzen von Salaten. Daneben kann er – schließlich handelt es sich wie bei der Tinktur oder dem Öl um einen potenten Auszug – für therapeutische Zwecke eingesetzt werden, dazu 1 EL oral einnehmen.

Weine

Kräuterweine erfreuen sich schon länger einer großen Beliebtheit als Genuss- sowie als Heilmittel. Die Herstellung ist simpel und vergleichbar mit der von anderen alkoholischen Ansatzgetränken.

1. Benötigt werden etwa 40 g Krautmaterial, das man in eine dickbauchige Flasche gibt und mit einem Liter hochwertigem biologischem Weißwein übergießt.
2. Nun die Flasche an einen dunklen Ort stellen und den Auszug für 3–7 Tage ziehen lassen. Im Falle des *Artemisia*-Weins gilt: Je länger das Kraut im Wein belassen wird, desto bitterer der Geschmack.
3. Abschließend den Wein durch ein feines Sieb bzw. einen Tee- oder Kaffeefilter in eine Flasche gießen.

Genau wie andere alkoholischen *Artemisia*-Auszüge eignen sich Wermut- und Beifuß-Wein hervorragend als Appetitanreger und Verdauungsunterstützer. Ein paar kleine Schlucke vor oder nach dem Essen genügen bereits.

Rezept: Maitrunk nach Hildegard von Bingen, siehe Seite 71.

Liköre

Einen Likör selbst herzustellen ist einfacher, als man vielleicht zunächst zu glauben vermag. Vom Schnaps unterscheidet sich dieses Alkoholikum explizit dadurch, dass es nicht zwingend hochprozentig sein muss und darüber hinausgehend sehr süß und fruchtig daherkommt. Grundzutaten eines Likörs sind Alkohol, Zucker, Früchte und aromatische Kräuter (Gewürze). Der Alkoholgehalt liegt üblicherweise zwischen 15–40 Vol.-%. Ausnahmen bestätigen jedoch auch hier die Regel. Bei eigens angesetzten Likören lässt sich der Alkoholgehalt durch die Auswahl eines entsprechenden Basis-Alkoholikums selbst bestimmen. Geeignet sind zum Beispiel klare Branntweine, Korn oder Wodka, je nach Rezeptur aber auch Rum und Whiskey.

REZEPTBEISPIEL:

Wermut-Likör

- *1 Liter Doppelkorn*
- *40 g frisches Wermutkraut*
- *1 kl. Stück Ingwerwurzel*
- *5 Stücke Sternanis*
- *3 Scheiben Orange*
- *1 Scheibe Ingwer*
- *1 Stange Zimt*
- *250 g Zucker (alternativ Honig)*

So geht's:

1. Kräuter, Früchte und Zucker in eine Weithalsflasche geben und mit Doppelkorn übergießen.
2. Danach die Flasche verschließen und für 4–6 Woche auf ein sonniges Fensterbrett stellen, täglich ein Mal die Flasche gut schütteln.
3. Nach Ablauf der Ziehzeit wird der Likör filtriert in eine dunkle Flasche gegossen.

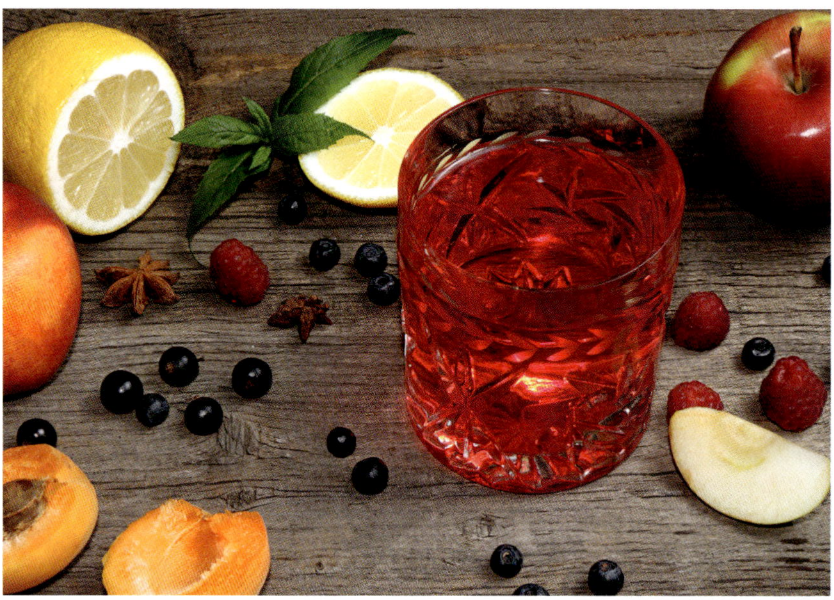

Schnäpse

Im Grunde genommen ist ein angesetzter (Kräuter-) Schnaps nichts anderes als eine Tinktur, bloß, dass er in der Regel aus mehreren pflanzlichen Zutaten besteht – allerdings in niedrigerer Dosierung – und außerdem häufig Zucker enthält. Dies wiederum jedoch nicht in einem so hohen Maße, wie es bei Likören der Fall ist.

Herstellung

1. 25–50 g Krautmaterial werden in ein verschließbares Gefäß gefüllt, mit einem Liter hochprozentigem, unvergälltem Trinkalkohol (mind. 38 Vol.-%) übergossen und für zwei Wochen ziehen gelassen.
2. Danach den Kräuterschnaps durch einen Filter gießen und in eine Flasche füllen.

Zu beachten ist, dass die bitteren Artemisien – zum Beispiel Wermut, Pontischer Beifuß und Strandbeifuß – nicht zu hoch dosiert werden, da der Geschmack des Schnapses, sofern dieser für Genusszwecke vorgesehen ist, ansonsten schnell ins Ungenießbare umschlägt. Als Orientierungswert bezüglich der *Artemisia*-Dosierung kann man sich merken, dass nicht mehr als 25 g frisches Krautmaterial pro Liter Schnaps verwendet werden sollten. Getrunken wird *Artemisia*-Schnaps am besten vor oder nach dem Essen. Er eignet sich gleichermaßen als Appetit- sowie als Verdauungsanreger.

Neben dem Wermut und anderen *Artemisia*-Arten werden für das Ansetzen von Kräuter- und Gewürzschnäpsen unter anderem folgende Zutaten verwendet: *Anis (Pimpinella anisum), Blutwurz (Potentilla erecta), Enzian (Gentiana lutea), Fenchel (Foeniculum vulgare), Fieberklee (Menyanthes trifoliata), Galgant (Alpinia officinarum), Ingwer (Zingiber officinale), Kalmus (Acorus calamus), Kümmel (Carum carvi), Löwenzahn (Taraxacum officinale), Nelken (Syzygium aromaticum), Tausendgüldenkraut (Centaurium erythraea) und Zitwer (Curcuma zedoaria) u. a.*

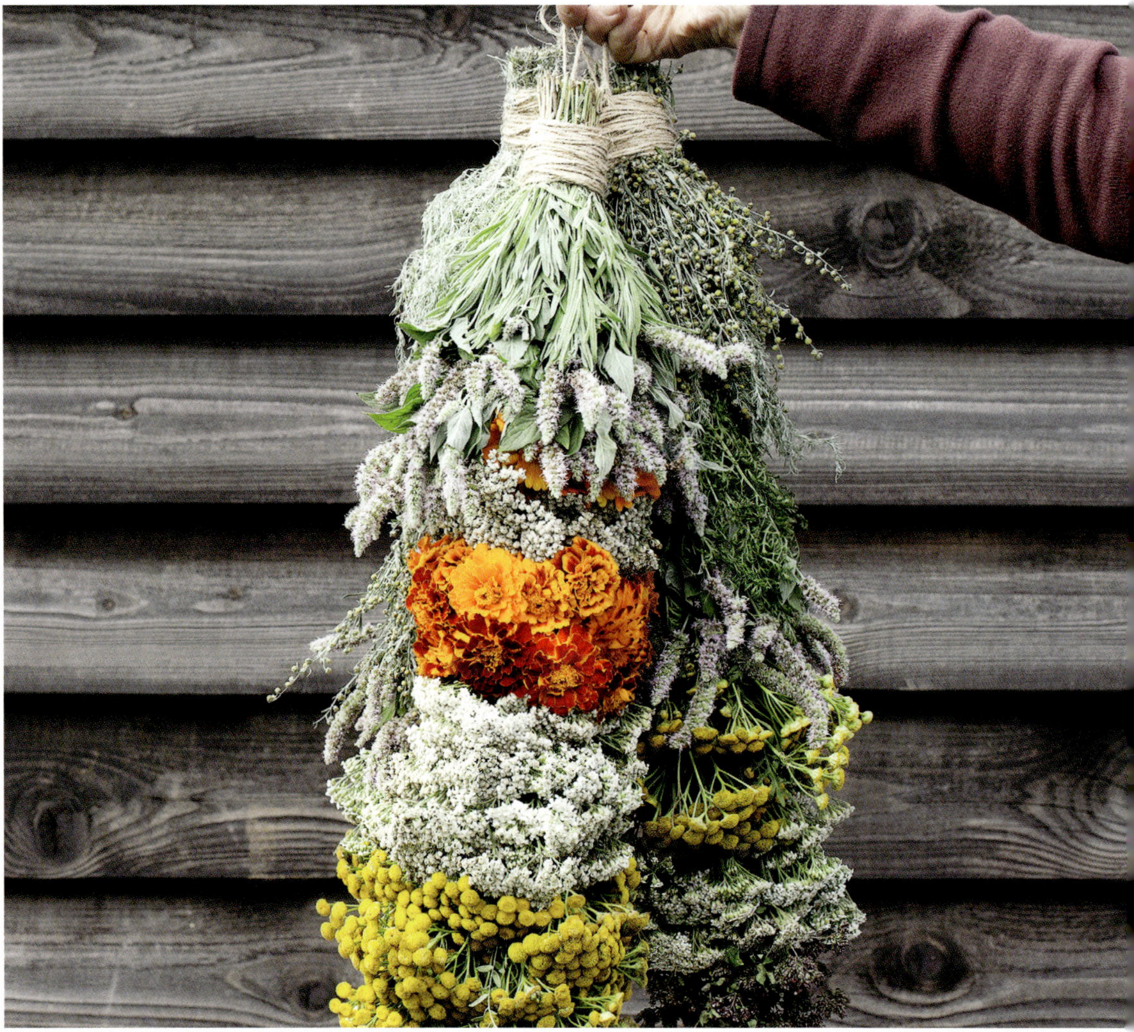

Traditionelle Kräuterbuschen-Pflanzen (Auswahl):

- *Alant (Inula helenium), Arnika (Arnica montana), Baldrian (Valeriana officinalis), Beifuß (Artemisia vulgaris), Blutweiderich (Lythrum salicaria), Dost (Origanum vulgare), Eberraute (Artemisia abrotanum), Eibisch (Althaea officinalis), Eisenkraut (Verbena officinalis), Frauenmantel (Alchemilla vulgaris), Gundermann (Glechoma hederacea), Herzgespann (Leonurus cardiaca), Hirtentäschel (Capsella bursa-pastoris), Kamille (Matricaria chamomilla), Johanniskraut (Hypericum perforatum), Liebstöckel (Levisticum officinale), Margerite (Leucanthemum vulgare), Odermennig (Agrimonia eupatoria), Osterluzei (Aristolochia clematitis), Rainfarn (Tanacetum vulgare), Schafgarbe (Achillea millefolium), Tausendgüldenkraut (Centaurium erythraea), Thymian (Thymus vulgaris), Wegwarte (Cichorium intybus), Weidenröschen (Epilobium spp.), Wermut (Artemisia absinthium), Wiesenknopf (Sanguisorba minor), Ysop (Hyssopus officinalis) sowie als emporragendes Zentrum die Königskerze (Verbascum densiflorum).*

ARTEMISIEN ALS RITUAL- UND ZEREMONIENBEDARF

Kräuterbuschen

Der Beifuß ist eine der Hauptpflanzen des Kräuterbuschens (auch als Weihebuschen oder Würzstrauß bekannt), der im europäischen Kulturraum zu früherer Zeit als wichtiges Glücksmittel und Schutzwerkzeug fungierte: zur Vertreibung schädlicher Kräfte und Dämonen sowie zum Schutz vor Schadenszauber, Misserfolgen, Geldnöten, Albträumen, Blitzeinschlägen, Ernteausfällen und Ehekrisen. Gleichzeitig vereinte der Kräuterbuschen häufig die gesamte Hausapotheke und wurde entsprechend für volksmedizinische Zwecke genutzt. Die Anzahl sowie die Auswahl der verwendeten Kräuter gestalten sich abhängig von der Region sowie der persönlichen Präferenzen höchst variabel. Meist wird der Buschen aus 7 oder 9 Pflanzen gebunden, seltener aus 12, 15, 19, 77 oder 99.

In seiner christianisierten Fassung ist das ursprünglich im europäischen Heidentum verwurzelte Brauchtum des Kräuterbuschens respektive der sogenannten Kräuterweihe in einigen Ortschaften, besonders im süddeutschen Raum, auch heute noch lebendig. Jährlich zu Maria-Himmelfahrt (15. August) werden die heiligen Pflanzen zu einem Strauß gebunden und zur Segnung in die Kirche gebracht. Im Anschluss wird der Buschen auf den Dachboden oder neben/über Hauseingänge gehängt oder ins Ritualfeuer geworfen, weiterhin werden die geweihten Heilpflanzen ins Tierfutter gemischt oder bedarfsweise als heilende Tee-Zutat verwendet.

Räucherbündel (Smudge Stick)

Häufig wird die Verwendung eines Räucherbündels (Räuchersticks) mit der Räucherkultur der Ureinwohner in Verbindung gebracht. Dabei ist der fest zusammengeschnürte Pflanzenbündel die ursprünglichste aller Räuchermethoden, dessen ethnorituelle Relevanz sich über den gesamten Planeten erstreckt. Gleichzeitig ist er die am einfachsten durchführbare Form des Räucherns, denn außer einem Naturgarn oder einer stabilen Pflanzenfaser bedarf es keiner weiteren Arbeitsutensilien. Sprich: Auf Kohle, Sand und ein Räuchergefäß kann im Grunde genommen verzichtet werden, vorausgesetzt, dass man den Stick im Freien räuchert. In Innenräumen können sich eine Räucherschale zum Ablegen oder etwas Sand zum Löschen des glimmenden Bündels durchaus als nützlich erweisen.

Herstellung

1. Frische oder bereits angetrocknete *Artemisia*-Zweige werden in gleicher Länge zusammengefasst und mit einem Naturgarn (Hanf, Baumwolle u. a. – kein Synthetik!) fest zusammengebunden.
2. Danach verknoten und das Räucherbündel zum Trocknen an einen dunklen und gut belüfteten Ort hängen. Ein Abzupfen der Blätter und Blüten oder das Mörsern, wie man es von der Herstellung anderer Räucherwerke kennt, ist bei der Herstellung eines Smudge Sticks nicht notwendig. Die Zweige werden samt Blättern und gegebenenfalls Blüten als Ganzes verwendet.
3. Es gilt: Je mehr Zweige in den Stick hineingebunden werden, desto dicker wird er und umso länger ist seine Brenndauer, die bei einem dicken Exemplar durchaus eine Stunde oder mehr beträgt. Üblicherweise verwendet man für ein Räucherbündel zwischen 10–50 *Artemisia*-Zweige mit einer Länge von 15–30 cm.

Wichtig: Räucherwerke und andere Ritualwerkzeuge sollten generell nur mit reiner Intention hergestellt werden, und nur dann, wenn man sich mental gut fühlt. Im Idealfall ist die Herstellung ein schamanisch-meditativer Prozess.

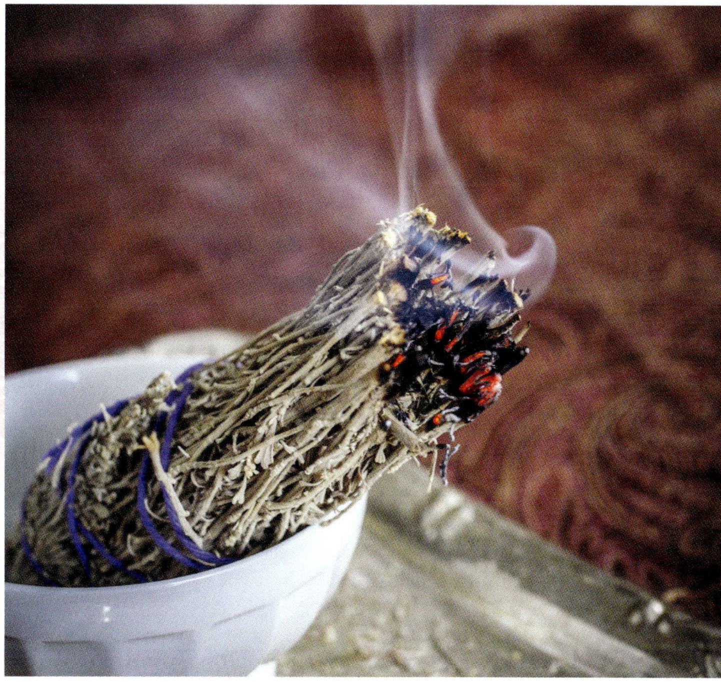

Anwendung

Wenn das Räucherbündel vollständig durchgetrocknet ist, wird es auf einer Seite angezündet, kurz brennen gelassen und die Flamme zeitnah wieder ausgepustet. Dadurch, dass der *Smudge Stick* fest gewickelt wurde, glimmt er bei ausreichender Luftzufuhr wie die allseits bekannten Räucherstäbchen komplett durch – gegebenenfalls muss durch Pusten etwas nachgeholfen werden. Generell empfiehlt es sich, Räucherbündel nur im Freien zu verwenden. Sie entwickeln beim Räuchern viel Rauch und es kann zu einem potenziell gefährlichen Funkenflug kommen. Bei einer Verwendung in Innenräumen muss deshalb unbedingt darauf geachtet werden, dass das Gefahrenpotenzial möglichst gering gehalten wird: unter anderem indem man eine feuerfeste Unterlage und Räuchersand verwendet und aufpasst, dass der glühende Stick keine entflammbaren Gegenstände berührt. Etwas Wasser für den Notfall sollte sich stets in unmittelbarer Nähe befinden und die Fenster sollten des dichten Rauchs wegen geöffnet sein; nicht nur zur Verbesserung der Luft, sondern nach schamanischer Auffassung auch deshalb, weil unstimmige und disharmonische Energien gemeinsam mit dem Rauch die Wohnstätte verlassen. Zum Löschen des *Smudge Sticks* sollte man ausschließlich Sand oder Erde verwenden, kein Wasser, da er ansonsten für eine weitere Verwendung unbrauchbar wird.

Artenspezifischer Hinweis

Im Grunde genommen eignen sich alle in diesem Buch beschriebenen *Artemisia*-Arten zur Herstellung eines Räucherbündels. Doch trotz vielfacher aromatischer und wirkspezifischer Ähnlichkeiten sind sie alle auch höchst individuell – keine Art ist genauso wie die andere. Die Blätter des Gewöhnlichen Beifußes (*Artemisia vulgaris*) verströmen beim Räuchern beispielsweise ein signifikant schwächeres Aroma als das Blattwerk vieler anderer Artemisien. Persönlich binde ich deshalb von *Artemisia vulgaris* meist nur die blühenden Zweige in ein Räucherbündel, da bei dieser Art von der Blüte das intensivste Aroma ausgeht. Bei vielen anderen Beifuß-Arten duften hingegen auch die Blätter und Stängel sehr intensiv – so zum Beispiel beim Wermut, dem Strandbeifuß oder den als Steppenbeifuß (Sage) bekannten Vertretern –, weshalb die Zweige dieser Spezies bereits vor der Blüte geerntet, getrocknet und geräuchert werden können.

Smudge-Stick-Pflanzenkombinationen

Ein Räucherbündel kann aus einer oder – zwecks synergistischer Aroma- und Wirkverstärkung – aus mehreren Pflanzen hergestellt werden. Die Auswahl sollte sich dabei an der rituellen Räucherabsicht (Was möchte man mit dem Räucherritual bewirken?) sowie der persönlichen Präferenz orientieren.

Persönlich favorisiere ich zum Beispiel Räuchersticks, die nicht nur aus einer Artemisie hergestellt wurden, sondern mehrere Beifuß-Arten enthalten, ein *Artemisia*-Mix sozusagen – zum Beispiel eine Kombination aus Gewöhnlichem Beifuß aus Europa, Amerikanischem Moxakraut aus Nordamerika und Weißem Beifuß aus China. Auch Kombinationen mit Pflanzen anderer Gattungen können höchst interessant und wirkungsvoll sein, siehe dazu die folgenden Rezepte. Möchte man sich allerdings mit dem Geist einer bestimmten Volksgruppe oder Region verbinden, dann sollte man nur Pflanzen verwenden, die auch dort als Räucherwerke genutzt wurden. **Dazu ein kurzes Beispiel:** Für eine Verbindung mit den Ahnengeistern der Germanen, Kelten und anderer heidnischer Stämme Europas ist der Gewöhnliche Beifuß perfekt, nicht aber die aus Amerika und Asien stammenden Arten, was sich anders verhält, wenn wir mit dem Spirit der alten Chinesen oder amerikanischen Ureinwohner in Kontakt treten möchten.

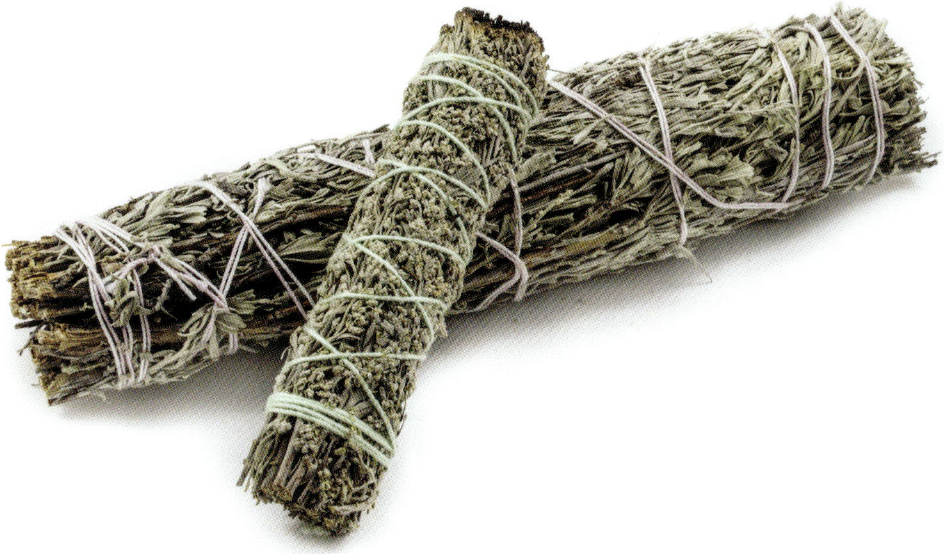

Folgend eine beispielhafte Auswahl diverser Smudge-Stick-Rezepturen allesamt auf *Artemisia*-Basis.

Smudge Stick 1 – Herzqualität

- *1 Teil Gewöhnlicher Beifuß (Artemisia vulgaris)*
- *1 Teil Mariengras (Hierochloe odorata)*
- *1 Teil Johanniskraut (Hypericum perforatum)*
- *½ Teil Ringelblume (Calendula officinalis)*
- *½ Teil Engelwurzblüte (Angelica spp.)*
- *½ Teil Holunderblüte (Sambucus nigra)*
- *½ Teil Rainfarn (Tanacetum vulgare)*

Smudge Stick 2 – Schutz und Rituelle Reinigung

- *1 Teil Gewöhnlicher Beifuß (Artemisia vulgaris)*
- *1 Teil Salbei (z. B. Salvia apiana, S. clevelandii oder S. officinalis)*
- *1 Teil Lavendel (Lavandula angustifolia)*
- *1 Teil Rosmarin (Salvia rosmarinus)*
- *½ Teil Wacholder (Juniperus communis)*
- *½ Teil Fichte (Picea abies)*
- *Optional: 1 Teil Tabak (Nicotiana rustica oder N. tabacum)*

Smudge Stick 3 – Indian Spirit

- *1 Teil Steppenbeifuß (z. B. Artemisia cana, Artemisia douglasiana, Artemisia ludoviciana oder Artemisia tridentata)*
- *1 Teil Mariengras/Sweetgrass (Hierochloe odorata)*
- *1 Teil Red Cedar (Juniperus virginiana)*

Hinweis: Viele indigene Stämme räuchern ihre heiligen Pflanzen ausschließlich ungemischt.

Smudge Stick 4 – Andersweltreisen

- *2 Teile Gewöhnlicher Beifuß (Artemisia vulgaris)*
- *1 Teil Wacholder (Juniperus communis)*
- *1 Teil Johanniskraut (Hypericum perforatum)*
- *1 Teil Wegwarte (Cichorium intybus)*
- *½ Teil Baldrianblüte (Valeriana officinalis)*
- *Optional (Vorsicht Giftpflanzen!): ½ Teil Eibe (Taxus baccata), ½ Teil Bilsenkraut (Hyoscyamus niger)*

Smudge Stick 5 – Frauenkraft und Weibliche Prinzipien

- *1 Teil Gewöhnlicher Beifuß (Artemisia vulgaris)*
- *1 Teil Indianischer Frauenbeifuß (Artemisia frigida)*
- *1 Teil Schafgarbe (Achillea millefolium)*
- *1 Teil Rose (Rosa damascena)*
- *½ Teil Frauenmantel (Alchemilla mollis oder A. vulgaris)*

Smudge Stick 6 – Guter Schlaf

- *1 Teil Gewöhnlicher Beifuß (Artemisia vulgaris)*
- *1 Teil Lavendel (Lavandula angustifolia)*
- *1 Teil Melisse (Melissa officinalis)*
- *1 Teil Schlüsselblume (Primula veris)*

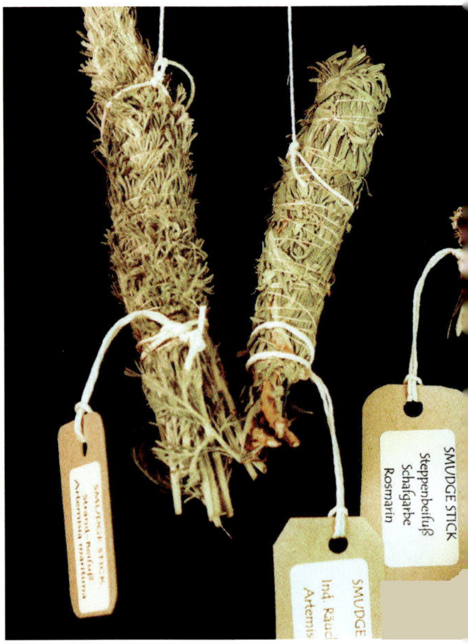

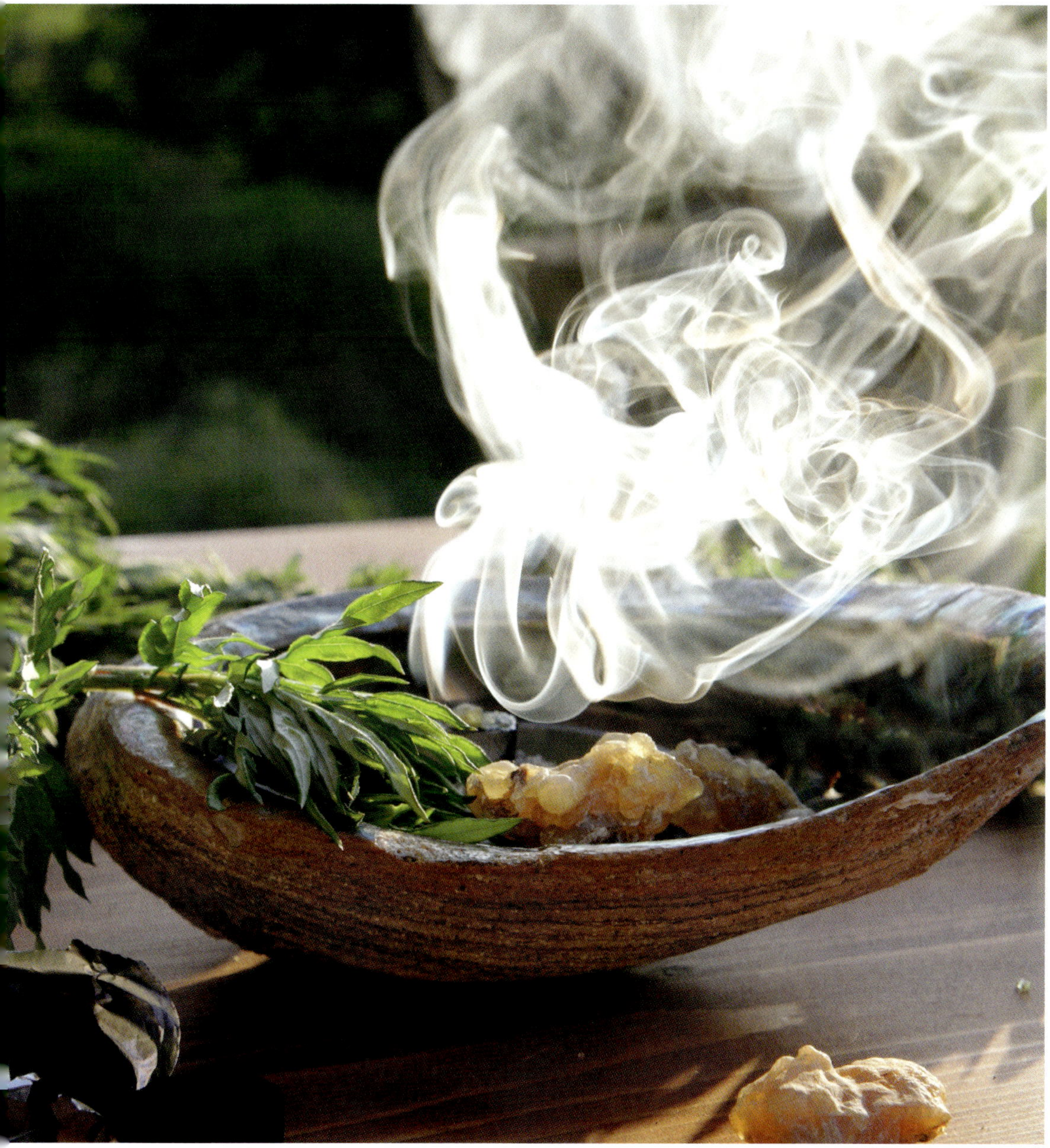

Hinweis: Werden mit dem Beifußkraut keine Smudge Sticks, sondern fein zerkleinerte Räuchermischungen erzeugt, dann eröffnet sich ein wesentlich breiteres Kombinationspotenzial. Dann können auch diverse Räucherharze mit eingearbeitet werden – z. B. Benzoe, Copal, Myrrhe, Styrax oder Weihrauch –, was beim Räucherbündel nicht so einfach funktioniert.

Rauchware und Phyto-Inhalation

Das getrocknete *Artemisia*-Kraut kann in einer Zigarette oder einer Pfeife geraucht werden – pur oder in Kombination mit weiteren Rauchpflanzen. Angenehmer zu inhalieren und letztlich auch gesünder ist jedoch die Inhalation des Pflanzendampfes mittels eines Vaporisators (engl. *Vaporizer*). Für eine optimale Verdampfung der wichtigen Wirkstoffe ist eine Temperatureinstellung von 125–150 °C erforderlich.

Schutzmagische Kränze

Zum Schutz des persönlichen oder familiären Raumes vor unheilvollen Energien wurden schutzmagische Kränze einstmals sehr häufig über Hauseingängen befestigt oder auf Hausaltäre gelegt. Zu bestimmten rituellen Anlässen hat man sie sich aber auch auf den Kopf gesetzt, ebenfalls aus Schutzaspekten, aber auch als Hilfsmittel zur geistigen Verbindung mit den Pflanzendevas sowie den höheren Seinsebenen.

Neben Beifuß, Eberraute, Wermut und anderen *Artemisia*-Arten eignen sich beispielsweise folgende Schutzpflanzen zur Herstellung eines solchen Ritualgebindes: *Buchs (Buxus sempervirens), Distel (z. B. Carduus, Cirsium, Syllibum), Efeu (Hedera helix), Eibe (Taxus baccata), Eichenblätter (Quercus spp.), Eisenkraut (Verbena officinalis), Gundermann (Glechoma hederacea), Johanniskraut (Hypericum perforatum), Abendländischer Lebensbaum (Thuja occidentalis), Mistel (Viscum album), Rose (Rosa spp.), Rosmarin (Salvia rosmarinus) und Stechpalme (Ilex spp.).*

Das Gerüst des Schutzkranzes wird meist aus dünnen Weidenästen (*Salix* spp.) geflochten. **Achtung:** Manche Schutzpflanzen sind giftig!

Ähnlich wie beim Kräuterbuschen bestehen traditionelle Schutzkränze üblicherweise aus neun bzw. neunerlei Kräutern und Hölzern: Die Neun als Symbol für die dreifache Triade, den ewigen Kreislauf, für Erfüllung und Vollendung sowie für die neun Ebenen des Weltenbaums Yggdrasil.

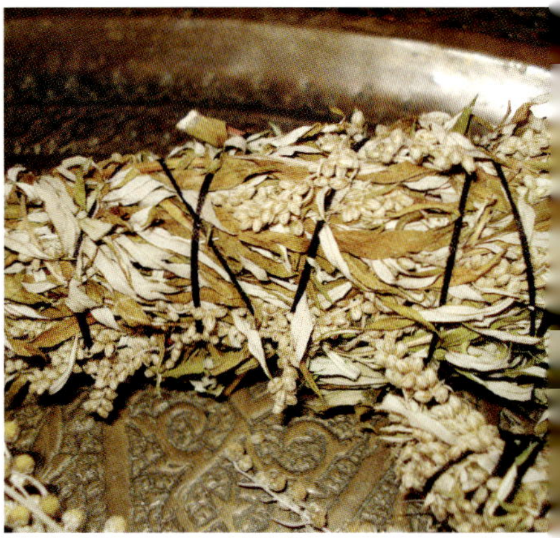

ARTEMISIA-PFLANZENSCHUTZMITTEL

Jauchen und Brühen

Jauchen und Brühen auf Wermut-Basis (*Artemisia absinthium*) sind bevorzugte ökologische Pflanzenschutzmittel und besonders zum Schutz von Obstgewächsen geeignet. Schädlinge, die sich durch ein zielgerichtetes Besprühen befallener Pflanzenteile beseitigen oder zumindest in ihrer Ausbreitung stoppen lassen, sind unter anderem Ameisen (*Formicidae*), Apfelwickler (*Cydia pomonella*), Blattläuse (*Aphidoidea*), Brombeer- (*Acalitus essigi*) sowie Erdbeermilben (*Phytonemus pallidus*), Kohlweißlingsraupen (*Pieris brassicae*) und Rostpilze (*Pucciniales*).

Herstellung Wermutjauche

1. 30–40 g trockene oder 300–400 g frische Wermut-Blätter in einen Eimer oder ein anderes großes Gefäß geben und mit 10 Liter Regenwasser übergießen.
2. Das Ganze luftdurchlässig abdecken, 2–3 Wochen ziehen lassen, täglich mindestens einmal kurz umrühren und abschließend filtriert abgießen.
3. Sobald beim Rühren die Flüssigkeit nicht mehr schaumig wird, ist der Gärprozess abgeschlossen und die Jauche einsatzbereit.

Anwendung

Bei akutem Schädlingsbefall kann die Wermutjauche unverdünnt eingesetzt werden. Bei sehr geringem Befall oder als Präventivmaßnahme empfiehlt sich ein 1:10/20 Gemisch mit Wasser.

Herstellung Wermutbrühe

1. 10 g trockene oder 100 g frische Wermutblätter in 3 Liter Wasser 10–15 Minuten lang aufkochen.
2. Danach abkühlen lassen und durch ein Sieb abseihen.

Anwendung

Angewendet wird das Konzentrat in Verdünnung mit Wasser, üblicherweise in einem Mischungsverhältnis von 1:3.

Anhang

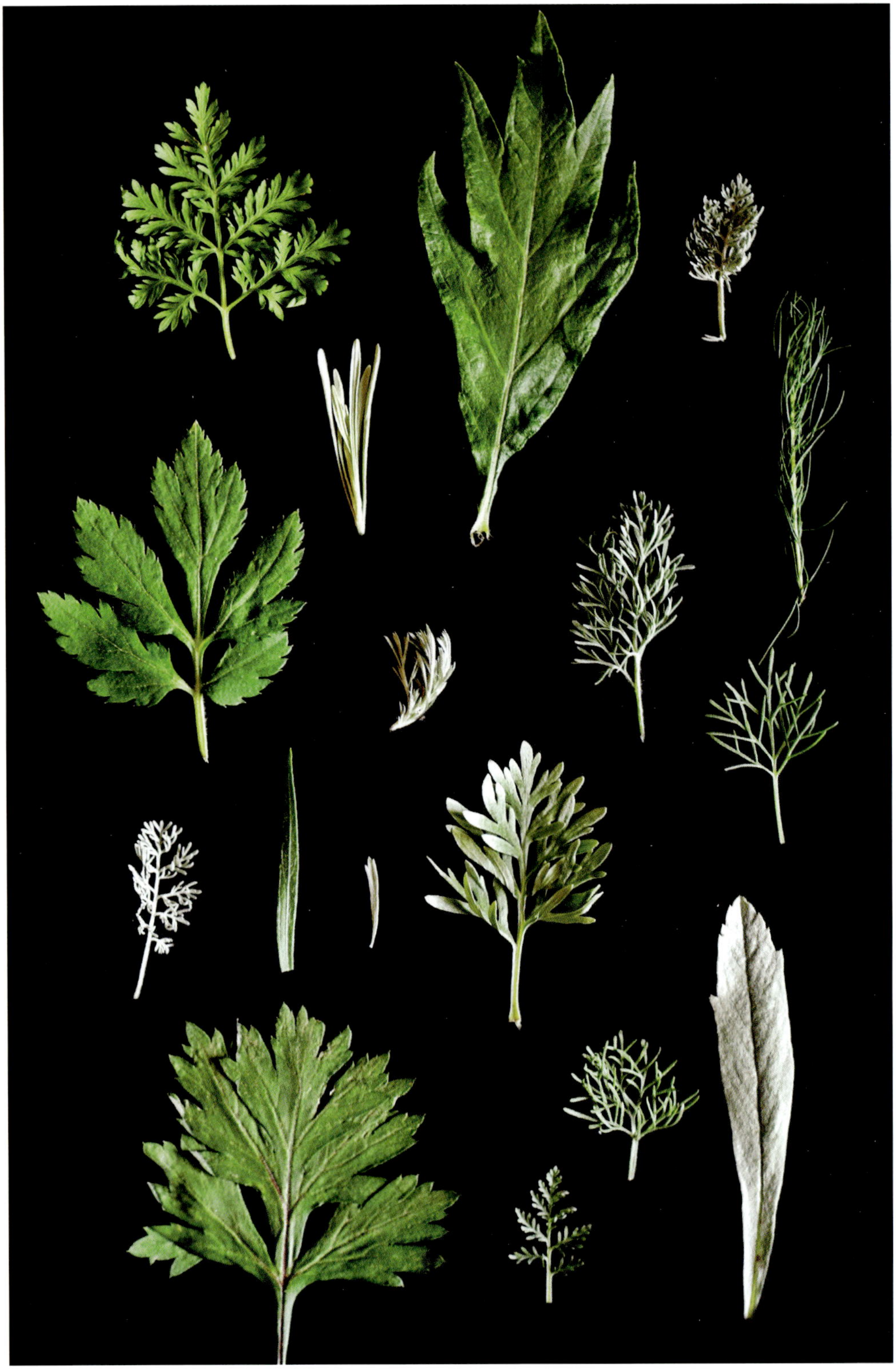

Eine Auswahl unterschiedlicher *Artemisia*-Blätter, K. J.

Artenübersicht (Auswahl)

Eine vollständige Auflistung aller botanisch akzeptierten Artemisien befindet sich auf den Online-Datenbanken von *theplantlist.org* und *catalogueoflife.org*.

Die fett markierten Spezies sind Teil dieses Buches.

Botanischer Name	Trivialnamen	Vorkommen
Artemisia abaensis Y.R.LING & S.Y.ZHAO	a ba hao (chin.)	China
Artemisia abrotanum L.	Eberraute	Südost-Europa, Russland, Türkei
***Artemisia absinthium* L.**	Wermut	China, Europa, Nordafrika, Russland
Artemisia adamsii BESSER	dong bei si lie hao (chin.)	China, Mongolei, Sibirien
Artemisia afghanica RECH.F. & KÖIE	Afghanischer Wermut	Afghanistan
Artemisia afra JACQ. ex WILLD.	Afrikanischer Beifuß, Indianer-Wermut, Räucherwermut	Südafrika
Artemisia aksaiensis Y.R.LING	a ke sai hao (chin.)	China, Mongolei
Artemisia alaskana RYDB.	Alaska Wermut	Nordamerika
***Artemisia alba* TURRA**	Cola-Raute, Cola-Strauch	Nordafrika, Südeuropa
Artemisia alpina PALL. ex WILLD.	Alpen-Feld-Beifuß (dt.), Armoise des alpes (franz.)	Südost-Europa
***Artemisia annua* L.**	Einjähriger Beifuß	China, Kasachstan, Nordindien, Südost-Europa
Artemisia anomala S.MOORE	Qi hao (chin.)	China, Vietnam
Artemisia arborescens L.	Baum-Wermut, Silber-Strauch-Wermut (dt.), Shrubby wormwood, Tree wormwood, Blue Artemis (engl.)	Griechenland, Italien, Portugal, Marokko, Spanien, Türkei
Artemisia arbuscula NUTT.	Little sagebrush (engl.)	Nordamerika
Artemisia arctica (BESSER) LEONOVA	Boreal sagebrush (engl.)	Nordamerika, Kanada
Artemisia argentea L'HÉR.	Madeira-Beifuß	Madeira

Botanischer Name	Trivialnamen	Vorkommen
Artemisia argyi H.LÉV. & VANIOT	Chinesischer Beifuß	China, Korea, Mongolei, Russland, Südost-Europa
Artemisia argyrophylla LEDEB.	yin ye hao (chin.)	China, Mongolei, Sibirien
Artemisia armeniaca LAM.	Armenischer Wermut	Armenien, Kasachstan, Sibirien, Südost-Europa
Artemisia asiatica NAKAI.	Asiatischer Beifuß	China, Japan, Korea
Artemisia assoana WILLK.	Teppich-Wermut	Südost-Europa
Artemisia atlantica COSS. & DURIEU	Atlantik Wermut	Algerien, Marokko, Tunesien
Artemisia atrata LAM.	Schwarzer Beifuß, Armoise noirâtre (franz.), Assenzio nero (ital.)	Frankreich, Italien, Kroatien, Slowenien
Artemisia aurata KOM.	huang jin hao (chin.)	China, Japan, Korea, Mongolei, Russland
Artemisia australis LESS.	O'ahu wormwood, Ahinahina (haw.)	Hawaii
Artemisia austriaca JACQ.	Österreich-Wermut, Österreichischer Beifuß	China, Europa, Russland, Sibirien
Artemisia bhutanica GRIESON & SPRING.	Bhutan wormwood	Bhutan
Artemisia biennis WILLD.	Zweijähriger Beifuß, *Biennial sagewort (engl.)*	Zentralasien, Nordamerika
Artemisia bigelovii A.Gray	Bigelow sagebrush (engl.)	Nordamerika
Artemisia californica LESS.	Kalifornischer Beifuß, California sagebrush (engl.)	Kalifornien, Mexiko
***Artemisia campestris* L.**	Feld-Beifuß	Europa, Zentralasien, Nordamerika
***Artemisia cana* PURSH**	Indianischer Salbeistrauch	Nordamerika
Artemisia canadensis MICHX.	Kanadischer Wermut, Canada wormwood (engl.)	Nordamerika
***Artemisia capillaris* THUNB.**	Chinesisches Moxakraut	China, Indien, Russland, Zentralasien
Artemisia carruthii WOOD. ex CARRUTH.	Carruth's sagewort (engl.)	Nordamerika
Artemisia chamaemelifolia VILL.	Kamillen-Edelraute, Laventinischer Wermut	Europa, Vorderasien
***Artemisia cina* O.BERG**	Wurmsamen	China, Kasachstan, Kirgisistan, Mongolei, Russland
***Artemisia copa* PHIL.**	Copa-Copa	Argentinien

Botanischer Name	Trivialnamen	Vorkommen
***Artemisia douglasiana* BESSER ex BESSER**	Amerikanisches Moxakraut	Nordamerika
***Artemisia dracunculus* L.**	Estragon	Mongolei, Sibirien, Südeuropa
Artemisia filifolia TORR.	Sand sagebrush (engl.)	Nordamerika
Artemisia franserioides GREENE	Ragweed sagebrush (engl.)	Nordamerika
***Artemisia frigida* WILLD.**	Indianischer Frauenbeifuß	Nordamerika
Artemisia gallica WILLD.	Provence-Wermut	Südeuropa
Artemisia genipi WEBER ex STECHM.	Ährige Edelraute	Alpen
***Artemisia glacialis* L.**	Gletscher-Edelraute	Alpen
Artemisia globularia CHAM. ex BESSER	Purple wormwood	Asien, Nordamerika
Artemisia gmelinii WEBER	Gmelin-Beifuß, Heiligen-beifuß	China, Japan, Mongolei, Russland, Zentralasien
Artemisia gorgonum WEBB	Cape Verdean sagebrush (engl.)	Kap Verde
***Artemisia herba-alba* ASSO**	Weißer Wermut	Nordafrika, Südeuropa
Artemisia japonica THUN.	Japanischer Wermut	China, Japan, Korea
Artemisia keiskeana MIQ.	Keiskeana Beifuß	China, Japan, Korea
Artemisia krushiana BES-SER	Krush's wormwood (engl.)	Alaska
Artemisia laciniata WILLD.	Schlitzblatt-Wermut Schlitzblättriger Beifuß, Yukon wormwood (engl.)	Europa, Nordamerika, Russland
***Artemisia lactiflora* WALL. ex DC.**	Weißer Beifuß	China, Indien
Artemisia lancea VANIOT	ai hao (chin.)	China
Artemisia longifolia NUTT.	Long-leaved sage (engl.)	Nordamerika
***Artemisia ludoviciana* NUTT.**	Silber-Wermut	Mexiko, Nordamerika
Artemisia magellanica SCH.BIP.	–	Argentinien
***Artemisia maritima* L.**	Strandbeifuß	Deutschland, Frankreich, Großbritannien, Skandinavien
Artemisia mauiensis (A.GRAY)	Maui wormwood (engl.)	Hawaii
***Artemisia mexicana* WILLD.**	Mexikanischer Wermut	Mexiko, Nordamerika

Botanischer Name	Trivialnamen	Vorkommen
Artemisia michauxiana BESSER	Michaux sagebrush, lemon sagewort (engl.)	Nordamerika
Artemisia nesiotica P.H.RAVEN	Island sagebrush (engl.)	Kalifornien
Artemisia nilagirica **(C.B.CLARKE) PAMP.**	Indischer Wermut	Indien
Artemisia nitida BERTOL.	Glänzende Edelraute	Alpen
Artemisia norvegica FR.	Norwegischer Beifuß	Russland, Schottland, Skandinavien
Artemisia nova A.NELSON	Black sagebrush (engl.)	Nordamerika
Artemisia oelandica (BESSER) KRASCH.	Alvarmalört (schw.)	Schweden
Artemisia packardiae J.W.GRIMES & ERTTER	Packard's wormwood	Nordamerika
Artemisia pancicii RONNIGER ex DANIHELKA & MARHOLD	Waldsteppen-Beifuß	Südost-Europa
Artemisia pallens **WALL. ex DC.**	Fahlblättriger Beifuß, Davana	Indien
Artemisia palmeri A.GRAY	San Diego sagewort (engl.)	Nordamerika
Artemisia papposa S.F.BLAKE & CRONQUIST	Owyhee sage (engl.)	Nordamerika
Artemisia parviflora ROXB. ex D.DON.	xi nan mu hao (chin)	China
Artemisia pedatifida NUTT.	Birdfood sage (engl.)	Nordamerika
Artemisia pontica **L.**	Pontischer Beifuß, Römischer Wermut	Südosteuropa, Kasachstan, Russland, Sibirien
Artemisia princeps **PAMP.**	Japanischer Beifuß, Yomogi	China, Japan, Korea
Artemisia pycnocephala (LESS.) DC.	Dünen-Beifuß	Nordamerika
Artemisia pygmaea A.GRAY	Pygmy sagebrush (engl.)	Nordamerika
Artemisia rigida (NUTT.) A.GRAY	Scabland sagebrush (engl.)	Nordamerika
Artemisia rothrockii A.GRAY	Timberline sagebrush (engl.)	Nordamerika
Artemisia rupestris L.	Felsen-Beifuß	Deutschland, Estland, Russland, Schweden, Zentralasien
Artemisia sacrorum LEDEB.	Ganga-tulsi (sansk.), Gang ge (tib.), kemba girbu (nepal.)	China, Nepal, Nordindien, Tibet

Botanischer Name	Trivialnamen	Vorkommen
Artemisia santonicum L.	Salzsteppen-Wermut, Duft-Raute	Südost-Europa
Artemisia schmidtiana MAXIM.	Kurilen-Beifuß, Polster-Silberraute	Japan
Artemisia scoparia **WALDST. & KITAM.**	Besen-Beifuß	Europa, Asien, Nordafrika
Artemisia scopulorum A. GRAY	Alpine Sagewort (engl.)	Nordamerika
Artemisia senjavinensis BESSER	Arctic wormwood (engl.)	Alaska, Russland
Artemisia serrata NUTT.	Sawtooth wormwood (engl.)	Nordamerika
Artemisia sieberi BESSER	dermaneh (iran.)	Iran
Artemisia siversiana EHRH. ex WILLD.	Sivers Beifuß	China, Japan, Korea, Mongolei, Sibirien, Tibet
Artemisia spp.	Ganden Khämpa (tib.), Himalayan wormwood (engl.), Tibetischer Beifuß	China, Nepal, Tibet
Artemisia stelleriana BESSER	Silber Wermut	Japan, Korea, Nordamerika, Nordeuropa
Artemisia suksdorfii PIPER	Coastal wormwood	Nordamerika
Artemisia thuscula **CAV.**	Kanarischer Beifuß	Kanarische Inseln
Artemisia tilesii **LEDEB.**	Tilesius' Wermut	Alaska, Japan, Kanada, Sibirien
Artemisia tournefortiana **RCHB.**	Armenischer Beifuß	China, Mongolei, Sibirien, Tibet, Vorderasien, Europa
Artemisia tridentata **NUTT.**	Wüstenbeifuß	Mexiko, Nordamerika
Artemisia tripartita RYDB.	Threetip sagebrush	Nordamerika
Artemisia umbelliformis **L.**	Echte Edelraute	Alpen
Artemisia vallesiaca ALL.	Walliser Wermut	Schweiz
Artemisia verlotiorum LAMOTTE	Kamtschatka-Beifuß, Verlotsche Beifuß	China, Taiwan
Artemisia vulgaris **L.**	Gewöhnlicher Beifuß	Asien, Europa, Nordamerika

Glossar

Abortivum: Pharmakologisches Mittel zur Abtreibung.

Absinth: Wermutlikör (siehe Seite 38).

Achselständig: In den Achseln der Hochblätter wachsend.

Ähnlichkeitsprinzip: („*Similia similibus curentur*" – Ähnliches wird durch Ähnliches geheilt) Das sogenannte Ähnlichkeitsprinzip gilt in der Homöopathie als grundlegend. Es bedeutet, dass Erkrankungen und Beschwerdebilder in Folge homöopathischer Dosierungen mit jenen Wirkstoffen geheilt werden können, die bei einer gesunden Person exakt solche Symptome hervorrufen würden, unter denen die erkrankte Person leidet.

Amarum aromaticum: (Plural: *Amara aromatica*) Aromatisches und ätherisches Öl enthaltendes Bittermittel.

Amarum purum: (Plural: *Amara pura*) Reines pflanzliches Bittermittel, das über kein ätherisches Öl verfügt.

Antiatherogen: Gegen die Entstehung einer Atherosklerose (Arterienverkalkung) gerichtete Wirkeigenschaft.

Antiepileptikum: Krampflösendes Mittel zur Linderung einer Epilepsie.

Anthelminthikum: Medizinischer Fachterminus für ein Wurmmittel (Vermizid). Ein Medikament, das im Rahmen einer Wurmkur verabreicht wird.

Antispasmodikum: Medizinisches Synonym für Entkrampfungsmittel.

Apotropäum: Synonym für magisches Schutzmittel.

Artemisia I: (ca. 350 v. Chr.) Heilpflanzenkundige Gattin des karischen Königs Mausolos, nach der einigen Spekulationen zufolge die Pflanzengattung Artemisia benannt wurde. Allgemeinhin findet diese Theorie jedoch weitaus weniger Zuspruch als jene, die besagt, dass die Herkunft des Gattungsnamens in der altgriechischen Göttin Artemis zu finden ist.

Art-Epitheton: Synonym für Artenname, gemeint ist das zweite Wort im botanischen Pflanzennamen.

Auflaufen: Synonym für die Keimung eines Samenkorns.

Beschreikraut: (Auch Berufkraut) Sammelbezeichnung für sämtliche Pflanzen, die früher gegen angezauberte Krankheiten, Flüche und andere Schadenszaubereien eingesetzt wurden, so zum Beispiel der Wermut (*Artemisia absinthium*). Meist wurden die Pflanzen in diesem Zusammenhang als Amulette am Körper getragen oder als Räucherwerk eingesetzt.

Böser Blick: Hass, Neid oder Missgunst erfüllter und zu Erkrankungen und anderen Schäden führender Blick, vor dem sich unserer Vorfahren mit *Artemisia*-Kraut oder -blättern geschützt haben.

Brouilleur: Handliche Alternative zur Absinth-Fontäne, welche direkt auf das Glas gesetzt und mit Eiswasser befüllt wird.

Dyspepsie: Medizinischer Fachterminus für Verdauungsstörungen im Oberbauch und häufige Indikation für eine phytotherapeutische *Artemisia*-Behandlung. Häufige Symptome dyspeptischer Beschwerden sind Blähungen, Magenbrennen und Völlegefühl u. a.

Entheogen: (griech. „en" – „in", griech. „theos" – „Gott", griech. „genesthein" – „bewirken") Psychoaktive Substanz oder geistbewegende Technik, die das Potenzial innerträgt, dem Anwender seinen göttlichen Urgrund zu offenbaren. Viele Personen beschreiben eine entheogene Erfahrung als kosmisches Einheitserlebnis, in welchem die engen Grenzen unseres Verstandes vollständig aufgelöst schienen.

Fakultativer Halophyt: Salzpflanze, die zwar an salzhaltige Böden gewöhnt, nicht aber an diese gebunden ist. So gedeiht der Strandbeifuß als sogenannter fakultativer Halophyt gleichermaßen in meeresnahen Salzböden wie in Gartenböden.

Flor: Botanisches Synonym für „Blüte".

Grüne Fee: Umläufige Trivialbezeichnung für die Wermut-Spirituose Absinth.

Habitus: Biologische Fachbezeichnung für die äußere Erscheinung eines Organismus.

Hexensalbe: (Flugsalbe) Spekulativ von den weisen Kräuterfrauen damaliger Zeiten („Hexen") genutzte Salbe mit psychoaktiven Wirkeigenschaften, mit deren Hilfe sie – zwecks Erlangung wichtiger Erkenntnisse – in die anderen Welten und Wirklichkeiten reisen konnten.

Louche-Effekt: (Ouzo Effekt) Phänomen, das beim Aufgießen des Absinths beobachtet werden kann und den kurzen Trübungseffekt bezeichnet, jenen Moment, wenn sich die klare Flüssigkeit durch die Zugabe von Wasser milchig färbt. Erklärt wird der Louche-Effekt durch die im ätherischen Öl von Anis und anderen Gewürzpflanzen vorkommende Verbindung Anethol.

Mondzeit: Bei den Lakotas und anderen indigenen Stämmen Nordamerikas bezeichnet dieser Begriff den Zeitraum der weiblichen Monatsblutung.

Neophyt: Botanischer Fachterminus für sämtliche Spezies, die sich in Gebieten angesiedelt haben, in denen sie nicht heimisch sind.

Nestelknüpfen: Spezielle Form schadvollen Bindezaubers. Im Moment des Trauaktes wird ein Knoten geknüpft und in einem Schloss gebannt, wodurch der Bräutigam gegenüber seiner Ehefrau sexuelle Unlust und Impotenz entwickeln soll. Durch das Aufschließen des Schlosses und das Lösen des Knotens kann der Fluch wieder rückgängig gemacht werden. Als klassisches, ethnorituelles Schutzwerkzeug ist *Artemisia vulgaris* bekannt.

Oneirogen: (griech. „Oneiros" – „Traum", griech. „genesthein" – „bewirken") Fachterminus für sämtliche geistbewegenden Techniken – wozu auch die Einnahme bestimmter Pflanzen oder Substanzen gezählt wird –, die einen intensivierenden Effekt auf das nächtliche Traumerleben haben.

Peyote: (*Lophophora williamsii*) Meskalinhaltiger Ritualkaktus aus Nordamerika.

Salvia apiana: (Weißer Salbei) Salbei-Art, die genau wie *Artemisia ludoviciana* als „White sage" bezeichnet und als rituelles Räucherwerk eingesetzt wird.

Schamane/Schamanin: Im westlichen Kulturkreis verwendeter Begriff, der als Synonym für traditionelle Heiler und Heilerinnen (meist indigener Kulturen) fungiert. Charakteristisch für einen Schamanen ist unter anderem, dass er mit außergewöhnlichen Bewusstseinszuständen vertraut und dazu in der Lage ist, in tiefer Trance in andersweltliche und unbewusste Gefilde reisen zu können, wo er die für individuelle oder kollektive Heilungsprozesse erforderlichen Informationen bekommt oder entsprechende Erkenntnisse erlangt.

Smudge Stick: Englische Bezeichnung für Räucherbündel, Räucherstab.

Schwedenbitter: Heilpflanzen-Tinktur, deren Rezeptur Ende des 17. Jahrhunderts von dem schwedischen Arzt Urban Hjärne erfunden, von Klaus Samst wiederentdeckt und durch die österreichische Kräuterkundige Maria Treben (1907–1991) weitläufig bekannt gemacht wurde. Eingesetzt wird Schwedenbitter zur Linderung zahlreicher Leiden, eine Art „Universal-Elixier" sozusagen.

Schwitzhütte: Von zahlreichen indigenen Stämmen praktiziertes Schwitz-Ritual von hoher spiritueller und soziokultureller Bedeutung. Es dient der inneren wie äußeren

Reinigung, der Heilung, der Visionssuche sowie der Verbindung mit unserer Erde, ferner ist das Schwitzhütten-Ritual im Zuge traditioneller Initiationen geläufig. Symbolisch steht das Ritual für die Einkehr in den warmen und feuchten Urschoß von Mutter Erde, indem es diverse Prozesse zu durchlaufen gilt, um einige Zeit später „neugeboren" wieder hervorzutreten – häufig wird deshalb auch von einem Wiedergeburtsritual gesprochen. Oberflächlich betrachtet handelt es sich bei der Schwitzhütte um ein aus biegsamen Ästen (meist Weide oder Haselnuss) errichtetes und mit dicken Decken abgedichtetes, halbkugelförmiges Zelt, in dessen Zentrum sich eine runde Kuhle befindet. Diese wird im Verlauf der Zeremonie mit glühenden Steinen gefüllt, die zuvor auf rituelle Weise im heiligen Feuer erhitzt wurden. Am bekanntesten ist das Ritual von den nordamerikanischen Lakota, wo es Inipi genannt wird. Vergleichbare Schwitzkulte waren jedoch auch im alten Mesoamerika (*temazcal*) bekannt, ebenso bei den Germanen, Kelten, Slawen sowie zahlreichen anderen Zivilisationen vor unserer Zeit.

Solitärstaude: Auffällige und formgebende Großstaude. Manche Artemisien können sich bei guten Standortbedingungen zu einer solchen entwickeln.

Weidenrutentee: Biologische und einfach selbst herzustellende Bewurzelungshilfe auf der Basis von Weidenruten und Wasser.

Yang: In der chinesischen Philosophie verkörpert das Yang-Prinzip, im Gegensatz zu Yin, folgende Eigenschaften und Prinzipien: Energie, Feuer, Härte, Helligkeit, Hitze, Immaterialität, Männlichkeit, Oberflächlichkeit und Überfluss u. a.

Bezugsquellen (Auswahl)

Absinth

Die grüne Fee –
Absinth Bar Solothurn/ Schweiz
www.diegruenefee.ch

La Valote Martin –
Absinth Destillerie Boveresse/ Schweiz
www.absinthe-originale.ch

Saatgut und Pflanzen

Blumenschule Schongau
www.blumenschule-schongau.de

Gärtnerei Naturwuchs
www.garden-shopping.de

Rühlemann´s Kräuter und Duftpflanzen
www.kraeuter-und-duftpflanzen.de

Syringa
www.syringa-pflanzen.de

Artemisia-Räucherwerke

Sensatonics
www.sensatonics.de

Literatur

- Abu-Rabia, Aref (2015): Indigenous Medicine Among the Bedouin in the Middle East. New York, Oxford: Berghahn Books.
- Acton, Ashton (Hg): Terpenes—Advances in Research and Application, 2012 Edition. Atlanta: Scholary Editions.
- Adams, James David/ Garcia, Cecilla/ Garg, Garima (2012): Mugwort (Artemisia vulgaris, Artemisia douglasiana, Artemisia argyi) in the Treatment of Menopause, Premenstrual Syndrome, Dysmenorrhea and Attention Deficit Hyperactivity Disorder. In: Chinese Medicine, Volume 3 (3), S. 116–123.
- Adams, C.M./ Dengler, N.G./ Hutchinson, T.C. (1984): Acid rain effects on foliar histology of Artemisia-tilesii. In: Canadian Journal of Botany, Volume 62, S. 463–474.
- Ager, Thomas A. und Ager, Lynn Price (1980): Ethnobotany of The Eskimos of Nelson Island. In: Alaska, Arctic Anthropology, Volume 27, S. 26–48.
- Akrout, Ahmed/ Alarcon Gonzalez, Lidia/ El Jania, Hajer/ Campra Madrid, Pablo (2011): Antioxidant and antitumor activities of Artemisia campestris and Thymelaea hirsuta from southern Tunisia. In: Food and Chemical Toxicology, Volume 49 (2), S. 342–347.
- Alesaeidi, Miraj (2016): A Systematic Review of Anti-malarial Properties, Immunosuppressive Properties, Anti-inflammatory Properties, and Anti-cancer Properties of Artemisia annua. In: Electron Physician, Volume 8 (10), S. 3150–3155.
- Ali, H./ Dixit, S./ Ali, D./ Alqahtani, S.M./ Alkahtani, S./ Alarifi, S. (2015): Isolation and evaluation of anticancer efficacy of stigmasterol in a mouse model of DMBA-induced skin carcinoma. In: Drug Design, Development and Therapy, Volume 9, S. 2793–2800.
- Al-Khazarji, S.M./ Al-Shamony, L.A./ Twaij H.A. (1993): Hypoglycaemic effect of Artemisia herba-alba. In: Journal of Ethnopharmacology, Volume 40, S. 163–166.
- Aniya, Yoko/ Shimabukuro, Minako/ Shimoji, Manami/ Kohatsu, Mayumi/ Gyamfi, Maxwell Afari/ Miyagi, Chika/ Kunii, Daisuke/ Takayama, Fusako/ Egashira, Toru (2000): Antioxidant and Hepatoprotective Actions of the Medicinal Herb Artemisia campestris from the Okinawa Islands. In: Biological and Pharmaceutical Bulletin, Volume 23 (3), S. 309–312.
- Bader, Marlis (2006): Wohnen in guter Energie – Räuchern und Rituale für Haus und Wohnung. München: Kösel Verlag.
- Bader, Marlis (2008): Räuchern mit heimischen Kräutern. Anwendung, Wirkung und Rituale im Jahreskreis. München: Goldmann Verlag.
- Ballero, M./ Poli, F./ Sacchetti, G./ Loi, M.C. (2001): Ethnobotanical research on the territory of Flumini maggiore (southwestern Sardinia) Fitoterapia, Vol. 72, 788–801.
- Bank, Theodore P. (1953): Botanical and Ethnobotanical Studies in the Aleutian Islands II. Health and Medical Lore of the Aleuts, Botanical and Ethnobotanical Studies Papers, Michigan Academy of Science, Arts and Letters
- Barret, S. A./ Gifford, E.W. (1933): Miwok Material Culture, Bulletin of the Public Museum of the City of Milwaukee 2 (4).
- Barrows, David Prescott (1967): The Ethno-Botany of the Coahuilla Indians of Southern California. Banning: Malki Museum Press.
- Bäumler, Siegfried (2012): Heilpflanzen Praxis Heute, Band 1: Arzneipflanzenporträts. 2. Auflage. München: Urban & Fischer.
- Bellomaria, B./ Valentini, G (1993): Essential Oil Composition of Artemisia thuscula Cav. from the Canary Islands. In: Journal of Essential Oil Research 5 (4), S. 391–396.
- Bertschi, Hannes und Reckewitz, Marcus (2002): Von Absinth bis Zabaione. Wie Speisen und Gerichte zu ihren Namen kamen und andere kuriose Geschichten. Berlin: Argon Verlag.
- Bethencourt A.J. (1985): Costumbres Populares Canarias de Nacimiento, Matrimonio y Muerte. Santa cruz de Tenerife: ACT/Museo Etnografico.

- Benjumea, D./ Abdala, S./ Hernandes-Luis, F./ Pérez-Paz, P./ Martin-Herrera, D. (2005): Diuretic activity of Artemisia thuscula, an endemic canary species. In: Journal of Ethnopharmacology 100, S. 205–209.
- Bicch, Carlo/Nano, Gian Mario/ Frattini, Carlotta (1982): On the composition of the essential oils of Artemisia genipi Weber and Artemisia umbelliformis Lam. In: Zeitschrift für Lebensmittel-Untersuchung und -Forschung 175, S. 182–185.
- Bos, Rein/ St. Stojanova, Albena/ Woerdenbag, Herman J./ Koulman, Albert/ Quax, Wim J. (2005): Volatile components of the aerial parts of Artemisia pontica L. grown in Bulgaria. In: Flavour and Fragrance Journal, Volume 20 (2), S. 145–148.
- Bryan, Cyril P. (1930): Ancient Egyptian Medicine: The Papyrus Ebers. Chicago: Ares Publishers.
- Burg, V.K./ Grimm, H.S./ Rothhaar, T.L./ Grösgen, S./ Hundsdörfer, B./ Haupenthal, V.J./ Zimmer, V.C./ Mett, J./ Weingärtner, O./ Laufs, Ul./ Broersen, L.M./ Tanila, H./ Vanmierlo, T./ Lütjohann, D./ Hartmann, T./ Grimm, M.O.W. (2013): Plant Sterols the Better Cholesterol in Alzheimer's Disease? A Mechanistical Study. In: The Journal of Neuroscience, Volume 33 (41), S. 16072–16087.
- Carrubba, A. und Scalenghe, R. (2012): The scent of Mare Nostrum: medicinal and aromatic plants in Mediterranean soils. Journal of the Science of Food and Agriculture, Volume 92, 1150.
- Castetter, Edward F. and M. E. Opler (1936): The Ethnobiology of the Chiricahua and Mescalero Apache. In: Ethnobiological Studies in the American Southwest III. University of New Mexico Bulletin, Volume 4 (5), S. 1–63.
- Cha, Jeong-Dan/ Jeong, Mi-Ran/ Jeong, Seung-Il/ Moon, Sang-Eun/ Kim, Ji-Young/ Kil, Bong-Seop/ Song, Yo-Han (2005): Chemical Composition and Antimicrobial Activity of the Essential Oils of Artemisia scoparia and A. capillaris. In: Planta Medica, Volume 71 (2), S. 186–190.
- Chamberlin, Ralph V. (1911): The Ethno-Botany of the Gosiute Indians of Utah. In: Memoirs of the American Anthropological Association, Volume 2 (5), S. 331–405.
- Chiej, Roberto (1984): Encyclopaedia of Medicinal Plants. MacDonald. Edinburgh: Little Brown.
- Cosoveanu Andreea/ Da Silva, Evelin/ Gimenez Mariño, Cristina/ Núñez Trujillo, Garoe/ González-Coloma, Azucena/ Frias Vieral/ Cabrera, R. (2012): Artemisia thuscula Cav.: antibacterial, antifungal activity of the plant extracts and associated endophytes. In: Journal of Horticulture, Forestry and Biotechnilogy, Volume 16, S. 87–90.
- Coville, Frederick V. (1897): Notes On The Plants Used By The Klamath Indians Of Oregon. In: Contributions from the U.S. National Herbarium, Volume 5 (2), S. 87–110.
- Demitsch, Wassily (1889): Russische Volksheilmittel aus dem Pflanzenreiche. In: Kobert, H. (Hrsg.): Historische Studien aus dem Pharmakologischen Institute der Kaiserlichen Universität Dorpat, Bd.I. Halle a.S.: Tausch & Grosse.
- Densmore, Frances (1928): Uses of Plants by the Chippewa Indians. In: SI-BAE Annual Report, Volume 44, S. 273–379.
- Dib, Ikram/ Angenot, Luc/ Ziyyata, Abderrahim/ Tits, Monique (2017): Artemisia campestris L.: Ethnomedicinal, phytochemical and pharmacological review. In: Journal of Herbal Medicine, Volume 7, S. 1–10.
- Densmore, Frances (1928): Uses of Plants by the Chippewa Indians, SI-BAE Annual Report 44, S. 273–379.
- Derwich, Elhoussine/ Benziane, Zineb/ Boukir, Abdellatif (2009): Chemical Compositions and insectisidal Activity of Essential Oils of three Plants Artemisia sp: Artemisia herba-alba, Artmisia absinthium and Artemisia pontica (Morocco). In: Electronic Journal of Environmental. Agricultural & Food Chemistry, Volume 8 (12), S. 1202–1211.
- Dunbar, J. D. (1880): The Pawnee Indians. In: Magazine of American History, Volume 5 (5), S. 321–326.

- Eadie, Mervyn J. (2012): Headache: Through the Centurys. New York: Oxford University Press.
- Elmore, Francis H. (1944): Ethnobotany of the Navajo. Sante Fe: School of American Research.
- Ferreira, Jorge F.S./ Luthria, Devanand L./ Sasaki, Tomikazu/ Heyerick, Arne (2010): Flavonoids from Artemisia annua L. as Antioxidants and Their Potential Synergism with Artemisinin against Malaria and Cancer. In: Molecules, Volume 15 (5), S. 3135–3170.
- Garibaldi, Ann (1999): Medicinal Flora of the Alaska Natives. University of Alaska Anchorage: Environment and Natural Ressource Institute.
- Geissman, T. A. und Ellestad, George A. (1962): Vulgarin, a Sesquiterpen Lactone from Artemisia vulgaris L. In: The Journal of Organic Chemistry, Volume 27 (5), S. 1855–1859.
- Giangaspero, Anna/ Ponti, Cristina/ Pollastro, Federica/ Del Favero, Giorgia/ Della Loggia, Roberto/ Tubaro, Aurelia/ Appendino, Giovanni/ Sosa, Silvio (2009): Topical Anti-inflammatory Activity of Eupatilin, A Lipophilic Flavonoid from Mountain Wormwood (Artemisia umbelliformis Lam.). In: Journal of Agricultural and Food Chemistry, Volume 57 (17), S. 7726–7730.
- Gifford, E. W. (1967): Ethnographic Notes on the Southwestern Pomo. In: Anthropological Records, Volume 25, S. 10–15.
- Goodrich, J./ Lawson, C./ Lawson, V. P. (1980): Kashaya Pomo plants. American Indian Studies Center. University of California: Los Angeles.
- Gorsi, M. S. und Miraj, S. (2002): Ethnomedicinal survey of plants of Khanabad village and its allied areas, District Gilgit. In: Asian Journal o Plant Science 5, S. 604–615.
- Gorzalczany, S./ Moscatelli, V./ Ferraro, G. (2013): Artemisia copa aqueous extract as vasorelaxant and hypotensive agent. In: Journal of Ethnopharmacology 148 (1). S. 56–61
- Greger, Harald/ Hasslinger, Ernst/ Hofer, Otmar (1982): Albartin-a new sesquiterpene-coumarin ether from Artemisia alba. In: Monatshefte für Chemie, Volume 113 (3), S.375–379.
- Guardia, T./ Juarez, A.O./Guerreiro, E./ Guzmán, J.A./ Pelzer, L. (2003): Anti-inflammatory activity and effect on gastric acid secretion of dehydroleucodine isolated from Artemisia douglasiana. In: Journal of Ethnopharmacology 88 (2–3), S. 195–198.
- Hänsel, Rudolf/ Keller, Konstantin/ Rimpler, Horst/ Schneider, Gerhard Hrsg. (1992): Hagers Handbuch der Pharmazeutischen Praxis – Drogen A-D. Berlin, Heidelberg: Springer Verlag.
- Haouari, Mohsen und Ali Ferchichi (2009): Essential Oil Composition of Artemisia herba-alba from Southern Tunisia. In: Molecules, Volume 14 (4), S. 1585–1594.
- Hart, Jeffrey A. (1976): Montana native plants and early peoples. Helena: Montana Historical Society.
- Hart, Jeffrey A. (1981): The Ethnobotany of the Northern Cheyenne Indians of Montana. In: Journal of Ethnopharmacology, Volume 4, S. 1–55.
- Hayat, Muhammed Quasim/ Khan, Mir Ajab/ Ashraf, Muhammed/ Jabeen, Shazia (2009): Ethnobotany of the Genus Artemisia L. (Asteraceae) in Pakistan. In: Ethnobotany Research & Applications, Volume 7, S. 147–162.
- Heinrich, Michael (2002): Ethnobotany, Phytochemistry and Biological/Pharmacological Activities of Artemisia ludoviciana ssp. mexicana. In: Wright, Colin W. (Hg.): Artemisia. Medicinal and Aromatic Plants: Industrial Profiles. Boca Raton: CRC Press.
- Hellson, John C. (1974): Ethnobotany of the Blackfoot Indians. Ottawa: National Museums of Canada.
- Hinton, Leanne (1975): Notes on La Huerta Diegueno Ethnobotany. In: Journal of California Anthropology, Volume 2, S. 214–222.

- Imelouane, B./ El Bachiri, A./ Ankit, M./ Khedid, K./ Wathelet, J.P./ Amhamdi, H. (2010): Essential oil composition and antimicrobial activity of Artemisia herba-alba Asso grown in Morocco. In: Banat's Journal of Biotechnology, Volume 1, S. 48–55.
- Ivanescu, Bianca/ Miron, Anca/ Corciova, Andreia (2015): Sesquiterpene Lactones from Artemisia Genus: Biological Activities and Methods of Analysis. In: Journal of Analytical Methods in Chemistry, Volume 2015.
- Jaén, José (1989): Manual de Medicina Popular Canaria. Secretos de Nuestros Viejos Yerberos. Centro de Cultura Popular Canaria, Santa Cruz de Tenerife, S. 82
- Jakupovic, J./ Tan, R.X./ Bohlmann, F./ Boldt P.E./ Jia, Z.J. (1991): Sesquiterpene lactones from Artemisia ludoviciana. In: Phytochemistry, Volume 30 (5), S. 1573–1577.
- Jang, Eungyeong/ Kim, Bum-Joon/ Lee, Kyung-Tae/ Inn, Kyung-Soo/ Lee, Jang-Hoon (2015): A Survey of Therapeutic Effects of Artemisia capillaris in Liver Diseases. In: Evidence-Based Complementary and Alternative Medicine.
- Johann, Kevin (2016): Der Schamanengarten. Über die Anzucht und Verwendung geistbewegender Ritualpflanzen. Solothurn: Nachtschatten Verlag.
- Jones, Volney H. (1931): The Ethnobotany of the Isleta Indians. University of New Mexico, M.A. Thesis.
- Joshi, Rakesh K. (2013): Artemisia capillaris: Medicinal uses and Future Source for Commercial Uses from Western Himalaya of Uttrakhand. In: Asian Journal of Research in Pharmaceutical Sciences, Volume 3 (3), S. 137–140.
- Kapoor, L.D. (1990): Handbook of Ayurvedic Medicinal Plants. Boca Raton: CRC Press.
- Kari, Priscilla Russe (1985): Upper Tanana Ethnobotany. Anchorage: Alaska Historical Commission.
- Kazemi, M und Akhavani S. (2013): Chemical Composition and Antimicrobial Activity of Artemisia tournefortiana Rchb. Essential Oil. In: Asian Journal of Chemistry, Volume 25 (6), S. 2985–2988.
- Kazemi, M./ Mozaffarian, V./ Rustaiyan, A./ Larijani, K./ Ahmadi, M.A. (2010): Constituents of Artemisia tournefortiana Rchb. Essential Oil from Iran. In: Journal of Essential Oil Bearing Plants, Volume 13 (2), S. 185–190.
- Kelsey, Rick G. und Shafizadeh, Fred (1979): Sesquiterpene lactones and systematics of the genus Artemisia. In: Phytochemistry, Volume 18 (10), S. 1591–1611.
- Kerényi, Karl (1966): Die Mythologie der Griechen. München: dtv Verlag.
- Khare, C.P. (Hrsg.) (2007): Indian Medical Plants: An illustrated Dictionary. New York: Springer.
- Kim, M. J./ Kim, D. H./ Na, H. K./ Shin, C. Y./ Surth, Y. J. (2005): Eupatilin, a pharmacologically active flavone derived from Artemisia plants, induces apoptosis in human gastric cancer (AGS) cells. In: Journal of Environmental Pathology, Toxicology and Oncology, S. 261–269.
- Krause, Aurel (1956): The Tlingit Indians. Seattle: University of Washington Press.
- Krebs, Simone/ Omer, Talib N./ Omer, Bilal (2010): Wormwood (Artemisia absinthium) suppresses tumour necrosis factor alpha and accelerates healing in patients with Crohn's disease – A controlled clinical trial. In: Phytomedicine, Volume 17 (5), S. 305–309.
- Kunzes, Angmo und Bhalla, T.V. (2014): Preparation of Phabs – an indigenous starter culture for production of traditional alcoholic beverage, Chhang, in Ladakh. In: Indian Journal of Traditional Knowledge, Volume 13 (2), S. 347–351.
- Lachenmeier, Dirk W./ Emmert, J./ Kuballa, T./ Sartor, G. (2006): Thujon – Ursache des Absinthismus? PDF Download: https://www.researchgate.net/publication/228338906_Thujon-Ursache_des_Absinthismus.
- Lachenmeier, Dirk W./ Nathan-Maister, David/ Breaux, Theodore A./ Sohnius, Eva-Maria/ Schoeberl, Kerstin/ Kuballa, Thomas (2008): Chemical Composition of Vintage Preban

Absinthe with Special Reference to Thujone, Fenchone, Pinocamphone, Methanol, Copper, and Antimony Concentrations. In: Journal of Agricultural and Food Chemistry, Volume 56 (9), S. 3073–3081.

- Lai, Henry C. und Singh, Narendra P. (2004): Artemisinin Induces Apoptosis in Human Cancer Cells. In: Anticancer Research, Volume 24 (4), S. 2277–2280.
- Lame Deer, Archie Fire und Erdoes, Richard (1992): Gift of Power: The Life and Teachings of a Lakota Medicine Man. Santa Fe: Bear & Co. Publishing.
- Lee, Sang Gil/ Lee, Hyungjae/ Nam, Tae Gyu/ Eom, Seok Hyun/ Heo, Ho Jin/Lee, Chang Yong/ Kim, Dae-Ok (2011): Neuroprotective Effect of Caffeoylquinic Acids from Artemisia princeps Pampanini against Oxidative Stress-Induced Toxicity in PC-12 Cells. In: Journal of Food Science, Volume 76 (2), S. C250–C256.
- Lee, K.H./ Simpson, R.F./ Geissman, T.A. (1969): Sesquiterpenoid lactones of Artemisia. Constituents of Artemisia cana ssp. cana. The structure of Canin. In: Phytochemistry Volume 8 (8), S. 1515–1521.
- Lee, K.H. und Geissman, T.A. (1970): Sesquiterpene lactones of artemisia constituents of A. ludoviciana ssp. mexicana. In: Phytochemistry 9 (2), S. 403–408.
- Liu, K. Chiung-Sheue Chen/ Yang, Shi-Lin/ Roberts, M. F./ Elford, B. C./ Phillipson, J. D. (1992): Antimalarial activity of Artemisia annua flavonoids from whole plants and cell cultures. In: Plant Cell Reports, Volume 11 (12), S. 637–640.
- Liu, Xin Chao/ Li, Yonglan/ Wang, Tiejuan/ Wang, Qing/ Liu, Zhi Long (2004): Chemical Composition and Insecticidal Activity of Essential Oil of Artemisia frigida Willd (Compositae) against Two Grain Storage Insects. In: Tropical Journal of Pharmaceutical Research, Volume 13 (4): S. 587–592.
- Liu, Yong-Long und Mabry, Tom J. (1981): Sesquiterpene Lactones from Artemisia frigida. In: Journal of Natural Products, Volume 44 (6), S. 722–728.
- Lopes-Lutz, Daise/ Alviano, Daniela S./ Alviano, Celua S./ Kolodziejczyk, Paul P. (2008): Screening of chemical composition, antimicrobial and antioxidant activities of Artemisia essential oils. In: Phytochemistry, Volume 69 (8), S. 1732–1738.
- Madaus, Gerhard (1979): Lehrbuch der biologischen Heilmittel. Hildesheim, New York: Georg Olms Verlag.
- Mahmoudi, M./ Ebrahimzadeh, M. A./ Ansaroudi, F./ Nabavi, S. F./ Nabavi, S. M. (2009): Antidepressant and antioxidant activities of Artemisia absinthium L. at flowering stage. In: African Journal of Biotechnology, Volume 8 (24), S. 7170–7175.
- McClintock, Walter (1909): Medizinal- Und Nutzpflanzen der Schwarzfuss Indianer, Zeitschrift für Ethnologie 41, S. 273–279.
- Meepagala, Kumudini, M./ Sturtz, George/ Wedge, David E. (2002): Antifungal Constituents of the Essential Oil Fraction of Artemisia dracunculus L. Var. dracunculus. In: Journal of Agricultural and Food Chemistry, Volume 50 (24), S. 6989–6992
- Meschler, Justin P. und Howlett, Ally C. (1999): Thujone Exhibits Low Affinity for Cannabinoid Receptors But Fails to Evoke Cannabimimetic Responses. In: Pharmacology Biochemistry and Behavior, Volume 62 (3), S. 473–480.
- Michelakis, E.C./ Evergetis, E./ Koulocheri, S.D./ Haroutounian, S.A. (2016): Exploitation of Artemisia arborescens as a renewable source of chamazulene: Seasonal variation and distillation conditions. Natural Product Communications, Vol. 10, 1515–1519.
- Michaelis, Karl/ Vostrovsky, Otto/ Paulini, Hubert/ Zintl, Robert/ Knobloch, Karl (1982): Das ätherische Öl aus Blüten von Artemisia vulgaris L. In: Zeitschrift für Naturforschung 37c, S. 152–158.
- Mino, J./ Hnatyszyn, O./ Gorzalczany, S./ Acevedo, C./ Ferraro, G. (2004): Antinociceptive and antiinflammatory activities of Artemisia copa extracts. In: Pharmacological Research, Volume 50 (1), S. 59–63.

- Moerman, Daniel (1986): Medicinal plants of Native American. University of Michigan Anthropology Technical Reports 19.
- Moerman, Daniel (1989): Native American Ethnobotany. Portland: Timber Press Inc.
- Moerman, Daniel (2009): Native American Medicinal Plants: An Ethnobotanical Dictionary Native American Ethnobotany. Oregon: Timber Press.
- Mohamed, A.E.-H.H./ El-Sayed, M.A./ Hegazy, M.E./ Helaly, S.E./ Esmail, A.M./ Mohamed, N.S. (2010): Chemical constituents and biological activities of Artemisia herba-alba. In: Records of Natural Products, Volume 4, S. 1–25.
- Moscatelli, Valeria A. (2015): Química y farmacología de una planta medicinal argentina: Artemisia copa. In: Dominguezia, Volume 31(1).
- Moscatelli V./ Hnatyszyn O./ Acevedo C./ Megías J./ Alcaraz M. J./ Ferraro G. (2006): Flavonoids from Artemisia copa with anti-inflammatory activity. In: Planta Medica, Volume 72, S. 72–74.
- Müller-Ebeling, Claudia/ Rätsch, Christian/ Storl, Wolf-Dieter (1998): Hexenmedizin – Die Wiederentdeckung einer verbotenen Heilkunst. Aarau: AT Verlag.
- Navarro, Viktor/ Villarreal, Luisa/ Rojas, Gabriela/ Lozoya, Xavier (1996): Antimicrobial evaluation of some plants used in Mexican traditional medicine for the treatment of infectious diseases. In: Journal of Ethnopharmacology 53 (3), S. 143–147.
- Navchoo, Irshad A. und Buth, G.M. (1990): Ethnobotany of Ladakh, India: beverages, Narcotics, Foods. In: Economic Botany, Volume 44 (3), S. 318–321.
- Nordegren, Thomas (2002): The A-Z Encyclopedia of Alcohol and Drug Abuse, Parkland: Brown Walker Press.
- Oswalt, Wendell H. (1957): A Western Eskimo Ethnobotany. In: Anthropological Papers of the University of Alaska 6, S. 17–36.
- Ouachikh O./ Bouyanzer, A./ Bouklah, M./ Desjobert, J.M./ Costa J./ Hammouti, B. (2009): Application of Essential Oil of Artemisia herba-alba as green corrosion inhibitor for steel in 0.5M H2SO4. In: Surf Rev Letters, Volume 16, S. 49–54.
- Overfield, Theresa/ Epstein, William W./ Gaudioso, Larry A. (1980): Eskimo uses of Artemisia tilesii (Compositae). In: Economic Botany, Volume 34 (2), S. 97–100.
- Pal, D.C. und Jain, S.K. (1989): Notes of Lodha Medicine in Midnapur District, West Bengal, India. In: Economic Botany, Volume 43 (4), S. 464–470.
- Panda, S./ Jafri, M./ Kar, A./ Meheta, B.K. (2009): Thyroid inhibitory, antiperoxidative and hypoglycemic effects of stigmasterol isolated from Butea monosperma. In: Fitoterapia, Volume 80 (2), S. 123–126.
- Pappas R. und Sheppard-Hanger S. (2000): Artemisia arborescens essential oil of the Pacific Northwest: A high chamazulene, low thujone essential oil with potential skin-care applications. International Journal of Professional Holistic Aromatherapy, Vol. 10, 30–33.
- Pennacchio, Marcello/ Jefferson, Lara V./ Havens, Kayri (2010): Uses & Abuses of plant-derivated Smoke. Its Ethnobotany as Hallucinogen, Perfume, Incense & Medicine. Oxford: Oxford University Press.
- Perger, Anton von (1864): Deutsche Pflanzensagen. Stuttgart: Schaber Verlag.
- Perry, F. (1952): Ethno-Botany of the Indians in the Interior of British Columbia, Museum and Art Notes, Volume 2 (2), S. 36–43.
- Peter, K.V (Hg.) (2007): Aromatic Plants, Pitam Pura, New Delhi: New India Publishing Agency.
- Puhle, Annekatrin/ Trott-Tschepe, Jürgen/ Möller, Birgit (2013): Heilpflanzen für die Gesundheit – neues und überliefertes Heilwissen. Pflanzenheilkunde, Homöopathie und Aromakunde. Stuttgart: Kosmos Verlag.
- Quattrocchi, Umberto (2012): CRC World Dictionary of Medicinal and Poisonous Plants. Boca Raton: CRC Press.
- Radulović Niko und Blagojević, Polina D. (2010): Volatile profiles of Artemisia alba from contrasting serpentine and calcareous habitats. In: Natural Product Communications, Volume 5 (7), S. 1117–1122.

- Rätsch, Christian (1998): Enzyklopädie der psychoaktiven Pflanzen. Botanik, Ethnopharmakologie und Anwendungen.
10. Auflage 2012. Aarau: AT Verlag.
- Rätsch, Christian (2014): Abgründige Weihnachten – Die wahre Geschichte eines ganz und gar unheiligen Festes. München: Riemann Verlag.
- Riahi, L. /Chograni, H./ Masmoudi, A./ Cherif, A. (2019): Genetic resources of Tunisian Artemisia arborescens L. (Asteraceae), pattern of volatile metabolites concentration and bioactivity and implication for conservation. In: Biochemical Systematics and Ecology, Vol. 87.
- Rose, J. (2007): 50 New Essential Oils and Hydrosols. San Francisco: Institute of Aromatic & Herbal Studies.
- Rose, J. und Earle, S. (Hrsg.) (1996): The World of Aromatherapy, Berkeley, California: Frog Ltd.
- Rubiolo, Patrizia/ Matteodo, Maura/ Bicchi, Carlo/ Appendino, Giovanni/ Gnavi, Giorgio/ Bertea, Cinzia/ Maffei, Massimo (2009): Chemical and Biomolecular Characterization of Artemisia umbelliformis Lam., an Important Ingredient of the Alpine Liqueur "Genepì". In: Journal of Agricultural and Food Chemistry 57 (9), S. 3436–3443.
- Ruikar, Anjali D./ Kamble, Gayatri S./ Pranik, Vedavati G./ Deshpande, Nirmala R./ Ingle, T. R. (2009): Antimicrobial Screening of Medicinal Plant – Artemisia pallens. In: International Journal of PharmTech Research, Volume 1 (4), S. 1164–1166.
- Ruiz-Cancino, Alejandro/ Cano, Arturo E./ Delgado, Guillermo (1993): Sesquiterpene lactones and flavonoids from Artemisia ludoviciana ssp. mexicana. In: Phytochemistry 33 (5), S. 1113–1115.
- Russo, A./ Bruno, M./ Avola, R./ Cardile, V./ Rigano, D. (2020): Chamazulene-Rich Artemisia arborescens Essential Oils Affect the Cell Growth of Human Melanoma Cells. In: Plants (Basel), Volume 9(8)
- Ryu, Ri/ Jung, Un Ju/ Kim, Hye-jin/ Lee, Wonhwa/ Bae, Jong-Sup/ Park, Yong Bok/ Choi, Myung-Sook (2013): Anticoagulant and Antiplatelet Activities of Artemisia princeps Pampanini and Its Bioactive Components. In: Preventive Nutrition and Food Science, 18 (3), S. 181–187.
- Saidm M./ Militello, M./ Saia, S./ Stteani, L./ Aleo, A./ Mammina, C./ Bombarda, I./ Vanloot, P./ Roussel, C./ Dupuy, N. (2016): Artemisia arborescens Essential Oil Composition, Enantiomeric Distribution, and Antimicrobial Activity from Different Wild Populations from the Mediterranean Area. In: Chemistry & Biodiversity, Volume 13, 1095 – 1102.
- Salah, Sam Medhat und Anna Katharina Jäger (2005): Two flavonoids from Artemisia herba-alba Asso with in vitro GABAA-benzodiazepine receptor activity. In: Journal of Ethnopharmacology, Volume 99 (1), S. 145–146.
- Sati, S.C./ Sati, N./ Ahluwalia, V./ Walia, S./ Sati, O.P. (2013): Chemical composition and antifungal activity of Artemisia nilagirica essential oil growing in northern hilly areas of India. In: Natural Product Research 27 (1), S. 46–48.
- Schenck, Sara M. and Gifford, E. W. (1952): Karok Ethnobotany. In: Anthropological Records, Volume 13 (6), S. 377–392.
- Schrott, Ernst und Ammon, Phillip Theodor (2012): Heilpflanzen der ayurvedischen und der westlichen Medizin. Berlin/Heidelberg: Springer Verlag.
- Setzer, William N./ Vogler, Bernhard/ Schmidt, Jennifer M./ Leahy, Joseph/ Rives, Richard (2004): Antimicrobial activity of Artemisia douglasiana leaf essential oil. In: Fitoterapia, Volume 75 (2), S. 192–200.
- Shah, Abdul Jabbar/ Gilani, Anwarul-Hassan/ Abbas, Kanza/ Rasheed, Munawwer/ Ahmed, Amir/ Ahmad, Vigar Uddin (2011): Studies on the Chemical Composition and Possible Mechanisms Underlying the Antispasmodic and Bronchodilatory Activities of the Essential Oil of Artemisia maritima L., In: Archives of Pharmacal Research, Volume 34 (8), S. 1227–1238.
- Shakhnoza, Azimova S. und Glushenkova, Anna I. (Hrsg.) (2012): Lipids, Lipophilic

Components and Essential Oils from Plant Sources. New York: Springer.

- Siewek, Fred (1990): Exotische Gewürze – Herkunft, Verwendung, Inhaltsstoffe. Basel: Springer Basel AG.
- Singh, Narendra P./ Lai, Henry C. (2004): Artemisinin Induces Apoptosis in Human Cancer Cells. In: Anticancer Research 24, S. 2277–2280.
- Smith, Huron H. (1928): Ethnobotany of the Meskwaki Indians. In: Bulletin of the Public Museum of the City of Milwaukee 4, S. 175–326.
- Smith, Huron H. (1933): Ethnobotany of the Forest Potawatomi Indians. In: Bulletin of the Public Museum of the City of Milwaukee 7, S. 1–230.
- Smith, G. Warren (1973): Arctic Pharmacognosia. In: Arctic 26, S. 324–333.
- Sood, S.K/ Nath R./ Kalia, D.C. (2001): Ethnobotany of the cold desert tribes of Lahoul-Spiti (N. W. Himalaya), New Delhi: Deep Publications.
- Sparkman, Philip S.: (1908): The Culture of the Luiseno Indians. In: University of California Publications in American Archaeology and Ethnology, Volume 8 (4), S. 187–234.
- Stauffer, Karl (2002): Klinische Homöopathische Arzneimittellehre. 14. Auflage. Stuttgart: Sonntag Verlag.
- Steward, Julian H. (1933): Ethnography of the Owens Valley Paiute. In: University of California Publications in American Archaeology and Ethnology, Volume 33 (3), S. 233–250.
- Su, Xin-zhuan und Miller, Louis H.: The discovery of artemisinin and Nobel Prize in Physiology or Medicine. In: Science China Life Sciences, Volume 58 (11), S. 1175–1179.
- Subramoniam, Appian (2016): Plants with Anti-Diabetes Mellitus Properties. Boca Raton: CRC Press
- Subramoniam A./ Pushpangadan, P./ Rajasekharan S./ Evans, D.A./ Latha P.G./ Valsaraj, R. (1996): Effects of Artemisia pallens Wall. on blood glucose levels in normal and alloxan-induced diabetic rats. In: Journal of Ethnopharmacology, Volume 50 (1), S. 13–17.
- Suresh, Joghee/ Nosenoor, Mahesh/ Ahuja, Jitin/ Santilna, K.S. (2011): Review on Artemisia nilagirica (Clarke) Pamp. In: Journal of Biologically Active Products from Nature 1 (2), S. 97–104.
- Suresh, J./ Mruthunjaya, K./Paramakrishnan, N./ Naganandhini, M.N (2011): Determination of Artemisinin in Artemisia abrotanum and Artemisia pallens by LC/MS Method. In: International Journal of Current Pharmaceutical Research, Volume 3 (1), S. 49–52.
- Storl, Wolf-Dieter (2014): Von Heilkräutern und Pflanzengottheiten. Bielefeld: Aurum in J. Kamphausen Mediengruppe.
- Talzhanov, N.A./ Rodichev, M.A./ Raldugin, V.A./ Gatilov, Yu V./ Shakirov, M.M./ Ivasenko, S.A./ Turdybekov, K.M./ Adekenov, S.M. (2007): Tourneforin, a novel eudesmanolide from Artemisia tournefortiana. In: Chemistry of Natural Compounds, Volume 43 (5), S. 555–557.
- Torkelson, Anthony R. (1999): The Cross Name Index to Medicinal Plants. Volume IV: Plants in Indian Medicine A-Z. Boca Raton: CRC Press.
- Traversier, Rita (2014): Westliche Pflanzen und ihre Wirkung in der TCM. Stuttgart: Karl F. Haug Verlag
- Tu, Youyou (2011): The discovery of artemisinin (qinghaosu) and gifts from Chinese medicine. In: Nature medicine, Volume 17, S. 1217–1220.
- Turner, Nancy J./ Bouchard R./ Kennedy, Dorothy I.D. (1980): Ethnobotany of the Okanagan-Colville Indians of British Columbia and Washington. Victoria: British Columbia Provincial Museum.
- Vermeulen, Frans (2004): Homöopathische Substanzen – Vom Element bis zum Arzneimittelbild. Eine neuartige Materia medica. Stuttgart: Sonntag Verlag.
- Vestal, Paul A. und R. E. Schultes (1939): The economic botany of the Kiowa Indians. Cambridge: Botanical Museum of Harvard University.

- Vonarburg, Bruno (2005): Homöotanik. Farbiger Arzneipflanzenführer der klassischen Homöopathie. Band 4: Extravagante Exoten. 2. Auflage. Stuttgart: Karl F. Haug Verlag.
- Vostrowsky, Otto/ Michaelis, Karl/ Ihm, Helmut/ Zintl, Robert/ Knobloch, Karl (1981): Über die Komponenten des ätherischen Öls aus Estragon (Artemisia dracunculus L.). In: Zeitschrift für Lebensmittel-Untersuchung und Forschung, Volume 173 (5), S. 365–367.
- Vostrowsky, Otto/ Michaelis, Karl/ Ihm, Helmut/ Knobloch, Karl (1984): Das ätherische Öl von Artemisia abrotanum L. In: Zeitschrift für Lebensmittel-Untersuchung und Forschung, Volume 179 (2), S. 125–128.
- Wang , Qing-Hu/ Ao, Wu-Li-Ji/ Wang, Xiu-Lan/ Bao, Xiao-Hua/ Wang, Jin-Hui (2010): Two new flavonoid glycosides from Artemisia frigida Willd. In: Journal of Asian Natural Products Research Volume 12 (11).
- Wang , Qing-Hu/ Sha, Yi/ Ao, Wu-Li-Ji/ Wang, Xiu-Lan/ Bao, Xiao-Hua/ Li, Wen/ Wang, Jin-Hui (2011): Two new sesquiterpene lactone glycosides from Artemisia frigida Willd., In: Journal of Asian Natural Products Research, Volume 13 (7).
- Weber, Steven A. und David P. Seaman (1985): Havasupai Habitat – A. F. Whiting's Ethnography of a Traditional Indian Culture. Tucson: The University of Arizona Press.
- Wilson, Michael R. (1978): Notes on Ethnobotany in Inuktitut. In: The Western Canadian Journal of Anthropology 8, S. 180–196.
- Wolters, Bruno (2000): Zur Entwicklung der altsteinzeitlichen Phytotherapie im westlichen Eurasien und der indianischen Medizin in Sibirien und Nordamerika. Düsseldorf: Institut für amerikanische Völkerkunde e.V.
- Wormer, Eberhard J. (2015): Grüne Antibiotika. Heilkräftige Medizin aus dem Pflanzenreich. Murnau a. Staffelsee: Mankau Verlag.
- Wright, Colin W. (2002): Artemisia. Medicinal and Aromatics Plants – Industrial Profile. London, New York: Taylor & Francis.
- Xiao, Meitian/ Ye, Jing/ Huang, Yayan/ Zhang, Xueqin (2014): Response Surface Optimization for Extraction of Flavonoids from Artemisia lactiflora Wall. ex DC. and Evaluation of Antioxidant Capacities in vitro. In: Asian Journal of Chemistry, Volume 26 (9), S. 2802–2808.
- Yeung, Him-Che (1985): Handbook of Chinese Herbal Formulas. Institute of Chinese Medicine, Los Angeles: Redwing Book Co.
- Yong-Long, Liu und T.J. Marby (1982): Flavonoids from Artemisia ludoviciana var. ludoviciana. In: Phytochemistry, Volume 21 (1), S. 209–214.
- Yun, Kyeong Won (2009): Phytotoxicity and Volatile Monoterpenes of Leaves from Artemisia capillaris and Artemisia iwayomogi used as Korean Herbal Injin. In: Journal of Ecology and Field Biology 32 (1), S. 9–12.
- Zavaleta, Antonio N. (2012): Medicinal Plants of the Borderlands. Bloomington: Authorhouse.
- Zhou, Wan Jing/ Zhang, Su Ying/ Yang, YuanYi (2011): Analysis of chemical components of volatile oil from Artemisia lactiflora Wall in north Guizhou Province of China. In: Medicinal Plant, Volume 2 (6), S. 59–61.
- Zimmermann, Eliane (2008): Aromatherapie für Pflege- und Heilberufe – Kursbuch für Ausbildung und Praxis, 4. Auflage. Stuttgart: Sonntag Verlag.

Danksagung

Aus tiefstem Herzen danke ich meiner Wegbegleiterin Tine; gemeinsam haben wir die Artemisien kennen und schätzen gelernt. Daneben gilt mein größter Dank meinen Eltern sowie Wolf Ruzicka, Markus und Jutta Berger, Stefan Theurer, Roger Liggenstorfer, Wolf-Dieter Storl, Christian Rätsch, Claudia Müller-Ebeling, Jonas Janker, Mario Stauber, Daniel Schupp und vielen weiteren Personen mehr. Der Artemisia-Forscherin Sheila Jacaman danke ich dafür, dass sie mich zur *Artemisia arborescens* geführt hat. Auch danke ich dem Beifuß-Deva sowie allen anderen heilenden Pflanzengeistern, ebenso jedem Heiler, Schamanen, Psychonauten, Pädagogen, Naturschützer, Pfleger, Kräuterkundigen u. a., der sein Bestes zur Heilung unseres Planeten gibt.

Der Autor

Kevin Johann ist Ethnobotaniker, Sozialpädagoge (M. A.), Buchautor und Referent. Seit seiner Jugend interessiert er sich für die faszinierende Welt der Pflanzen und ihre traditionellen Anwendungsmöglichkeiten als Heil- und Ritualgewächse. Er ist Verfasser zahlreicher Publikationen zu den Themenkomplexen Pflanzenkunde und Bewusstseinskultur. *www.kevinjohann.de*

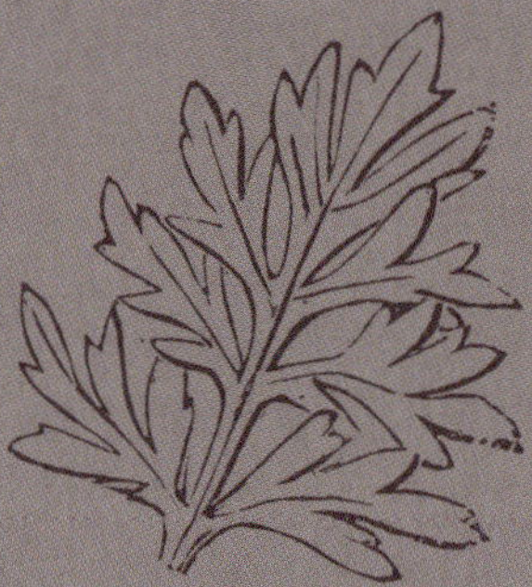

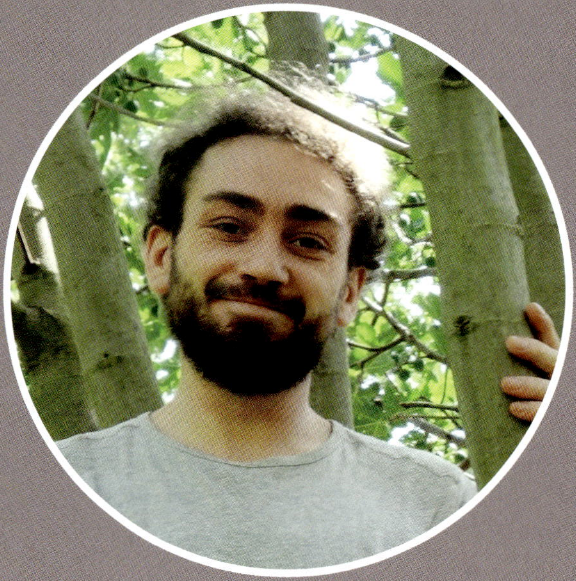

INDEX

Kevin Johann

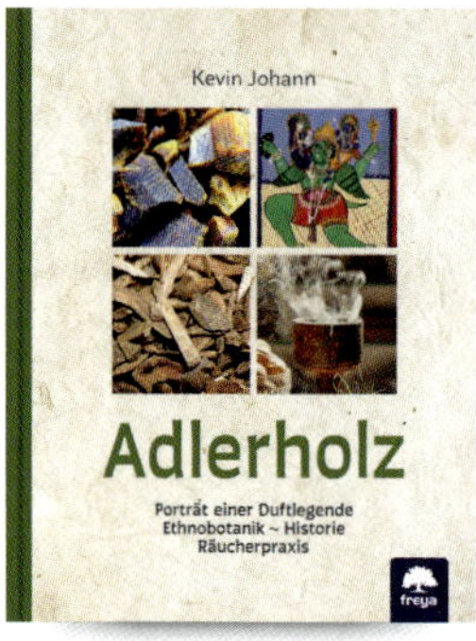

Adlerholz

Porträt einer Duftlegende – Historie, Ethnobotanik, Räucherpraxis

Die Seltenheit sowie das unvergleichlich komplexe Wohlaroma machen das Adlerholz (Oud) zu einem der kostbarsten und faszinierendsten Räucherschätze der Welt.

Es wird als König der Düfte, als Holz der Götter sowie als Duft des Himmels bezeichnet und seit vielen Jahrhunderten im Rahmen von religiösen Brauchtümern und spirituellen Praktiken genutzt; unter der Bezeichnung Aloeholz taucht es sogar mehrfach in der Bibel auf. In Asien, wo die Adlerholzbäume ihren geografischen Ursprung haben, erfährt ihr duftendes Holz überdies eine lange Anwendungstradition als vielfältig einsetzbares Heilmittel.

ISBN 978-3-99025-492-9

Kevin Johann

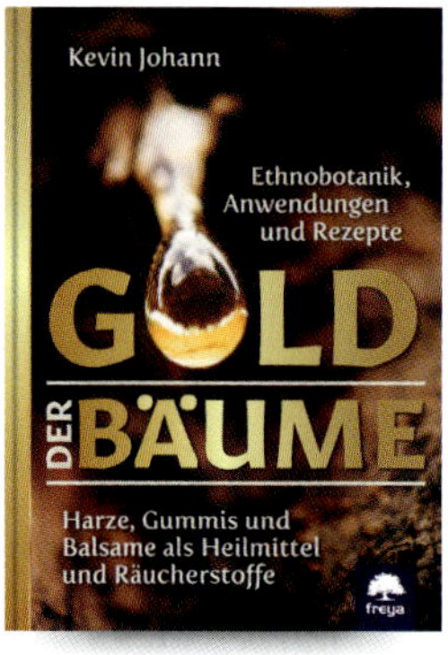

Gold der Bäume

Harze, Gummis und Balsame als Heilmittel und Räucherstoffe

Eine Reise durch die Welt der pflanzlichen Harze, Gummis und Balsame ...

Betäubung und Segnung, Räucherstoff und Heilmittel. Der Mensch verwendet Baumharze seit Jahrtausenden. Bis heute begleiten sie ihn in Medizin, Technik, und in rituellen Handlungen. Kevin Johann beschreibt Gewinnung und Anwendungen von Harzen und weiteren pflanzlichen Ausscheidungen wie Gummis und Balsame. Der Autor porträtiert sowohl exotische als auch heimische Harze, deren kulturhistorische Bedeutung und bespricht ethische Aspekte der Harzgewinnung.

Die ethnobotanische Abhandlung schafft Klarheit in der Benennung der Pflanzenharze und lädt den Leser ein, die über 70 verschiedenen Exsudate neu zu entdecken.

ISBN 978-3-99025-412-7

Fotolia: © Amiris, Marco Govel, Bakai, twomeerkats; behewa, budogosh, Corinna Gissemann, Erb, Dufault Photo, IngridHS, ExQuisine, jenesesimre, Kanokpol, KashtykiNata, kazmulka, alvaroc, Marina Zlochin, matiasdelcarmine, migfoto, nataliahubbert, nikolaydonetsk, valeriyakozoriz, lukpedclub, Oksana Churakova, Dari, Patrick Daxenbichler, p-fotography, kostrez, ppvector, bourbonbourbon, RealityImages, sivonai, sumnersgraphicsinc, emberiza, kostrez; tanyastock, bsd555, ylivdesign, kartoxjm, Blinztree, bsd555, Stefan, snapgalleria, behewa, Madeleine Steinbach, nadianb, udra11, monamakela.com
Shutterstock: © Oleg Golovnev